BIBLIOTHÈQUE D'OPHTALMOLOGIE

Directeur : V. MORAX

GLAUCOME
et
HYPOTONIE

PAR

le Professeur **Félix LAGRANGE** (de Bordeaux)

Associé National de l'Académie de Médecine

LIBRAIRIE OCTAVE DOIN

GASTON DOIN, ÉDITEUR

8, PLACE DE L'ODÉON — PARIS

1922

DU GLAUCOME
ET DE L'HYPOTONIE

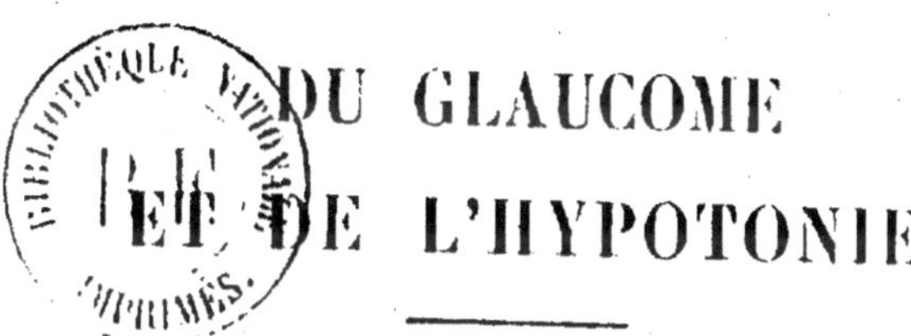

LEUR TRAITEMENT CHIRURGICAL

DU GLAUCOME

ET

DE L'HYPOTONIE

LEUR TRAITEMENT CHIRURGICAL

PAR

le professeur **Félix LAGRANGE** (de Bordeaux)

ASSOCIÉ NATIONAL DE L'ACADÉMIE DE MÉDECINE

Avec 104 figures dans le texte
et six planches hors-texte dont quatre en couleurs

PARIS

LIBRAIRIE OCTAVE DOIN

GASTON DOIN, ÉDITEUR

8, PLACE DE L'ODÉON, 8

1922

PRINCIPAUX OUVRAGES DE L'AUTEUR :

Traitement de l'ankylose du genou (thèse d'agrégation). 1 vol., chez DELAHAYE.

Valeur thérapeutique de l'élongation des nerfs. (Couronné par la Société de Chirurgie de Paris. Prix Laborie, 1885.) 1 vol., 250 p., chez DELAHAYE.

Arthrites infectieuses et inflammatoires, *in* Traité de Pathologie externe de DUPLAY et RECLUS.

Épaule (Pathologie chirurgicale). — Entorse, *in* Dictionnaire Encyclopédique de DECHAMBRE.

Précis d'Ophtalmologie. *Collection Testut.* 1 vol., 900 p., 4ᵉ édition, chez DOIN, 1921.

Traité des Tumeurs de l'œil, de l'orbite et des annexes. (Couronné par l'Académie de Médecine. Prix Laborie 1905.) 2 vol. gr. in-8°, 900 p. chacun, chez STEINHEIL-MASSON.

Encyclopédie française d'ophtalmologie (direction en collaboration avec E. VALUDE). 9 vol. gr. in-8°, chez DOIN.

Les fractures de l'orbite par les projectiles de guerre. 1 vol. *Collection Horizon,* chez MASSON, 1918.

Atlas d'ophtalmoscopie de guerre. 1 vol., 100 planches, dont 20 en couleurs. (Ouvrage couronné par l'Académie des Sciences. Prix Montyon de Médecine et de Chirurgie 1918.) Chez MASSON.

A LA MÉMOIRE

DE

MA TRÈS CHÈRE FEMME

Témoignage de mon admiration
et de mon affection éternelles

Félix LAGRANGE.

15 Décembre 1921.

PRÉFACE

Il convient que le lecteur de cet ouvrage soit avisé de ce qu'il contient et de l'esprit dans lequel il a été conçu. C'est, avant tout, un travail de thérapeutique chirurgicale que nous offrons au public médical, et nous n'avons eu le désir d'écrire ni un traité du Glaucome, ni une monographie sur l'Ophtalmomalacie essentielle. Nous aurions été amené à dire beaucoup de choses qui sont très connues, définitivement classiques et qu'on trouve dans tous les ouvrages didactiques, notamment dans l'Encyclopédie française d'Ophtalmologie.

Nous avons borné l'étude de ces deux affections à l'exposé précis et aussi court que possible de nos conceptions personnelles, conceptions dont dérivent les règles thérapeutiques que nous croyons les meilleures.

Ceux qui voudraient étudier, en détail, tout ce qui concerne le glaucome primitif et les nombreuses variétés du glaucome secondaire, ainsi que ceux qui désireraient connaître l'histoire complète de l'hypotonie, devront chercher ailleurs les matériaux de leur instruction ; ce n'est même qu'après avoir fait ces études préliminaires qu'ils seront aptes à bien suivre les développements contenus dans notre ouvrage écrit pour des ophtalmologistes très avertis. Nous espérons que nos confrères, ainsi documentés, après avoir pénétré le sens et la raison d'être de nos méthodes chirurgicales trouveront, entre les résultats thérapeutiques obtenus et les données cliniques, des relations d'ordre purement scientifique et d'une portée générale. Il nous sera permis de mettre ces relations en évidence dans notre Préface, qui doit contenir, pour être utile, la substance et les aspirations mêmes de notre livre.

C'est sur l'anatomie et la physiologie de l'œil que reposent nos conceptions pratiques et, par une réciprocité digne d'être soulignée, les résultats de nos interventions viennent corroborer et affermir les principes qui les ont inspirées.

Nous pourrions sur ce terrain disserter longuement ; nous saurons rester bref et nous contenter d'appeler l'attention sur les données suivantes formant en quelque sorte la base et l'armature de notre ouvrage :

1° La théorie de la marche des liquides intra-oculaires d'arrière en avant et de leur excrétion au niveau de la rigole de Fontana, trouve sa consécration dans tous les faits pathologiques ; lorsque la rigole de Fontana est fermée, lorsqu'un épaississement chronique de la conjonctive vient supprimer les mailles cellulaires de la région du limbe, l'excrétion ne se fait plus et l'œil devient dur ; il y a entre ces lésions et l'hypertension un rapport de cause à effet qui frappe tout esprit désireux de comprendre ; de même lorsqu'une fistulisation sous-conjonctivale limbique rétablit le cours des liquides dans cette région et normalise la tension de l'œil, nous avons la preuve expérimentale des théories classiques de Leber et de ses adeptes ; l'acte thérapeutique inspiré par la physiologie jette une vive lumière sur la physiologie elle-même et sur le processus pathogénique du glaucome.

Supprimez la théorie de l'excrétion au niveau de l'angle irido-cornéen, vous ne comprendrez rien à l'hypertension qu'entraîne la soudure de Knies et l'épaississement fibreux des mailles conjonctivales limbiques ; vous ne comprendrez pas davantage le résultat de la fistulisation ; admettez au contraire cette circulation des liquides intra-oculaires, immédiatement tout devient lumineux.

Ceci est tellement vrai que si Leber et ses émules ne nous avaient pas appris, par leurs admirables travaux, le rôle de l'angle irido-cornéen, nous arriverions par nos études cliniques à supposer, à croire, à admettre, à affirmer que les choses se passent comme ils nous l'ont enseigné. Nous irions ainsi de la clinique à la physiologie.

2° Nous ferons nécessairement le même chemin, si nous voulons nous rendre compte de ce qui a lieu, dans la séclusion de la pupille, avec accumulation de liquide dans la chambre rétro-irienne. Aussitôt que la séclusion est complète, nous voyons l'iris se porter en avant, chassé par l'humeur aqueuse ; le glaucome secondaire commence : l'œil devient dur ; il suffit pour le normaliser de rétablir le cours du liquide à l'aide d'une simple incision de l'iris, car il n'est pas nécessaire de faire une iridectomie et encore moins une sclérectomie pour obtenir ce résultat. Est-ce que cela ne prouve pas que l'humeur aqueuse va d'arrière en avant et qu'elle a besoin, pour se renouveler, de sortir de la chambre antérieure après y avoir pénétré par l'orifice pupillaire ?

En allant de la clinique à la physiologie, est-ce que nous ne sommes pas, naturellement et en toute liberté *d'esprit, obligé de conclure en faveur de l'excrétion de l'humeur aqueuse, au niveau de la grille d'égout de l'angle irido-cornéen ?*

3° Par l'étude des faits pathologiques, sont également corroborées et démontrées les fonctions du corps ciliaire. D'abord nous avons la certitude que la région ciliaire contient une glande, puisque dans cette région nous avons trouvé les lésions épithéliales les plus évidentes, adénomes, épithéliomas, carcinomes ; les études pathologiques qui ont été faites par nous, Treacher-Collins, et d'autres, sont de celles dont il n'est vraiment pas permis de douter ; elles nous conduisent, avec la plus grande sûreté, sur cette route qui part de l'observation des lésions anatomiques d'un organe pour aboutir aux lois de son fonctionnement ; il doit y avoir une glande dans cette région puisque, pathologiquement, nous y trouvons des tumeurs glandulaires.

De même, lorsque nous piquons la région ciliaire d'un lapin avec une aiguille bien acérée et que nous provoquons une hypotonie qui dure deux, trois ou quatre jours, lorsque nous observons, dans des cas cliniques tout à fait semblables à cette expérience, une pareille hypotonie chez l'homme, est-ce que nous pouvons expliquer cette hypotonie autrement que par l'arrêt des fonctions d'une glande dont les nerfs sécréteurs sont inhibés par le traumatisme ?

Le premier résultat de la piqûre du corps ciliaire est sans doute une vaso-constriction qui diminue le tonus de l'œil en vidant les vaisseaux, mais, bien vite, la circulation se normalise et l'hypotonie persiste longtemps après le retour complet de la circulation. Lorsque la blessure du corps ciliaire est grave, d'ailleurs, l'hypotonie dure toujours. Est-ce que tous ces faits pathologiques n'impli-

quent pas l'existence, au niveau de la région ciliaire, d'une glande pourvue d'un pouvoir sécrétoire régulier ?

4° Nous pourrions encore appeler l'attention sur ce que nous apprend l'étude, dans le glaucome, du sens de la lumière et des couleurs ; tout ce que nous obserrons, à ce sujet, s'accorde, à merveille, avec ce que la physiologie de la vision nous enseigne ; dans l'étude pathogénique du glaucome, en utilisant les données du laboratoire et de l'expérimentation, nous sommes allé avec précision de la physiologie à la clinique ; nous avons éprouvé une satisfaction égale et du même ordre en étudiant la pathologie de cette affection ; à chaque pas nous avons vérifié l'exactitude des travaux scientifiques concernant le fonctionnement du globe de l'œil et nous sommes allé de la clinique à la physiologie.

*
* *

En tirant des faits cliniques des déductions d'ordre physiologique nous restons dans la juste et droite méthode qui gouverne les sciences d'observation et les sciences d'expérimentation (1).

La médecine est sans doute une science expérimentale, mais c'est, avant tout, le type de la science d'observation ; le clinicien raisonne expérimentalement sans expérimenter à proprement parler ; c'est la nature qui apporte l'expérience : voici un sujet rhumatisant qui fait une irilis torpide ; à chaque examen, à la chambre noire, on constate que les exsudats, de plus en plus nombreux,

(1) Cl. Bernard. Introduction à l'étude de la médecine expérimentale, pp. 27, 32, 33 et suiv. 2ᵉ édition, 1903.

*obstruent, peu à peu, la pupille pour produire finalement
une séclusion suivie d'hypertension ; la nature s'est char-
gée ici de faire l'expérience, elle est aussi nette et beaucoup plus concluante que si l'observateur avait lui-même,
à chaque examen, périodiquement provoqué un peu plus
d'inflammation irienne ; la nature a travaillé pour lui ;
il n'a eu qu'à la regarder et à l'écouter.*

*Il en est ainsi quand nous observons les symptômes de
l'hémianopsie ; est-ce que ce ne sont pas les faits cliniques
bien analysés, suivis d'autopsie, qui nous ont fait connaître les fonctions des voies optiques et tout ce que nous
savons de précis sur les localisations centrales des fonctions visuelles ?*

*Charcot, avec sa méthode anatomo-clinique, a fait de
la physiologie et de la meilleure ; et Paul Broca n'a-t-il
pas découvert, en observant un malade atteint d'un abcès
circonscrit du cerveau, que la troisième circonvolution
cérébrale gauche est le siège de la parole ? Que vaudrait
une expérience de laboratoire qui tendrait à démontrer
qu'il n'en est pas ainsi ?*

*Dans les sciences d'expérimentation, le physiologiste
observe et provoque, à son profit, l'apparition des phénomènes, mais, aussi habile expérimentateur qu'il soit, il
ne peut réaliser une expérience aussi nuancée, aussi
vraie, aussi parfaite que la nature ; quel est l'opérateur
qui produira, aussi bien qu'une tumeur de l'hypophyse,
une hémianopsie hétéronyme ? Il en résulte que les vérités
acquises par l'observation anatomo-clinique sont d'une
essence en quelque sorte supérieure ; elles sont plus près de
la certitude que celles qu'on découvre dans le laboratoire.*

*Loin de nous, cependant, la pensée de nier la grande
importance de l'expérimentation et la place immense que*

la physiologie, cultivée par tant d'hommes éminents, tient dans les sciences médicales ; l'ophtalmologie serait bien petite sans Helmholtz et Donders, et c'est sa gloire aujourd'hui et sa fortune d'avoir reçu la vigoureuse impulsion de ces deux grands hommes, mais ce que nous devons à la physiologie dans le passé et ce que nous attendons d'elle dans l'avenir ne doit pas nous faire oublier l'importance des études anatomo-pathologiques oculaires et de la clinique ophtalmologique dans l'explication des phénomènes de la vision.

Lorsque le physiologiste, dans ses déductions de laboratoire, vient heurter les données bien assises de la clinique, il peut être assuré d'être dans la mauvaise voie ; il a été trompé par les difficultés de toutes sortes qui entourent son expérience ; il a mal écouté ou mal entendu la réponse de la nature ; nous sommes conduit à nous séparer de lui pour trouver un refuge dans la clinique elle-même, en attendant mieux du laboratoire qui ne doit pas toucher aux vérités essentielles basées sur l'observation des malades.

De même que, dans aucun cas, à la cour des rois, il ne faut toucher à la reine, de même en expérimentant il ne faut pas toucher aux vérités fondamentales, démontrées par les faits de tous les jours ; la reine ici, c'est la clinique ; cliniciens et physiologistes, allons, d'un pas égal et aussi rapidement que possible, vers le progrès, mais ne touchons jamais à la Reine.

***

En écrivant ceci nous sommes pleinement d'accord avec la plus pure doctrine. Claude Bernard dit, expressément, qu'il ne faut pas subordonner la pathologie, science plus complexe à la physiologie, science plus simple : « Il « faut, dit-il, d'abord poser le problème médical tel qu'il « est donné par l'observation de la maladie, puis analyser « expérimentalement les phénomènes pathologiques, en « cherchant à en donner l'explication physiologique. « Mais dans cette analyse, l'observation médicale ne doit « jamais disparaître ni être perdue de vue, elle reste la « base constante ou le terrain commun de toutes les « études et de toutes les explications. »

Et plus loin : « Donc, si je concevais un traité de « médecine expérimentale, je procéderais en faisant de « l'observation des malades la base invariable de toutes « les analyses expérimentales. Je procéderais ensuite « symptôme par symptôme, dans mes explications, jus-« qu'à épuisement des lumières qu'on peut obtenir « aujourd'hui de la physiologie expérimentale, et de tout « cela il résulterait une observation médicale réduite et « simplifiée (1). »

C'est ainsi que dans un laboratoire d'ophtalmologie les chercheurs devront orienter leurs travaux; ils devront tâcher de nous expliquer pourquoi en clinique nous constatons tel ou tel phénomène, pourquoi, par exemple, se développent le kératocone et le kératoglobe, comment se nourrit le cristallin, pourquoi il s'opacifie, quel rôle les lésions d'un œil peuvent avoir sur le fonctionnement de la nutrition de l'autre œil, mais toujours en acceptant comme base et point de départ les données de la clinique.

Pour prendre un exemple, en cherchant la pathogénie

(1) Cl. Bernard. Introduction à l'étude de la médecine expérimentale. 2ᵉ édition, 1903, pp. 316 et 317.

de l'ophtalmie sympathique qui se produit, au plus tôt, quinze jours après la blessure de l'œil sympathisant, l'expérimentateur devra tenir pour non avenues les expériences qui démontreraient, dans l'œil sympathisé, l'éclosion de la maladie dans la première semaine ; la date de l'apparition est un fait clinique qui domine la question ; il est impossible d'y toucher ; c'est lui qu'il faut expliquer d'abord ; on tombera toujours dans l'erreur en l'éliminant.

C'est donc le devoir étroit de tout expérimentateur de rester l'observateur scrupuleux des faits observés sur le malade et de subordonner l'expérimentation active qui est une observation provoquée à l'expérimentation passive qui est l'observation proprement dite ; dans ces conditions la première rendra les plus grands services à la seconde et nous prédisons aux chercheurs de laboratoire, habiles et patients qui, heureusement, ne manquent pas dans notre spécialité, les plus féconds résultats.

Ils sont d'autant plus assurés de réussir qu'il suffit, en pareilles circonstances, d'être méthodique et attentif pour travailler utilement. Une connaissance approfondie des affections de l'œil d'une part et d'autre part de l'anatomie normale et pathologique de cet organe suffit ; point n'est besoin d'être un penseur inspiré et de voir ce que les autres hommes ne voient pas. « Ceux qui ont fait « le plus de découvertes dans les sciences, écrit J. de « Maistre, sont ceux qui ont le moins connu Bacon, « tandis que ceux qui l'ont lu et médité, à commencer « par Bacon lui-même, n'y ont guère réussi (1). »

Cl. Bernard exprime la même idée lorsqu'il dit :

(1) Joseph de Maistre. Examen de la philosophie de Bacon. T. I, p. 81.

« *Les savants font leurs découvertes, leurs théories et leurs sciences sans les philosophes* (1) ».

Ceci nous permet d'espérer que, physiologistes de l'appareil de la vision et cliniciens oculistes, nous arriverons à faire notre science, selon l'expression du Maître de la Médecine expérimentale dont on nous excusera d'avoir rappelé ici les préceptes imprescriptibles et les leçons immortelles.

Bordeaux, 15 décembre 1921.

F. LAGRANGE.

(1) CL. BERNARD. Introduction à l'étude de la Médecine expérimentale. 2ᵉ édition, 1903, p. 357.

DU

GLAUCOME ET DE L'HYPOTONIE

LEUR TRAITEMENT CHIRURGICAL

INTRODUCTION

Nous étudions dans cet ouvrage les opérations capables d'abaisser ou de relever la tension de l'œil, c'est à dire que nous avons pour but de faire l'analyse et la critique des méthodes chirurgicales qui se proposent de remédier au glaucome et à l'hypotonie.

Nous nous efforcerons d'exposer complètement tout ce qui concerne ce programme, en mettant en évidence la valeur de chacun des actes opératoires, mais, avant d'entrer dans les détails techniques, il importe que nous mettions bien à sa place, telle que nous la comprenons l'affection glaucomateuse ; ce n'est que lorsque le lecteur sera bien pénétré des différences qui séparent les vrais et les faux glaucomateux, lorsqu'il aura une opinion bien assise sur la pathogénie, la nature, l'anatomie pathologique, l'étiologie du glaucome, qu'il comprendra pourquoi telle ou telle méthode est particulièrement rationnelle, pourquoi elle donne en général de bons résultats et pourquoi aussi elle aboutit quelquefois à des échecs.

Ce serait faire une œuvre fastidieuse et vaine que de décrire des opérations sans en faire comprendre les indications profondes et comme ces indications doivent être puisées dans une connaissance complète de l'affection à traiter, il est tout à fait nécessaire que le livre premier de notre ouvrage commence par une étude du glaucome.

De même, dans le livre II, avant de parler du traitement de l'hypotonie, nous donnerons des yeux à tension défaillante la description qu'ils méritent.

Nous désirons, d'ailleurs, faire connaître d'une façon attentive nos procédés personnels, et le lecteur nous excusera de mettre particulièrement en relief notre méthode fistulisante qui tient aujourd'hui une si grande place dans la thérapeutique du glaucome.

LIVRE PREMIER

CHAPITRE I

1° Le Glaucome

Nous ne pensons pas que le mot glaucome doive être considéré comme synonyme d'œil hypertendu, nous croyons qu'il existe en clinique des vrais et des faux glaucomes ; les faux glaucomes correspondent aux yeux atteints d'hypertension secondaire à des iritis, à des traumatismes, à des corps étrangers intra-oculaires, à des tumeurs. De pareils sujets ont les yeux durs, ce ne sont pas des glaucomateux ; nous verrons jusqu'à quel point il convient de leur appliquer les opérations décompressives modernes, mais tout d'abord nous tenons à établir une séparation fondamentale entre le glaucome vrai et les diverses variétés d'hypertension secondaire qui ont une étiologie et une pathogénie très différentes.

Nous définirons le glaucome : *une dystrophie du globe oculaire caractérisée anatomiquement par des dégénérescences vasculaires et nerveuses et, cliniquement, par de l'hypertension.*

C'est ce glaucome vrai dont nous voulons, rapidement

mais assez complètement, retracer la physionomie avant d'en préciser la thérapeutique.

Ensuite nous dirons en peu de mots ce qu'il faut savoir des yeux durs, et nous pourrons être bref sur ce point, car l'étiologie mécanique de ces cas est facile à pénétrer.

Les nombreux travaux qui ont été publiés dans ces dernières années ont jeté un grand jour sur la question du glaucome vrai et nous sommes en mesure d'expliquer, d'une façon précise, pourquoi le glaucome se produit, comment se déroulent ses divers symptômes et pourquoi fatalement, si on l'abandonne à lui-même, il conduit le malade à la cécité.

L'œil atteint de glaucome n'est pas seulement hypertone, c'est avant tout un organe malade, c'est un œil sclérosé, dystrophique, dans lequel la nutrition ne se fait pas régulièrement et les désordres dont cet œil est atteint marchent de pair avec des désordres semblables dans le reste de l'économie.

Le glaucomateux est un brightique ou un cardiaque ou un calculeux, presque toujours un arthritique et un hypertendu artériel. C'est aussi un émotif et l'influence du système nerveux qui tient toujours chez lui au moins un rôle effacé prend souvent une place prépondérante ; les émonctoires naturels fonctionnent mal, des toxines qui devraient être éliminées restent dans le torrent circulatoire et vaso-constrictrices ou vaso-dilatatrices excitent les nerfs trijumeaux et sympathiques, troublent la circulation jusqu'à produire une abondance excessive dans la sécrétion des liquides. Ces liquides ainsi transsudés ou sécrétés ne sont plus normaux ; ils sont accidentellement introduits dans l'œil et en sortent difficilement au niveau des voies d'excrétion naturelles de cet organe.

En somme, l'œil est malade, les vaisseaux n'ont plus leur souplesse naturelle, le sang du sujet est vicié parce que les émonctoires sont imparfaits et le système nerveux empoisonné par ces toxines; il en résulte des troubles circulatoires s'accompagnant d'un œdème aigu ou chronique du tissu vitréen et de tout le tractus uvéal; du liquide s'épanche dans l'espace de Schwalbe, les voies d'excrétion s'oblitèrent, le corps vitré augmente de volume, l'hypertension est constituée, en même temps que s'établissent un grand nombre de lésions anatomiques dont les plus intéressantes sont celles de la papille.

Dans cet œil malade se produisent deux phénomènes principaux : 1° de l'hypertension ; 2° des troubles trophiques, en particulier au niveau de l'extrémité antérieure du nerf optique. De ces désordres physiologiques et anatomiques découlent tous les symptômes du glaucome avec leur pronostic grave et même fatal. Le glaucome vrai est là tout entier, dans les crises de brouillard, les anneaux colorés, la disparition du champ visuel nasal, l'apparition de scotomes, la perte précoce du sens lumineux différentiel, la conservation relative de la vision centrale et du sens lumineux absolu, la persistance prolongée du sens chromatique ; la marche de l'affection, sa pathogénie, les bons résultats ordinaires et les rares échecs de la méthode fistulisante, tout s'explique lumineusement pour quiconque connaît les troubles sécrétoires initiaux, les difficultés consécutives de l'excrétion et les lésions papillaires spéciales du nerf optique.

Cette question du glaucome est controversée et paraît encore obscure à beaucoup d'ophtalmologistes; pour nous elle est claire et c'est parce que nous avons une doctrine solide sur la nature du glaucome que nous avons une conviction ferme au sujet des règles thérapeutiques.

Nous avons l'espoir de faire comprendre aux lecteurs pourquoi étant donné la nature du glaucome, tantôt et le plus souvent, la méthode fistulisante est efficace, tantôt et très rarement, elle ne donne aucun résultat.

Les pages qui vont suivre sont donc notre profession de foi en matière de glaucome; nous prions le lecteur d'en prendre une connaissance attentive s'il désire se rendre pleinement compte de la valeur de la thérapeutique nouvelle anti-glaucomateuse que nous avons introduite, il y a maintenant quinze ans, dans la pratique ophtalmologique.

Nous étudierons dans cette introduction nécessaire : 1° l'hypertension; 2° les altérations du sens lumineux et du sens chromatique; 3° les troubles de l'acuité visuelle périphérique et centrale; 4° les lésions anatomiques de l'œil glaucomateux, les lésions du nerf optique en particulier; 5° le diagnostic et le pronostic du glaucome; 6° la thérapeutique non opératoire dont le mode d'action jette un véritable jour sur l'essence même de l'affection. Dans un septième paragraphe qui sera en quelque sorte le couronnement des six premiers, nous étudierons la nature, la pathogénie et l'étiologie du glaucome.

Nous allons montrer que l'hypertension se développe dans l'œil intéressé avec ses particularités et une allure qui lui est spéciale, que le nerf optique a des lésions caractéristiques, que le champ visuel, le sens lumineux et chromatique sont intéressés selon des règles précises, enfin qu'il est un traitement médical non opératoire qui ne convient qu'aux vrais glaucomateux; on se convaincra ainsi que tout dans l'histoire de l'affection nous conduit à la considérer comme une entité concrète, définie, méritant d'occuper en pathologie oculaire une place spéciale où ne doivent pas entrer les cas qui se rapportent à ce que nous appelons plus loin les yeux durs.

A. — De l'Hypertension

L'hypertension est dans le glaucome un signe nécessaire, on la rencontre dans les cas de vrais et de faux glaucomes, dans le glaucome à proprement parler et dans les yeux durs, mais cette hypertension dans le glaucome véritable a des caractères particuliers, une marche caractéristique et elle contribue à donner à l'affection son individualisation, comme les autres signes de la maladie qu'elle entraîne ou qui coexistent avec elle.

L'hypertension est intéressante à constater dans les cinq variétés du glaucome qu'il convient d'encadrer dans un tableau schématique pour la clarté de la description.

a. Le glaucome prodromique.

b. Le glaucome chronique simple, à hypertension intermittente.

c. Le glaucome chronique à hypertension constante.

d. Le glaucome irritatif.

e. Le glaucome aigu.

Quels sont, dans ces cinq variétés, les caractères de l'élévation du tonus et sa marche ?

a. Glaucome prodromique

L'hypertension se produit spontanément à un faible degré, à la suite d'une fatigue ou d'une émotion; elle se traduit subjectivement par de la fumée, des arcs irisés, et objectivement par de la dilatation pupillaire et un léger trouble laiteux de la cornée qui est dû à la compression de cette membrane et non au trouble de l'humeur aqueuse, car dans le glaucome prodromique comme dans les autres variétés du glaucome, il ne s'agit pas d'une affection inflammatoire, fait sur lequel DE WECKER (1) a eu le grand mérite d'insister et qui à lui seul suffit déjà presque à individualiser l'affection.

L'hypertension se produit pendant une nuit sans sommeil; brisé par la fatigue, le malade se lève, présentant les signes prodromiques de la fumée et de l'arc-en-ciel, avec une pupille dilatée. La lumière du jour en faisant contracter la pupille peut suffire à tout remettre en ordre jusqu'à la prochaine attaque d'hypertension qui survient d'autant plus fréquemment que le sujet est plus nerveux et d'autant plus gravement que son œil est atteint par la sclérose qui frappe toujours plus ou moins les sujets avancés en âge.

Tout glaucomateux jeune, aux environs de la quarantaine est un névropathe avéré; à cet âge, les poussées d'hypertension, dont nous étudierons la cause plus loin, assez violentes pour troubler les fonctions d'un œil flexible, souple, à émonctoires intacts sont la conséquence d'une hypersécrétion oculaire considérable, activée par une incitation nerveuse très accusée; plus tard

____

(1) WECKER et LANDOLT. Traité d'ophtalmologie, t. II, p. 609 et suiv.

vers la soixantaine, il suffit de quelques gouttes de
liquide pour encombrer un œil durci, usé, dont les voies
d'excrétion sont salies et comme souillées par les débris
les plus divers.

Dans les deux cas, chez le jeune comme chez le vieux
glaucomateux, l'hypertension au début est intermittente;
elle est la conséquence d'une hypersécrétion intra-oculaire et ce n'est que plus tard, lorsque l'hypoexcrétion
vient s'ajouter à l'hypersécrétion, selon un mécanisme
que nous étudierons, que l'hypertension devient constante.

Il est des yeux d'ailleurs qui restent perpétuellement à
l'état de glaucome prodromique, ce sont les glaucomes
chroniques simples à hypertension intermittente.

b. Glaucome chronique simple, à hypertension intermittente

C'est cette variété qu'Elschnig a appelée le glaucome
compensé. Elle correspond aussi à ce que DE Graefe a
décrit sous le nom d'atrophie du nerf optique avec excavation.

Il s'agit bien en pareil cas d'un vrai glaucome et les
sujets ainsi atteints en présentent tous les signes et
toutes les lésions essentielles ; il existe à certain
moment de l'hypertension, mais d'habitude l'élévation
du tonus n'est pas sensible quand le malade vient voir
son oculiste; ni le doigt ni le tonomètre ne donnent à ce
sujet aucune indication positive, il peut arriver même
que le sujet ne signale ni la fumée, ni les cercles irisés;
pour reconnaître la tension anormale chez ces malades,
DE Graefe a conseillé de les examiner à la fin de la jour-
née, le soir tard, après une longue veille et Dufour (de

Lausanne) les visitait la nuit pour savoir si pendant le sommeil la tension n'augmentait pas.

Il faut reconnaitre d'ailleurs qu'il n'est facile ni par le doigt ni par un tonomètre quelconque d'apprécier exactement un léger degré d'hypertension, surtout quand cette hypertension est bilatérale; il est, chez des personnes âgées, des yeux à coque rigide qui en imposent pour des yeux hypertendus, tandis que chez des sujets jeunes, aux sclérotiques souples; l'hypertension véritable passera inaperçue surtout si l'on est plusieurs à toucher les yeux du patient; après des attouchements multipliés, même légers, l'œil examiné se ramollit et reprend par cette sorte de massage son tonus normal.

Ce qui fixera le diagnostic dans les cas douteux ce sont les autres signes tirés de l'étude du champ visuel, (scotomes, encoche nasale,) du sens lumineux, de l'examen ophtalmoscopique, etc.; chez les sujets jeunes, on recherchera soigneusement l'amplitude d'accommodation qui sera défaillante.

c. Glaucome chronique à hypertension constante

C'est le type de glaucome le plus commun; le tonus est élevé d'une façon constante, mais il est variable et intermittent dans son degré; nous voyons souvent des malades à hypertension modérée qui, le jour où ils doivent être opérés, malgré la pilocarpine préparatoire, ont une tension forte et insolite chez eux; il en est dont les yeux durcissent au moment même de monter sur la table d'opération et en quelque sorte sous les doigts de l'opérateur; à l'hypertension constante consécutive à l'hypersécrétion et à l'hypoexcrétion s'ajoute ce qui se produit dans le glaucome prodromique, un afflux brusque de liquide sécrété à l'instant même sous le coup d'une émotion ; un peu de massage sur de pareils yeux, quelques bonnes paroles destinées à dissiper l'appréhension du malade et peu à peu l'œil se ramollit en se débarrassant de son liquide par des voies d'excrétion encore suffisantes.

Est-ce que vraiment dans l'allure de ce symptôme, l'hypertension chez le vrai glaucomateux, il n'y a pas des particularités qui le séparent de ce qui se produit dans les yeux durs, traumatisés, staphylomateux ou encombrés par un néoplasme.

Dans le glaucome chronique à hypertension constante la tension peut atteindre de hauts degrés et s'y maintenir constamment ; l'œil perd tout pouvoir d'excrétion, la vue est complètement perdue, le glaucome absolu est constitué avec son aspect spécial, ses vaisseaux ciliaires antérieurs dilatés, sa cornée trouble, sa pupille large, son cristallin glauque.

d. Glaucome irritatif

La tension est toujours augmentée, mais elle est soumise à des fluctuations plus fréquentes encore que celles que nous avons signalées dans le glaucome chronique.

L'hypertension dans cette variété de glaucome est d'ailleurs toujours manifeste ; la pupille est moyennement dilatée et la cornée altérée dans sa transparence ; c'est cette altération de la cornée et la congestion vasculaire périkératique qui a conduit MAUTHNER, le défenseur de la théorie inflammatoire du glaucome, à soutenir qu'il s'agissait d'une inflammation chronique, ou subaiguë avec poussées hypertensives.

Il ne s'agit là que de lésions passives dues à la compression des membranes de l'œil et aux troubles de la circulation. L'hypertension, sans qu'il soit besoin d'y ajouter le moindre élément inflammatoire, explique tous ces désordres, y compris les troubles trophiques, dans le corps ciliaire et dans l'iris, dont nous parlerons plus loin.

e. Glaucome aigu

Dans le glaucome aigu, soudainement, la tension est augmentée à un degré voisin du maximum ; l'œil arrive d'emblée presque à la dureté du glaucome absolu, il donne presque la sensation de la bille de marbre ; souvent cependant l'hypertension est un peu moins marquée, mais elle atteint toujours un degré considérable.

Le glaucome aigu est le prototype du glaucome.

« C'est, dit admirablement TERSON (1), la médaille
« neuve frappée et surgie d'un seul coup ; tous les traits
« en sont complets, portés à leur maximum d'expression,
« depuis l'hypertonie jusqu'à la quasi-cécité rapide. »

L'œil est douloureux au toucher et il paraît enflammé, mais ce n'est pas de la véritable inflammation : il ne s'agit que de troubles congestifs consécutifs à l'œdème aigu du corps vitré (A. TERSON). Sous des influences étiologiques et anatomiques, dont nous étudierons le mécanisme, une grande quantité de liquide s'épanche brusquement dans le corps vitré dont le volume s'accroît subitement dans la coque sclérale rigide. Tout le reste des symptômes découle de cette fluxion aiguë vitréenne.

(1) A. TERSON. La pathogénie du glaucome, Rapport à la *Société belge d'ophtalmologie*, p. 29, 1907.

Le glaucome aigu qui se développe en pareil cas, est pour TERSON un œdème analogue à la maladie de QUINCKE, œdème aigu circonscrit de la peau, à l'œdème aigu du larynx, à l'urticaire.

Le glaucome aigu, comme l'urticaire, est un des modes réactifs de l'hyperreflectivité qui est un attribut du neuro-arthritisme ; elle survient chez des sujets à système lymphatique instable ; elle est mise en jeu par toutes les excitations nerveuses possibles sur un terrain prédisposé, surmené et intoxiqué [MERKLEN] (1).

L'ensemble des causes occasionnelles et déterminantes de l'urticaire constituent la sommation urticarienne ; il existe pareillement une sommation glaucomateuse qui crée le glaucome aigu.

La preuve qu'il ne s'agit pas là d'une affection inflammatoire, entre beaucoup d'autres raisons qu'on pourrait donner, se trouve dans les résultats heureux de l'iridectomie, alors que cette intervention dans l'iritis aiguë est une opération détestable, se compliquant de désordres consécutifs très graves : exsudats, synéchies, etc., etc.

Nous en avons assez dit pour montrer que l'hypertension du vrai glaucomateux est déjà un signe qui individualise l'affection.

Les faux glaucomateux aussi sont hypertendus mais dans des conditions bien différentes ; l'œil dur doit son hypertension à une lésion locale, à un tiraillement de l'iris (staphylôme), à une irritation inflammatoire du corps ciliaire (cristallin luxé), à une occlusion de la pupille (iris en tomate), à une tumeur qui l'encombre.

____

(1) MERKLEN. La pratique dermatologique. Art. urticaire.

Le vrai glaucomateux doit son hypertension, avec sa variabilité et son inconstance à des poussées hypersécrétoires dont la cause première est *hors de l'œil, dans le système nerveux;* son hypertension ne s'accompagne pas de désordres inflammatoires tandis que les yeux durs, atteints de faux glaucome, sont chroniquement enflammés.

Il y a certes bien d'autres raisons, données plus loin, qui séparent ces divers glaucomes que tant d'oculistes confondent, mais déjà les caractères tirés de l'hypertension nous permettent au moins d'entrevoir la vérité.

Nous ajouterons un mot sur la meilleure manière d'apprécier la tension oculaire et il ne sera pas mauvais de rappeler ici l'histoire de la tonométrie qui n'est pas récente.

Avant l'instrument de Schiötz et de son imitateur Mac Lean, un grand nombre d'appareils basés sur le même principe, la dépressibilité de la coque sclérale, ont été imaginés.

De Græfe (1) cherche à déterminer la pression intra-oculaire à l'aide d'une petite balance à levier; le point fixe du levier s'appuyait sur le pourtour de l'orbite; une petite tige transmettait au globe la pression du poids suspendu à l'extrémité mobile du levier; on appréciait la tension de l'œil à la profondeur de la dépression que donnait tel ou tel poids.

Donders (2) et son assistant Hamer ont construit un appareil composé d'un cadran sur lequel une aiguille marque en degrés la tension du globe; le nombre de

(1) Dê Græfe. Analysé in. « Compte rendu d'une communication faite par M. le professeur de Græfe (de Berlin), à la clinique de M. le Dʳ Liebreich, le 16 mai 1863; par Giraud Teulon. *Ann. d'ocul.,* 1863, t. XLIX, p. 197.

(2) Donders. *Société d'Heidelberg,* septembre 1863.

degrés indique jusqu'à quelle profondeur un petit bouton est poussé dans la sclérotique par une force déterminée consistant dans la résistance d'un ressort; cet instrument n'a pas donné de résultats précis à cause des frottements de l'appareil et de la rigidité propre à la sclérotique.

Dor (1) a fait connaître un instrument du même genre dans lequel les frottements étaient encore plus considérables que dans celui de Donders.

Monnik (2) a également construit un instrument qui indique sur un cadran la profondeur de la dépression produite par des tiges en ivoire qui sont appliquées sur l'œil, plus ou moins fortement, avec un ressort approprié.

Lazerat (3), Maklakoff (4), Fick (5) et Ostwald (6) ont encore préconisé des instruments du même genre basés tous sur le même principe, la dépressibilité de la coque oculaire.

Les tentatives ainsi faites n'ont pas eu de lendemain à cause des erreurs inhérentes aux frottements des diverses pièces de l'appareil et de la rigidité de la coque oculaire, *rigidité indépendante de la pression intérieure.*

Dans le tonomètre de Schiötz et dans celui de Mac Lean la cause d'erreur tenant aux frottements a disparu, mais il reste encore celle qui tient à la rigidité de la coque. Nous ne nous arrêterons pas sur la construction et le détail du tonomètre que le lecteur trouvera partout,

(1) Dor. *Société d'Heidelberg,* septembre 1863. Le tonomètre perfectionné. *Compte rendu du Congrès Internat. d'ophtal.,* Paris, 1867. — Donders. Ueber ein Spannungsmesser des Auges. *Arch. f. ophtal.,* IX, 2, p. 215. 1863.

(2) Monnik. Ein neuen Tonometer und sein Gebrauch. *Arch. f. Ophtal.,* 1870.

(3) Lazerat. *Recueil d'ophtalmologie,* octobre 1885.

(4) Maklakoff. Contribution à l'ophtalmotonométrie. *Arch. d'ophtal.,* p. 321, 1892.

(5) Fick. Ueber Messung des Druckes im Auge. *Arch. f. die ges. Phys.,* XLII, p. 86, 1868.

(6) Ostwald. Ophtal. Tonometrische Studien. *Arch. f. ophtal.,* XL, 1894.

mais nous croyons devoir faire remarquer que le palper
fait avec les deux index et non avec l'index et le médius
de la même main, donne aux observateurs exercés des
indications qu'il ne faut pas mépriser, qu'il faut au contraire savoir bien utiliser et nous pensons qu'il est encore
utile, même après l'excellent tonomètre de Schötz de
lire et de méditer les lignes suivantes que nous trouvons dans DE WECKER.

« Incontestablement, à égal degré d'augmentation du
« contenu de l'œil, cette augmentation, dans un œil à
« sclérotique dure et rigide, produira, pour le doigt
« explorateur et pour la circulation et la nutrition, un
« effet tout autre que dans un œil juvénile à sclérotique
« mince, élastique et facilement extensible. Dans ce der-
« nier cas, la même augmentation de réplétion ne nous
« donnera guère une impression autre qu'une tension
« quelque peu exagérée, tandis que l'œil à sclérotique
« inextensible présentera déjà une dureté ligneuse.

« Comme habituellement les deux yeux offrent des
« enveloppes d'une égale épaisseur et élasticité, la com-
« paraison entre les deux, qui d'habitude présentent aussi
« le même degré de réplétion, nous permet une appré-
« ciation dans la tension que nous rapportons à une
« exagération de pression intra-oculaire, mais il ne fau-
« drait pas se dissimuler que nous ne savons nullement
« faire la part exacte de ce qui revient exclusivement à
« la distension de l'enveloppe par augmentation du
« contenu (1). »

La grande cause d'erreur de l'appréciation de la tension avec le doigt est admirablement indiquée par

---

(1). WECKER et LANDOLT. Traité d'ophtalmologie, t. II, p. 640.

DE WECKER : « une mince enveloppe est-elle démesurément tendue ou une pression normale s'exerce-t-elle contre une enveloppe incomplètement extensible et manquant d'élasticité ».

Le doigt ne fait pas bien la distinction de ce qui revient à la rigidité de la coque et de ce qui résulte de la poussée des liquides intra-oculaires, mais le tonomètre est-il capable de mieux faire cette distinction ? Je suppose qu'on applique le tonomètre sur un sujet dont la coque oculaire est très rigide, est-ce que la cornée n'a pas une part de rigidité aussi grande que la sclérotique et alors comment sait-on si la haute tension indiquée par l'instrument exprime vraiment la poussée et la seule poussée du contenu sur le contenant.

Il y a là, pour tous les tonomètres, même pour celui de SCHIÖTZ, qui est de beaucoup le meilleur, une cause d'erreur qui nous a frappé dès la première heure et qui nous permet de penser que le véritable tonomètre est encore à découvrir.

Il y a d'ailleurs d'autres difficultés dans la tonométrie instrumentale. Pour que la vraie tension oculaire soit enregistrée, il faut que le malade ne contracte pas ses paupières et que tous les muscles extrinsèques soient absolument immobiles; par des expériences sur le lapin, LEDERER (1) a montré que l'excitation électrique d'un muscle droit augmente notablement la tension. Il suffit de la moindre contraction musculaire, comme de la plus légère traction sur la conjonctive pour augmenter la tension oculaire dans une grande proportion; comment, même lorsque l'œil est parfaitement immobile, être

____

(1) LEDERER. La pression intérieure de l'œil augmentée par une impulsion volontaire ou une traction expérimentale. *Arch. f. Augenh.*, 1912.

sûr que le sujet, souvent un peu effrayé, ne contracte pas, d'un mouvement à la fois réflexe et inconscient, ses quatre muscles droits ?

La tonométrie classique actuelle est un grand progrès sur le toucher digital, mais la différence entre la valeur de ces deux moyens est loin d'être aussi importante qu'on le croit communément ; il faut savoir se servir du tonomètre de Schiötz et ne pas ignorer qu'il ne donne, comme les doigts, qu'une appréciation approximative.

Du reste, la tension de tous les yeux hypertendus se mesure de la même façon et il n'y a sur ce point aucune différence à faire entre le vrai glaucome et les yeux durs.

C'est une raison pour que nous n'insistions pas puisque nous avons surtout pour but, dans cette partie de notre ouvrage, de faire ressortir les caractères du vrai glaucome en les opposant à ceux que présentent les yeux durs et de conduire ainsi notre lecteur à comprendre la raison d'être et les bienfaits de la méthode fistulisante chez le véritable glaucomateux.

Pour la pratique et la mise en œuvre de la tonométrie instrumentale nous renvoyons à l'excellent ouvrage de MORAX, *Glaucome et glaucomateux* (G. Doin, éditeur, 1921); p. 15 et suivantes.

B. — Des altérations du champ visuel et en particulier des scotomes dans le glaucome chronique

Nous n'insisterons pas ici sur le rétrécissement du champ visuel nasal chez les glaucomateux ; c'est là une indication banale sur laquelle les ouvrages les plus élé-

mentaires donnent des renseignements complets, nous y
renvoyons le lecteur.

Nous nous contenterons de faire remarquer que ce
rétrécissement nasal est caractéristique du vrai glaucome,
du glaucome chronique en particulier; les yeux durs à la
suite et à cause d'une inflammation intra-oculaire ne
présentent pas cette particularité et nous appuierons
d'une façon irréfutable cette manière de voir, en exposant
ici les travaux faits dans notre clinique, pour vérifier et
approfondir ce qui a été écrit avant nous sur les scotomes
des glaucomateux.

Pour le diagnostic, d'ailleurs, l'étude de ces scotomes
est d'une importance capitale, car la constatation de ces
derniers permet de dépister un glaucome en évolution,
alors que le rétrécissement nasal du champ de la vision
est à peine prononcé.

Signalés pour la première fois par LANDESBERG (1),
les scotomes furent étudiés par de nombreux auteurs.
Mais c'est BJERRUM (2) qui en fit le premier une bonne
description et montra l'intérêt considérable de leur constatation dans la diagnose d'un glaucome. Confirmées par
de nombreux auteurs ses idées furent combattues par un
certain nombre d'oculistes dont le principal fut HOLTH (3).
Ce dernier énonça que les scotomes n'étaient ni typiques,

(1) LANDESBERG. Ausbruch von Glauch, in *Folge eines Sheifschusses. v. Græfe
Arch. f. Ophtal.*, 1869.

(2) BJERRUM. Et tild fœlde of hemianopsia partialis. *Nord. Ophtal. Tidsskrift*,
2 vol., 2 f., p. 71. — Om en tild fœjelse til den sœchvange syns feltunder
œgelse samt em syns-fellet ved glaukom. *Nord. Ophtal. Tidsskrift.*, 2 vol.,
3 f., p. 141. — Den Klinische under œgelse of synet. Kjœbenhavn, 1894. — Om
glaukomets Klinische of gransning. *Nord. Ophtal. Tidssckrift.*, 5 vol., 2 f.
p. 71; 3 f., p. 129.

(3) HOLTH. Om det normale Synoorgan Stineblindhed. *Nord. Magazin for
Lægendenskaber*, august 1896. — Det normale Synoorgans, orsdirekte Stine-
blindhet og dens Belgning under syns feltunders œgelse. Kristiania, 1896.

ni habituels dans cette affection et qu'ils étaient souvent provoqués par une méthode d'examen défectueuse. Se basant sur le phénomène de TROXLER, il expliqua les scotomes par une disparition inconstante du test de vision à la suite d'amaurose par fixation continue. Cependant, depuis lors, la plupart des auteurs ont confirmé les idées de BJERRUM en tenant compte de l'objection de HOLTH et en opérant dans des conditions qui excluent toute possibilité d'erreur causée par le phénomène de TROXLER.

BJERRUM avait remarqué, très justement, qu'avec la méthode ordinaire de campimétrie on ne pouvait faire une étude précise et détaillée de la topographie sensorielle rétinienne. Avec des tests trop volumineux il est impossible de mettre en évidence des altérations aussi fines que celles qui correspondent aux scotomes qui portent son nom. Ces scotomes relatifs au début sont aussi très peu étendus. Il introduisit donc le principe de procéder à l'examen campimétrique avec des tests très petits et créa la méthode dite ponctuelle. Il se servait de petits disques d'ivoire d'un diamètre variant de 1 à 20 millimètres et obtenait un agrandissement relatif des lésions en éloignant son malade du tableau campimétrique.

DELORME a montré, dans notre service d'ophtalmologie, que l'on pouvait appliquer cette méthode avec plus de commodité et autant d'exactitude en utilisant le périmètre ordinaire légèrement modifié. On se sert d'un périmètre éclairé électriquement, analogue à celui de FRITSCH dont nous nous servons habituellement, mais en employant des diaphragmes de 1/2 à 1/4 de millimètre. Le calcul montre qu'à une distance de 35 centimètres, qui est celle du périmètre, on a approximativement le même

angle apparent que ceux des tests que BJERRUM employait
à 2 mètres. Cette technique possède en outre deux gros
avantages : elle permet plus de rapidité dans l'examen et
évite aussi parfaitement les causes d'erreur dues au
phénomène de TROXLER. La possibilité de faire varier
l'intensité lumineuse du test et de l'affaiblir suffisamment
permet la découverte de scotomes impossibles à repérer
autrement. Un grand nombre de recherches faites à la
clinique ophtalmologique de Bordeaux ont démontré
que, par la méthode de BJERRUM, on ne trouve aucun
scotome là où l'examen avec un test de 1/4 de millimètre
et une intensité lumineuse réduite n'en a pas décelé.

Ainsi mise en œuvre, la méthode de BJERRUM montre
que l'on peut se trouver en présence de différentes
variétés de scotomes chez le glaucomateux.

Celui que l'on rencontre le plus souvent est le scotome
paracentral de BJERRUM typique (fig. 1). Presque toujours
relatif au début, il apparaît avec de petits tests. Il a la
forme d'un croissant large de quelques degrés en contact
avec la tache de MARIOTTE et s'incurvant autour de la
macula suivant la direction des fibres optiques. Avec
un test plus petit ou avec une intensité lumineuse moins
considérable le scotome augmente d'étendue, s'allonge,
atteignant ainsi la limite du champ visuel périphérique
mesuré avec la même lumière.

Comme l'a très bien vu BJERRUM, de grandes parties du
champ visuel ne sont plus sensibles aux petits tests et
l'on voit se dessiner des rétrécissements qui font prévoir
ce que deviendra le champ visuel du glaucomateux si on
laisse évoluer le mal. Les scotomes paracentraux sont
généralement éloignés de 10 à 20 degrés du point central
et il est exceptionnel de rencontrer des scotomes qui

partant du centre, se prolongent directement en dehors. Il est rationnel d'admettre, avec BJERRUM, que le scotome

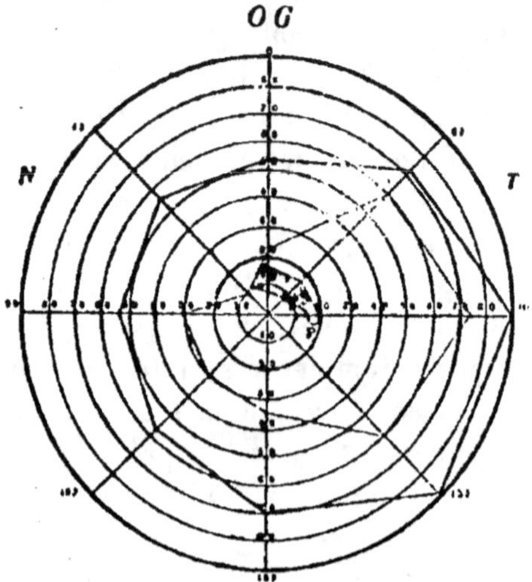

Fig. 1. — Scotome de BJERRUM typique.

débute par un agrandissement de la tache de MARIOTTE. DELORME a pu mesurer, alors que le champ visuel périphérique n'était pas encore rétréci, des scotomes naissants qui n'étaient qu'une déformation de la tache aveugle en forme de virgule. A un stade avancé, le scotome devient partiellement puis complètement absolu et atteint la périphérie du champ visuel qui du reste vient à sa rencontre. Ainsi se trouvent souvent constituées des échancrures qui ont une grande tendance à entourer la macula qu'elles isolent parfois complètement du reste du champ visuel (fig. 2 et 3).

Cet encerclement peut être d'ailleurs réalisé, au moins partiellement, à une période beaucoup moins avancée par des scotomes encore relatifs. On a observé des scotomes annulaires qui sont encore des scotomes de BJERRUM, puisqu'ils sont en relation avec la tache de MARIOTTE et entièrement paracentraux.

Les scotomes de BJERRUM présentent encore quelques

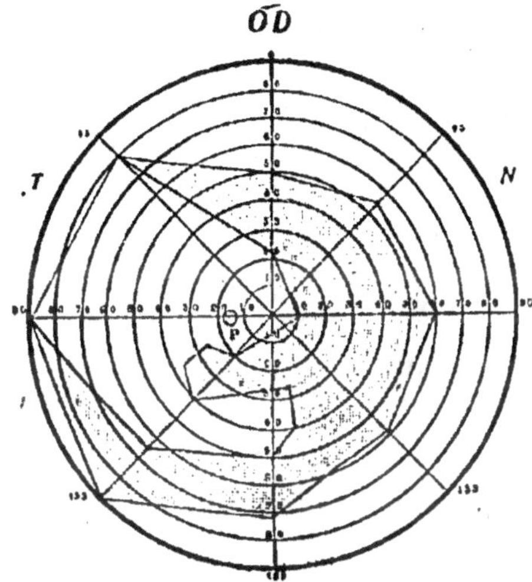

Fig. 2. — Encoche indépendante de la tache de MARIOTTE.

signes particuliers. Bien que très gênants pour les malades, surtout dans la vision de près et la lecture en particulier, ils ne sont pas projetés par ceux qui en sont atteints, *ils ne sont jamais positifs*. D'autre part ils sont identiques pour le blanc et pour les couleurs ; l'emploi d'un test coloré ne les modifie que parce que sa valeur chromatique ne correspond pas à la valeur blanche du test employé pour l'examen ordinaire.

BJERRUM, s'appuyant sur les données anatomiques de la distribution des fibres rétiniennes, donne l'explication suivante de la formation des scotomes.

A leur entrée dans l'œil, les fibres du nerf optique
s'épanouissent pour former la couche interne de la rétine.
La moitié nasale contient plus de fibres que la moitié

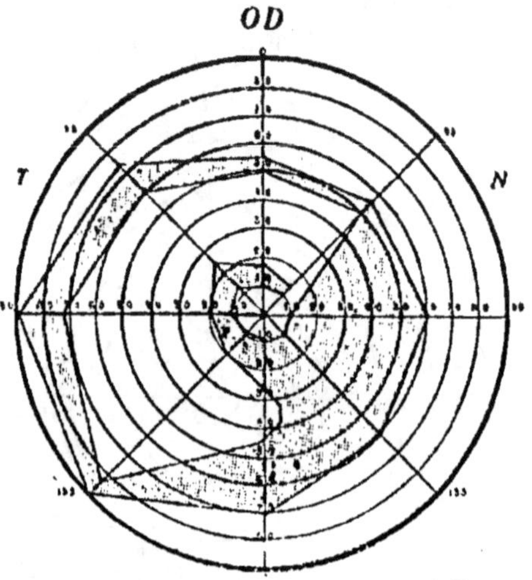

Fig. 3. — Encoche en rapport avec la tache de Mariotte.

temporale. Plus les fibres se trouvent rapprochées de
l'axe du nerf optique, plus est grand le trajet qu'elles ont
à parcourir. Les fibres provenant des parties périphériques de la rétine sont donc situées au centre de la
papille et celles qui émanent des régions les plus
centrales de la rétine occupent le bord de la papille
(Leber) c'est ce qui a été représenté schématiquement
dans la partie A de la figure 4.

De plus les faisceaux émanés des différents points de
la surface rétinienne (macula à part) se dirigent en
convergeant vers la papille. Ceux qui gagnent son côté
nasal ont une direction exactement radiaire. Au contraire
ceux qui proviennent des régions temporales contournent

à distance le faisceau maculaire, en décrivant des courbes concentriques à la macula. La portion rétinienne qui s'étend entre la papille et la macula est desservie par un faisceau spécial plus résistant qui a son autonomie propre : le faisceau papillo-maculaire. On trouvera dans la partie B de la figure 4 un dessin schématique de cette disposition d'après les travaux de Michel.

Habituellement, dans le glaucome, l'excavation débute au niveau de l'émergence des vaisseaux et continue à s'élargir aux dépens de la moitié temporale de la papille. Celle-ci cède ensuite à sa partie supérieure ou inférieure.

Si l'on se rapporte à la figure 4 dessinée par le Dr Pesme, on voit que, sous l'influence de l'hypertension, les fibres rétiniennes groupées en trois faisceaux 1, 2, 3, selon qu'elles appartiennent à des régions plus distantes de la papille, sont écrasées contre l'éperon scléral temporal à leur sortie du nerf optique. Bien entendu, ce sont celles qui sont immédiatement en contact avec cet éperon dur et saillant qui sont les premières lésées. Ce sera le faisceau 1, qui sera le premier altéré et entraînera l'abolition de la perception lumineuse dans un secteur rétinien voisin du punctum cœcum. Puis, la pression continuant à s'exercer, les faisceaux 2 et 3 succomberont à leur tour. La partie B qui montre la projection de ces faisceaux sur le plan rétinien, indique bien que, dans sa progression, le scotome affectera une forme semi-lunaire commandée par la disposition arciforme des fibres optiques contournant le faisceau maculaire. La partie C correspond au scotome que l'on décèle dans le champ visuel. Des rapports des trois parties A, B, C, on comprend comment ce scotome débute au niveau de la tache de Mariotte, dont il se détache tout d'abord (faisceau 1) puis s'étend en s'incurvant autour du point de fixation (faisceaux 2 et 3).

A côté de ces scotomes typiques de BJERRUM, on en

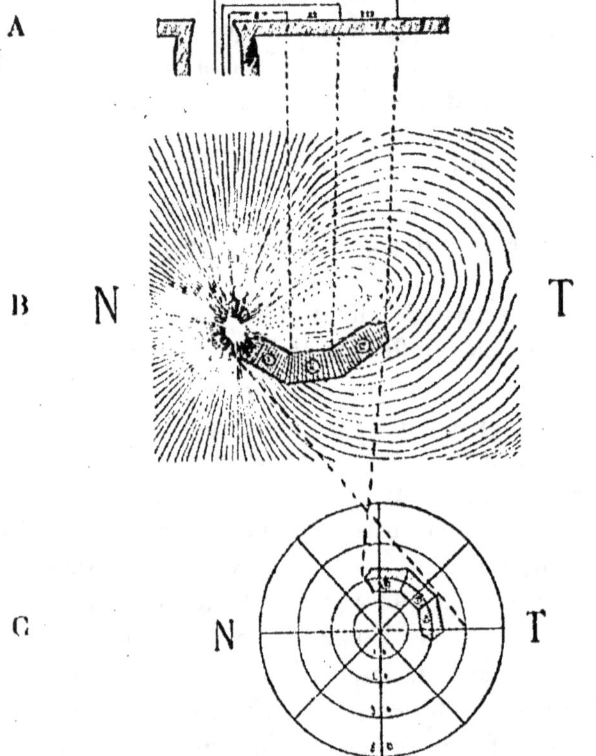

Fig. 4. — Schéma pour expliquer la pathogénie du scotome de BJERRUM.

rencontre de moins typiques, qui présentent cependant une grande partie de leurs caractères; comme eux, ils ont la forme de croissant dont la concavité embrasse la région maculaire ; relatifs, puis absolus, ils finissent par se transformer en encoches, mais ils ne sont jamais en

contact avec la tache aveugle (fig. 5). Ils sont en général
en dedans, en haut ou en bas, s'allongeant fréquemment
dans le cadran inféro-externe du champ visuel.

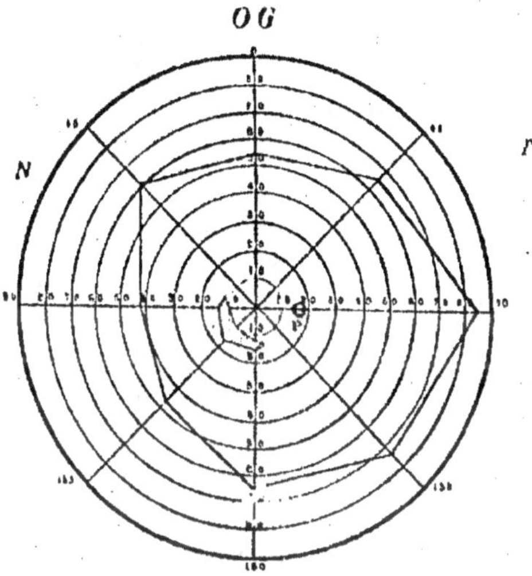

Fig. 5. — Scotome paracentral indépendant de la tache de Mariotte.

Nous pourrions placer ici l'encoche ou fente nasale
décrite par Hennsing-Rönne (1) qui semble être un scotome
paracentral, au dernier stade de son évolution se pro-
pageant dans la direction des portions périphériques
nasales du champ de vision.

A coté de ces scotomes paracentraux typiques ou
atypique, on signale encore des scotomes situés dans les
parties périphériques et des scotomes centraux, d'ailleurs
exceptionnels, liés à des lésions du fond de l'œil.

Voici donc des caractères nettement tranchés qui

1. Rönne. Des lacunes de la couche des fibres nerveuses rétiniennes et du
coude nasal du champ visuel. *Arch. f. Augenh.*, t. LXXIV, avril 1913.

permettent de reconnaître ces scotomes si particuliers à l'évolution du glaucome. Ils sont caractéristiques au point qu'ils suffisent pour porter le diagnostic ; par la seule existence d'un scotome de BJERRUM dans le champ visuel, nombre d'auteurs n'hésitent pas à faire le diagnostic différentiel entre le glaucome et l'atrophie optique, même si l'hypertension n'est pas constatée. Pour nous, le scotome de BJERRUM typique constitue un signe presque pathognomonique et il en est de même du scotome paracentral en croissant sans relation avec la tache de MARIOTTE. Il est d'abord un fait certain, c'est que le scotome paracentral de BJERRUM n'est décelable que dans le glaucome chronique. DELORME (1) a pris dans ce but le champ visuel de 63 affections oculaires diverses et BURRUCOA (2) qui a, comme DELORME, fait son travail dans notre clinique a examiné une centaine de malades atteints de lésions papillaires, en dehors du glaucome, sans avoir jamais pu mettre en évidence le scotome de BJERRUM. L'encoche nasale de RÖNNE est beaucoup moins caractéristique puisque l'auteur lui-même a pu la rencontrer dans l'œdème de la papille, la névrite optique, l'atrophie postnévritique. Ce qui importe surtout, c'est qu'on ne rencontre jamais le scotome paracentral dans l'atrophie optique. Par conséquent, il semble absolument démontré que le scotome paracentral, comme le rétrécissement nasal, n'appartiennent qu'au glaucome chronique, en dehors de toute autre affection. Il n'est malheureusement pas un signe constant et, quand il existe, il n'est pas toujours un

(1) DELORME. Sens lumineux et sens chromatique centraux dans le glaucome chronique. *Th. Toulouse*, 1912.
(2) BURRUCOA. Les scotomes dans le glaucome chronique. *Th. Bordeaux*, 1916.

signe du début de la maladie ; il n'en garde pas moins toute sa valeur diagnostique, car le fait de le constater permet d'éliminer toutes les autres amblyopies et autorise à conclure à l'existence d'un glaucome ; les travaux faits à Bordeaux par nos élèves BEAUVIEUX, DELORME et BERRUCOA démontrent donc comme ceux de BJERRUM l'individualité clinique de cette affection dont nous rapportons ici un exemple typique.

OBS. I. — *Amélioration du champ visuel sous l'influence de la sclérecto-iridectomie.* — M. M..., 58 ans, Monlieu (Charente), se présente à notre consultation le 20 janvier 1906, avec les signes typiques du glaucome chronique simple. T = + 1 des deux côtés, état général bon, un peu de sclérose.

Il est emmétrope; son acuité visuelle est la suivante :

$$O\ D \quad V = 1/5$$
$$O\ G \quad V = 4/5$$

Le champ visuel est très rétréci en dedans et en haut des deux côtés; il existe également des deux côtés un scotome paracentral annulaire très net pour le blanc et toutes les couleurs. En dehors de ce scotome, le sens chromatique est normal. Des deux côtés, excavation papillaire typique.

Le lendemain, nous opérons les deux yeux. A droite, nous faisons une iridectomie et une sclérectomie combinées.

A gauche, l'iridectomie classique.

Le 18 août nous avons revu le malade, sa réfraction et son acuité sont les suivantes:

$$O\ D \quad 110° - 2 \quad V = 1/3$$
$$O\ G \quad 65° - 2 \quad V = 2/3$$

Le champ visuel est resté à peu près le même. Le malade a donc largement bénéficié à droite de notre opération; à gauche, la simple iridectomie n'empêche pas sa vue de baisser. Il existe d'ailleurs à droite une cicatrice légèrement cystoïde, ressemblant à une fistule sous-conjonctivale, sans aucun enclavement de l'iris.

Le 28 novembre 1906, le malade revient nous voir dans l'état suivant :

$$O\ D \quad 120° - 0,75 \quad V = 1/2 \text{ faible}$$
$$O\ G \quad 60° - 1 \quad V = 4/5$$

Le champ visuel est resté sensiblement le même des deux côtés, toujours avec un scotome paracentral.

A droite, où ont été pratiquées l'iridectomie et la sclérectomie

combinées, il existe non pas une cicatrice cystoïde mais une brèche
sclérale très visible sous la conjonctive transparente; l'acuité visuelle
a, de ce côté, plus que doublé.

A gauche, où a été faite l'iridectomie ordinaire, il n'y a aucune trace
de cicatrice, l'acuité s'est à peu près maintenue.

En mai 1907, on note que la tension est un peu plus élevée à gauche
qu'à droite :

$$O\ D\quad 120°\ -\ 0,75\ -\ 1\ V = 1/3$$
$$O\ G\quad 60°\ -\ 0,50\quad V = 2/3$$

Du côté du champ visuel, on trouve d'assez grandes modifications,
alors que du côté gauche le scotome paracentral a progressé de telle
manière que maintenant il prend la forme d'un scotome annulaire
complet; du côté droit, au contraire, atteint en 1906 plus profondément que le côté gauche, d'un scotome annulaire total, on ne trouve
plus qu'un scotome paracentral beaucoup moins étendu (voir fig. 8 et 9).

Revu en 1909, on note que l'acuité visuelle se maintient des deux
côtés au même niveau exactement que l'année précédente. Le
champ visuel du côté droit est exactement le même; à gauche, les
portions périphériques nasales (fig. 6 et 7) ont avancé beaucoup vers
le point de fixation.

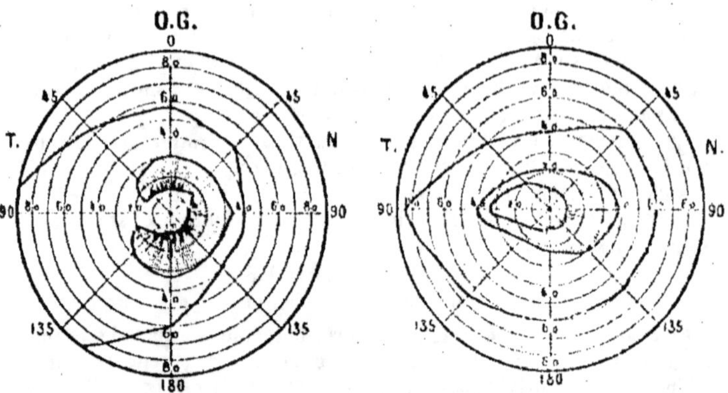

Fig. 6. — Scotome paracentral avant
l'opération.

Fig. 7. — Après l'opération de l'iridectomie, scotome annulaire.

Examiné une dernière fois en 1912, on constate que l'acuité visuelle
égale :

$$O\ D\quad 120°\ -\ 0,50\ -\ 1\ V = 1/3\ fort$$
$$O\ G\quad 60°\ -\ 0,50\quad V = 2/3$$

A droite, le champ visuel se maintient parfaitement; à gauche, les

portions périphériques nasales supérieures et inférieures entourent
le point de fixation, ne laissant qu'un petit îlot au centre permettant
la conservation de l'acuité centrale.

Le scotome paracentral s'est aggravé à gauche où il a été fait seulement l'iridectomie; au contraire, le scotome paracentral a diminué
à droite où la sclérectomie a été pratiquée (fig. 8 et 9).

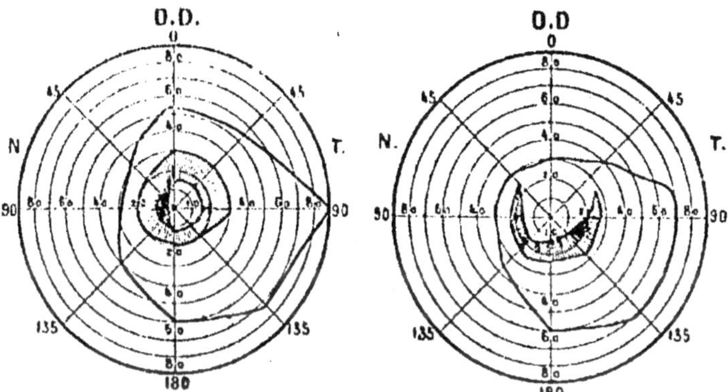

Fig. 8. — Scotome annulaire avant
l'opération.

Fig. 9. — Après la sclérectomie,
amélioration du scotome.

L'étude de ces scotomes et surtout celle de leur évolution présente encore un intérêt très grand au point de
vue du pronostic du glaucome. C'est qu'en effet on peut
voir certains de ces scotomes disparaître après l'instillation des myotiques, et il n'est pas rare de remarquer
que des scotomes typiques et même des encoches s'effacent
après les opérations abaissant la tension oculaire comme
la sclérectomie. Ceci indique nettement l'heureuse
influence de la normalisation du tonus sur leur évolution.
Chez certains malades même, on peut assister à la disparition les parties relatives d'un scotome. Dans ces cas, le
rôle de l'hypertension dans la formation du scotome est
bien évidente. Qu'on admette, avec BJERRUM, que l'hypertension entraine la lésion directe des fibres nerveuses

écrasées contre l'anneau scléral papillaire ou avec de Gräefe et Rydel qu'elle n'atteint la fibre optique qu'autant qu'elle oblitère les vaisseaux grêles de la partie temporale du nerf, on ne peut nier cette action de l'hypertonie du globe. Au début de la compression, la fibre souffre (scotome relatif), puis, la compression persistant, elle est détruite (scotome absolu). Si on normalise la tension avant l'atrophie de la fibre nerveuse, on peut obtenir la restauration du champ visuel.

Il n'en est cependant pas toujours ainsi. Il existe des cas où les scotomes continuent leur évolution, bien que l'œil ait été fistulisé et que la tension ait été ramenée à la normale. On a même noté après retour au tonus normal l'apparition de scotomes paracentraux. Ces cas s'expliquent parfaitement par les idées de Schnabel (1) et Elschnig qui attribuent à des lésions particulières du nerf optique, à une dégénérescence glaucomateuse du nerf, l'apparition de ces lésions locales du champ visuel. On conçoit donc ainsi tout l'intérêt que présente l'étude de ces scotomes pour le pronostic de l'affection. Il n'est pas douteux que leur présence décèle un état pathologique de la fibre optique qui constitue un élément de malignité. Mais pour tirer de leur observation toutes les indications qu'ils peuvent fournir, il faut suivre pas à pas leur évolution, savoir comment ils sont influencés par les myotiques, par la normalisation du tonus à l'aide des opérations fistulisantes. On arrive ainsi à différencier les scotomes relatifs capables de disparaître, correspondant à des lésions peu avancées de la fibre optique, des scotomes absolus signes d'une lésion définitive.

(1) Schnabel. Das glaukomatose Sehnervenleiden. *Arch. f. Augenh.*, 1885 et 1892.

Les premiers sont très heureusement influencés par la méthode fistulisante, les seconds échappent à toute thérapeutique.

C. — Du sens lumineux et du sens chromatique chez les glaucomateux

La mesure du sens lumineux et du sens chromatique de l'œil normal ou pathologique a fait l'objet de nombreux travaux scientifiques.

Les variations intéressantes que présentent ces deux ordres de sensations dans leur rapport avec les modifications de la tension oculaire ont été au contraire assez peu étudiées. En particulier, l'altération du sens lumineux et du sens chromatique chez les glaucomateux chroniques semble très peu connue. Un très grand nombre d'auteurs paraissent admettre comme démontrée l'intégrité de ces fonctions dans le glaucome, mais de l'ensemble des publications faites sur cette question se dégagent au premier abord des contradictions et des incertitudes qu'il fallait dissiper. DELORME (1), dans sa thèse inaugurale, basée sur un ensemble de recherches très importantes faites à la clinique ophtalmologique de Bordeaux, a fait ressortir très nettement la valeur clinique de ces données dans l'étude du glaucome ; BEAUVIEUX (2) a également écrit avec DELORME un travail attentif sur ce sujet.

Lorsque l'on veut étudier les variations que peuvent subir le sens lumineux et le sens chromatique, on doit

(1) DELORME. Sens lumineux et sens chromatique centraux dans le glaucome chronique. *Th. Toulouse*, 1912.
(2) BEAUVIEUX et DELORME. Sens lumineux et sens chromatique centraux dans le glaucome chronique. *Arch. d'Ophtal.*, fév. 1913.

baser son examen sur les considérations physiologiques suivantes. La façon la plus simple de s'apercevoir d'une altération du sens lumineux est de constater quel est le minimum de lumière correspondant au seuil de l'excitation, ou bien comme WEBER et FECHNER, d'interroger cette sensation en recherchant le minimum de différence perceptible entre deux surfaces lumineuses contiguës. Dans le premier cas, on a le seuil de l'excitation, le sens lumineux absolu, et dans le second, le minimum différentiel.

De même, pour le sens chromatique, les points importants à étudier sont d'abord le minimum d'intensité lumineuse donnant la sensation colorée ; ce minimum chromatique est distinct du minimum lumineux. On peut faire ensuite la recherche attentive du minimum de saturation nécessaire pour produire la sensation colorée. Parmi ces deux derniers ordres de recherches l'expérience montre que, seule, la dernière présente vraiment un intérêt clinique.

Pour faire ces recherches avec exactitude on se souviendra que le sens lumineux varie avec l'adaptation rétinienne, avec la grandeur visuelle du test, avec le sens des formes et que nous pouvons éliminer l'influence de la réfraction ou du trouble des milieux qui ne peuvent entacher les résultats. D'autre part, il ne faut pas oublier qu'il n'est pas également facile d'explorer toutes les régions rétiniennes. Les parties périphériques nécessitent à ce sujet une technique par trop compliquée et inutilisable en clinique. L'étude de la région maculaire permet au contraire d'aboutir à des résultats précis et constants. Il résulte de tout ceci que l'étude du sens lumineux et du sens chromatique des glaucomateux portera sur la région maculaire seulement, que pour le sens lumineux on recherchera les variations du seuil de l'excitation et du minimum différentiel et que pour le sens chromatique on se bornera au minimum de saturation.

Tous les appareils ne se prêtent pas également à cet ordre de recherches. A ce point de vue le chromophotomètre de Chibret, Colardeau et Izarn présente de très gros avantages (1). Il permet d'étudier, avec le même instrument, le sens lumineux et le sens chromatique. Il donne par une simple lecture la valeur du sens lumineux absolu et différentiel. Il élimine de par son principe et sa construction les deux plus grosses causes d'erreur qui sont l'adaptation rétinienne et le sens des formes; il permet l'exploration parfaite de la région maculaire. Pour l'examen du sens lumineux il suffit de se conformer à la technique formulée par Chibret. Pour le sens chromatique on ne peut employer l'appareil comme le conseille Chibret qui avait surtout en vue la recherche du daltonisme. Voici la technique à suivre.

L'échelle de saturation est au 0, l'aiguille de l'échelle des couleurs est placée au rouge 0, pour le rouge et le vert complémentaire, à jaune 0 pour le bleu. L'échelle de l'objectif est également au zéro. Le malade voit deux surfaces blanches également éclairées. On l'incite à avertir dès qu'il verra la plage supérieure (rouge) ou inférieure (bleue ou verte) prendre une couleur. On fait alors tourner très lentement l'oculaire. Lorsque le sujet déclare voir une couleur on le prie de la nommer. Le sens chromatique est normal jusqu'à 5°.

Dans ces conditions, l'étude des yeux glaucomateux au point de vue du sens lumineux montre que la première

____

(1) Pour la manœuvre de cet instrument trop peu usité, nous renvoyons à notre *Précis d'ophtalmologie*, 4ᵉ édition. Doin, édit., 1921, p. 577.

altération en date et aussi la plus caractéristique porte sur le minimum différentiel.

Ce minimum différentiel est très diminué alors même que les lésions ophtalmoscopiques sont peu nettes. A ce moment, l'acuité est encore le plus souvent excellente, le champ visuel assez étendu, le sens chromatique satisfaisant.

Minimum différentiel altéré, sens lumineux absolu normal, sens chromatique bon, telle est l'équation qui caractérise au point de vue de ces deux sensations le glaucome au début. Une seule affection, en dehors du glaucome, peut présenter une pareille symptomatologie, c'est la stase papillaire. Mais là les signes objectifs caractéristiques empêchent de faire une erreur de diagnostic. L'atrophie optique au début qui pourrait peut-être dans certains cas prêter à la confusion, présente à ce point de vue un syndrome du sens lumineux différent. Dans l'atrophie optique le minimum différentiel est normal, le seuil de l'excitation est altéré, le sens chromatique très touché.

Le sens lumineux en lui-même, non différentiel, R, dans la notation allemande acceptée par Chibret, n'est atteint que dans les cas de glaucome avancé, quand la papille optique a cédé sous l'influence d'une hypertension prolongée.

Les modifications du minimum différentiel (U) et du sens lumineux absolu (R) ne sont pas sous l'influence de la baisse de l'acuité ou du rétrécissement du champ visuel, comme cela a été soutenu par certains auteurs. On peut souvent assister à l'affaiblissement ou à l'amélioration du sens lumineux différentiel, alors que le champ visuel n'est que fort peu ou le plus souvent nullement modifié. De même on trouve souvent des troubles du sens lumineux plus considérables pour une acuité égale à 1 que pour une acuité de 1/10 ou de 1/40. Dans ces cas, c'est surtout le minimum différentiel (U) qui est atteint.

On constate au contraire qu'en agissant sur la tension oculaire par les myotiques ou mieux par une sclérectomie fistulisante, le minimum différentiel remonte. Or, cette thérapeutique n'améliore pas beaucoup le champ visuel et à peine l'acuité.

Donc, chez les glaucomateux, l'altération du sens lumineux, de l'acuité ou du champ visuel sont des manifestations indépendantes les unes des autres mais évoluant ensemble sous l'influence directe de l'hypertension.

Comme nous l'avons vu, le minimum différentiel U est frappé le premier, puis le sens lumineux en lui-même, R, succombe à son tour. Ceci s'explique, car le sens lumineux absolu défaille quand l'atrophie optique commence. L'atrophie optique étant une lésion définitive il n'est pas étonnant que la régularisation de la tension oculaire n'ait qu'une influence minime sur le sens lumineux.

Le sens chromatique est atteint seulement quand l'atrophie optique s'installe. C'est dire qu'il suit de près l'altération de R. Il existe d'abord une confusion du bleu et du vert pour des degrés de saturation qui deviennent avec les progrès du mal de plus en plus élevés. La perception du rouge n'est atteinte que dans les cas avancés.

Le sens lumineux absolu et le sens chromatique normaux sont donc les témoins de l'intégrité des fibres optiques. En effet, si l'hypertension est récente la nutrition de la membrane rétinienne est troublée, ses éléments anatomiques souffrent mais ne présentent pas de lésions inaméliorables. Le sens lumineux différentiel est modifié mais il redeviendra normal dès que disparaîtra l'hypertension. Le pronostic est donc des meilleurs quand le sens

lumineux différentiel se relève après quelques instillations de pilocarpine. Il est encore très favorable si cette
amélioration n'a pu être produite par les myotiques, mais
survient après une sclérectomie. Il semble que le pronostic doit être réservé dans les cas où malgré l'intervention normalisant la tension, le sens lumineux différentiel
reste altéré.

D. — Anatomie pathologique de l'œil glaucomateux. Lésions du nerf optique

L'œil glaucomateux chronique est atteint de troubles
de nutrition qui portent sur les membranes profondes,
sur les vaisseaux et sur le nerf optique ; ces lésions qui
jettent un grand jour sur la nature du glaucome méritent
d'être mises en évidence.

Nous étudierons successivement :

> *a*. Les lésions des membranes profondes (rétine
> et tractus uvéal) ;
> *b*. Les lésions du nerf optique.

a. Lésions de la Rétine et du Tractus uvéal

Nous ne nous arrêterons pas à décrire tous les
désordres d'angio-sclérose qui frappent les membranes
vasculaires de l'œil glaucomateux. Nous nous contenterons de remarquer, après d'autres auteurs, MAUTHNER, etc.
que ces dégénérescences vasculaires respectent la choroïde, et se localisent, d'une part, sur la partie antérieure
du tractus uvéal, iris, corps ciliaire, et d'autre part, sur
la rétine. Sur toutes nos préparations sans exception,
nous avons constaté une choroïde normale, tandis que

la rétine, l'iris et le corps ciliaire présentaient, à des
degrés divers, des lésions dont nous allons donner ici
des spécimens.

a) LÉSIONS DE LA RÉTINE

Les figures 10 et 11 représentent des altérations rétiniennes typiques, consistant en vaisseaux sclérosés (ar-

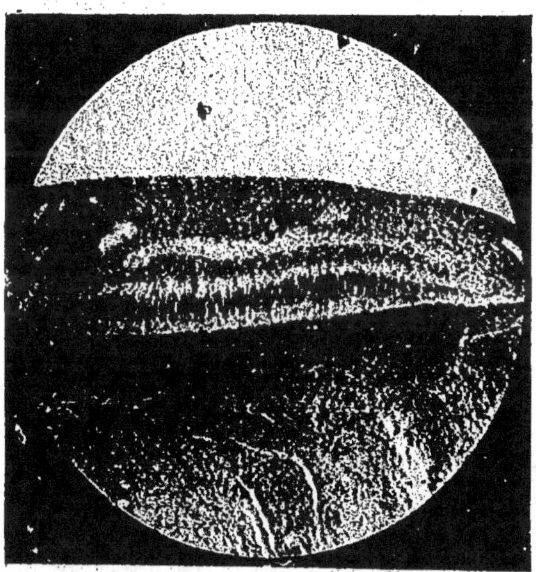

Fig. 10. — Dégénérescence scléreuse de la rétine.

tères et veines) avec formation d'un tissu fibreux formant
une véritable lame épaissie au devant des deux couches
des grains parfaitement reconnaissables. Sur la figure 10,
on distingue des vaisseaux dilatés pleins de globules
rouges; en d'autres endroits, apparaissent de véritables
hémorragies. Au dessous de la rétine, on distingue une

choroïde absolument saine avec épithèle pigmenté normal et les trois sortes de vaisseaux : capillaires, artères et veines, Sur d'autres préparations, qu'il ne nous est

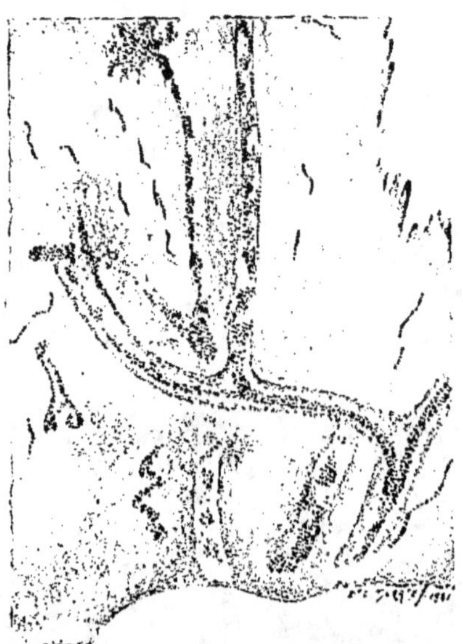

Fig. 11. — Sclérose des vaisseaux rétiniens.

pas possible de représenter ici, on distingue des vaisseaux sclérosés ne s'accompagnant pas de l'hyperplasie conjonctive que nous venons de décrire mais indiquant nettement des dégénérescences de l'arbre vasculaire rétinien, alors qu'au dessous de la rétine malade la choroïde ne présente aucune lésion. La figure 11 représente un très bel exemple de la sclérose des vaisseaux rétiniens.

b) LÉSIONS DU TRACTUS UVÉAL

Les lésions du tractus uvéal sont, d'après nos recherches, cantonnées dans l'iris et le corps ciliaire. Nous ne

les décrirons pas longuement pour éviter de redire ici ce
qui a été indiqué par beaucoup d'autres auteurs. Nous
nous contenterons de donner un spécimen de la sclérose
des vaisseaux iriens (voir fig. 12). Nous signalerons

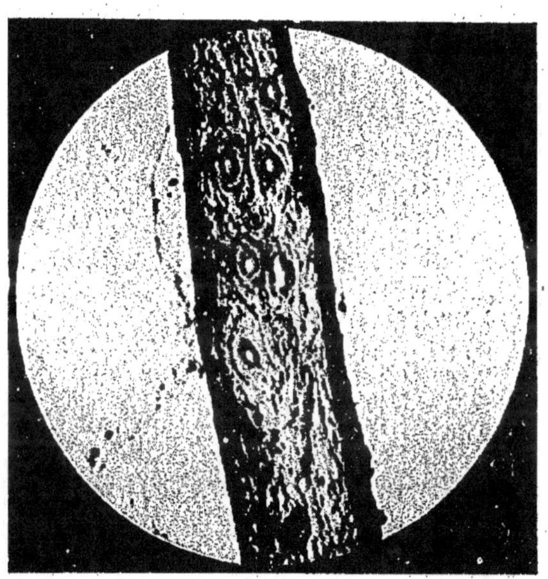

Fig. 12. — Sclérose des artères de l'iris chez un glaucomateux.

également en passant un exemple typique d'atrophie du
corps ciliaire (fig. 13) et nous nous arrêterons un peu
plus longuement sur l'anatomie pathologique de la rigole
de FONTANA.

Nous insisterons volontiers sur les désordres qui se
passent au niveau de la base de l'iris, dans la région de
l'angle de filtration ; nous allons tâcher de placer sous
les yeux du lecteur les diverses étapes par lesquelles
passent ces altérations caractéristiques avant d'en arriver

à ce que nous appelons la soudure de Knies, du nom de
l'ophtalmologiste qui, par ses travaux mémorables, a le
premier bien fait connaître dans le glaucome cette lésion
de première importance dont nous allons donner ici

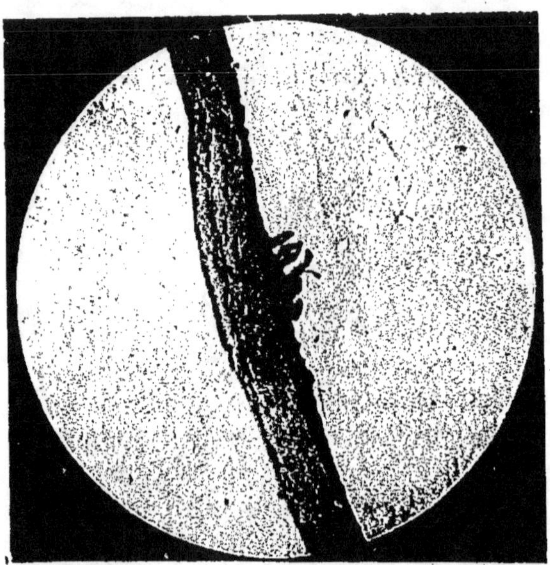

Fig. 13. — Atrophie complète de la région ciliaire chez un glaucomateux.

l'histoire pathologique, nous réservant d'insister plus
loin sur sa pathogénie.

Tout d'abord il est bon de placer sous les yeux du
lecteur un angle irido-cornéen normal.

Cet angle irido-cornéen bien libre (fig. 14), recueilli chez
un sujet jeune (un supplicié de 25 ans), montre les particularités de la rigole de Fontana, la grille d'égout, le canal
de Schlemm, tout ce qui caractérise cette région dont on
ne peut comprendre la physionomie, si vraiment on se

refuse à admettre le mécanisme classique, depuis Leber, de l'excrétion oculaire.

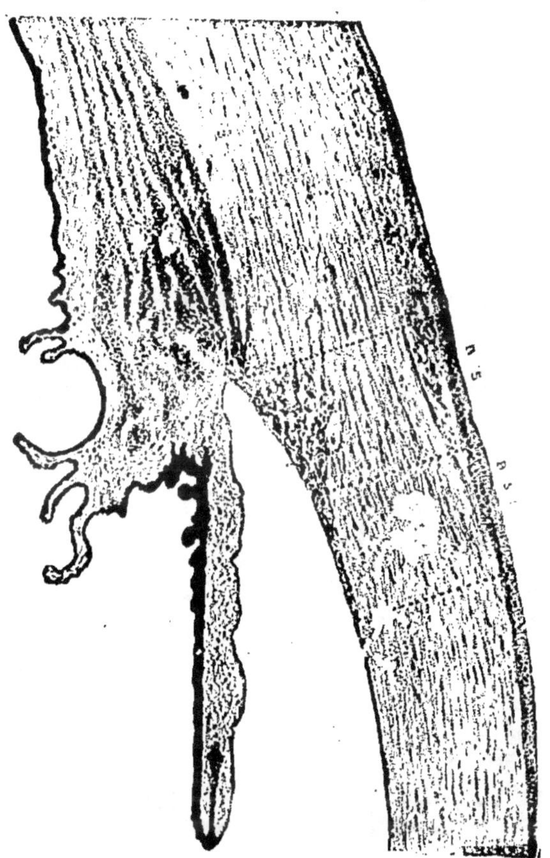

Fig. 14. — Angle irido-cornéen normal.

Cette région perd sa puissance d'excrétion lorsqu'elle est salie, obstruée, obturée même par les désordres sur lesquels nous allons nous arrêter.

Formation de la Soudure de Knies

L'adhérence irido-cornéenne a été vue par Donders (1), plus tard par Manfredi. Mais c'est Knies et Weber, Knies surtout, qui ont montré sa signification.

Nous distinguons trois stades dans l'occlusion de la rigole de Fontana :

α) Le stade poussière ;
β) Le stade d'accolement ;
γ) Le stade de soudure complète.

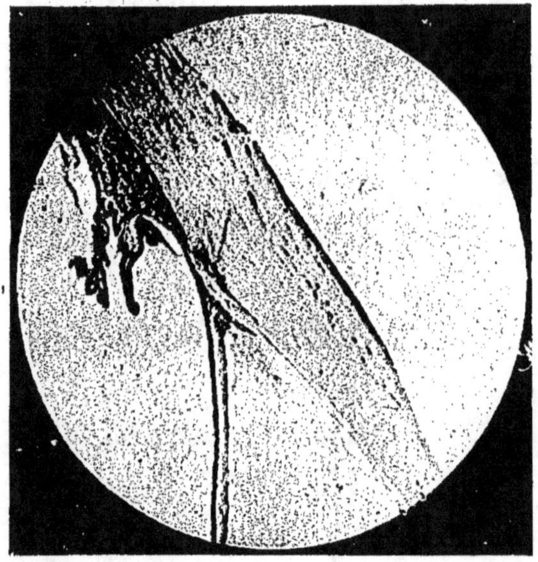

Fig. 15. — Angle irido-cornéen en voie d'obstruction (stade poussière).

α) *Stade poussière.* — La figure 15 est un spécimen

(1) Donders, *Nederlandsch Lancet* cité par Snellen. *Klin. Monatsbl. f. Augenh.*, 1891.

du stade poussière ; on y voit des débris divers, accumulés à la base de l'iris. À ce niveau, on distingue d'abord
des globules sanguins rouges en grand nombre, avec
quelques globules blancs et, au milieu de ces déchets
hématiques, de grosses cellules noires pigmentées,
analogues aux cellules qui tapissent la face postérieure
de l'iris ; ces débris sont de plus en plus nombreux à
mesure que l'on se rapproche de la grille d'égout qui en
est encombrée, et on les voit pénétrer dans les mailles
lymphatiques, qui se trouvent à ce niveau. C'est autour

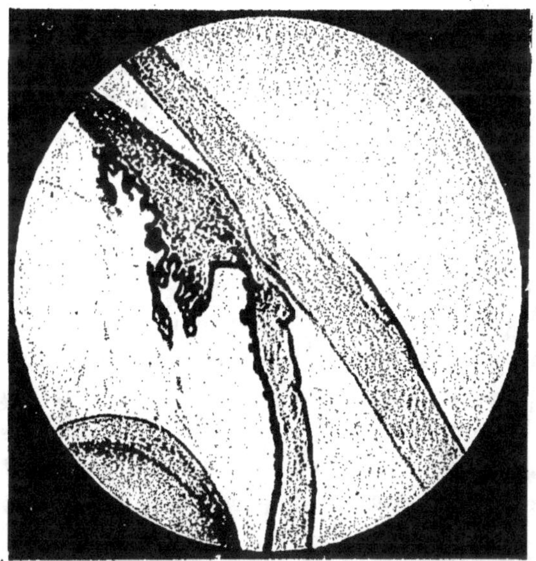

Fig. 16. — Angle irido-cornéen obstrué (stade d'accolement).

du canal de Schlemm et dans tous les interstices du tissu
normal de la région, que s'infiltrent ces éléments morbides, poussés par la pression intra-oculaire.

β) *Stade d'accolement.* — Sur la figure 16, on en voit

un exemple remarquable ; l'iris poussé par le corps vitré augmenté de volume est propulsé en avant, de telle sorte que sa base efface en grande partie l'espace de FONTANA. La base de l'iris est ainsi chassée vers la cornée par le gonflement du corps vitré, gonflement dû à ce que, dans le glaucome, les trabécules vitréennes qui sont d'origine névroglique (MAGITOT et MAWAS) sont imbibées par une humeur aqueuse plus abondante. L'appareil cristallinien est poussé en avant et avec lui la base de l'iris. Lorsque l'accolement est récent, les collyres myotiques en rétrécissant la pupille attirent l'iris vers le centre de la chambre antérieure, déplient et étalent la membrane ; l'accolement diminue ou disparaît, et l'hypertension est plus ou moins réduite parce que l'excrétion se fait mieux.

γ) *Soudure complète.* — Enfin, la soudure complète dont, d'ailleurs, tous les anatomo-pathologistes connaissent bien les caractères, est représentée par la figure 17, p. 47. La base de l'iris tout entière est jetée contre la grille d'égout, qui ne peut plus jouer aucun rôle ; les débris divers, pigments, globules, endothéliums, epithéliums, qui se sont donné rendez-vous dans cette région, au lieu de pouvoir s'échapper par une porte qui n'est pas ouverte, contribuent à sa fermeture plus complète, si bien que l'hypoexcrétion, en pareil cas, devient tous les jours de plus en plus marquée.

c) LÉSIONS DU NERF OPTIQUE

Les lésions de dégénérescence du nerf optique ont attiré l'attention d'un petit nombre d'ophtalmologistes et la plupart des auteurs n'y ont attaché qu'une impor-

tance insuffisante ; c'est ainsi que Panas et Rochon-Duvigneaud (1) signalent en passant l'idée de Schnabel (2) pour
lequel la névrite glaucomateuse primitive diminue la

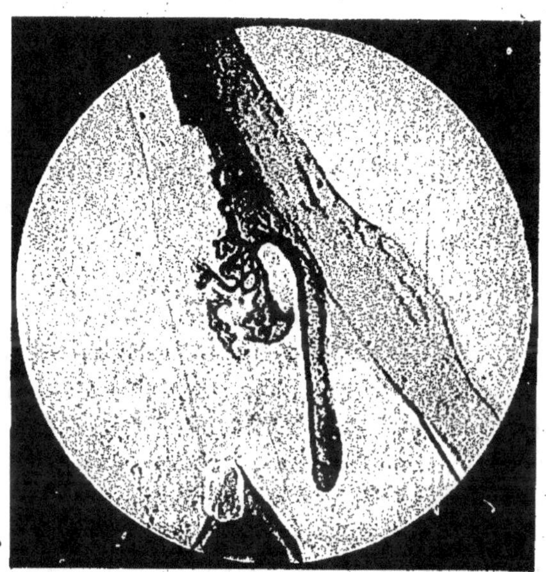

Fig. 17. — Obstruction complète de l'angle irido-cornéen.
Soudure de Knies.

résistance de la papille, mais ne décrivent pas les lacunes
sur lesquelles Schnabel a insisté avec raison.

Schnabel d'ailleurs ne se contente pas de décrire la
névrite optique et les lacunes, il insiste sur les désordres
vasculaires qui se passent au niveau des artères ciliaires
antérieures et longues postérieures ; ces lésions con-

____

(1) Panas et Rochon-Duvigneaud. Recherches anatomiques et cliniques
sur le glaucome et les néoplasmes intra-oculaires, p. 92. Masson, éd., 1898.
(2) Schnabel. Loc. cit.

sistent dans la dégénérescence hyaline des parois artérielles; elles s'accompagnent d'un état spasmodique des
vaisseaux iriens suivi d'une dilatation compensatrice des
artères des procès ciliaires et en conséquence d'une
hypersécrétion de l'humeur aqueuse.

Le mécanisme de cette hypersécrétion sur lequel
Schnabel insiste beaucoup dans ses travaux, nous paraît
contestable, mais nous sommes beaucoup mieux disposé
à l'égard de ce que Schnabel a écrit sur la dégénérescence
vasculaire qui siège dans le nerf optique; il se produit,
dit-il, dans le nerf optique, un ramollissement du tissu
de soutien suivi de la disparition des fibres nerveuses;
il se forme ainsi des excavations.

Nous trouvons l'histoire de ces excavations dans le
Graefe-Saemisch et nous allons reproduire ici la description contenue dans cet ouvrage avec les figures qui s'y
rapportent (fig. 18 et 19); de cette description, empruntée à Schmidt-Rimpler et trop peu connue en France, le
lecteur pourra rapprocher nos observations personnelles
(fig. 20, 21, 22 et pl. I et II.

« Schnabel donne de la formation des lacunes une explication spéciale et les considère comme une névrite particulière au glaucome. Il l'a décrite sous le nom de « dégénérescence lacunaire » ou de « névrite caverneuse ». Les
plus petites lacunes apparaissent tout d'abord au niveau
du sommet de la papille dans le voisinage de la lame
criblée. Par fusion de lacunes isolées, se forme finalement
une caverne qui aboutit à l'excavation glaucomateuse.
Au début, la lame criblée garde sa situation primitive
et ensuite, quand il se forme derrière elle, dans le nerf
optique, des lacunes, elle s'affaisse.

« Schnabel a présenté, au Congrès de Vienne, une préparation où on voyait une grosse lacune située derrière la

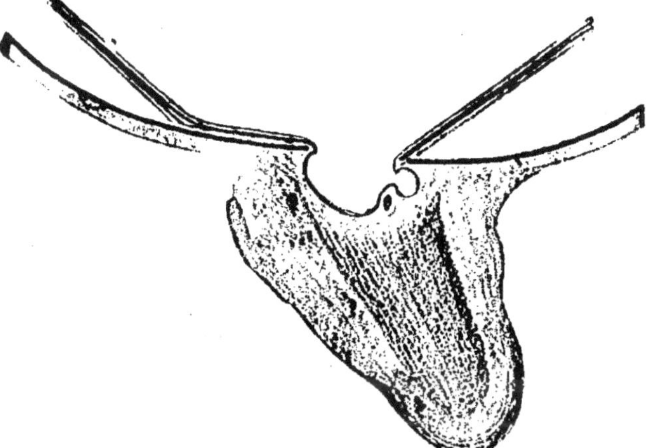

Fig. 18. — Lacunes du nerf optique (d'après Schnabel).

lame criblée et communiquant avec une autre située

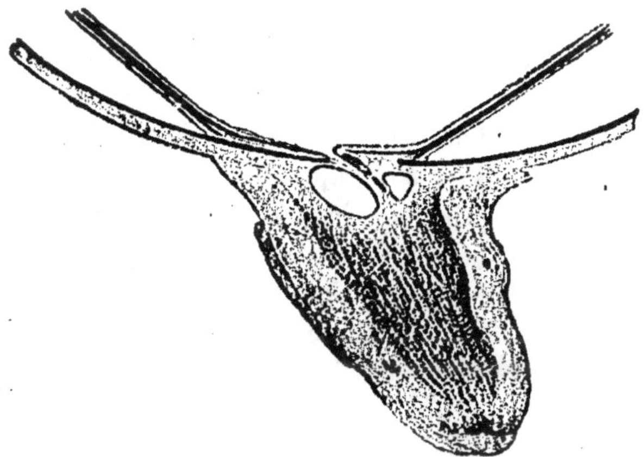

Fig. 19. — Lacunes du nerf optique (d'après Schnabel).

en avant. Il soutient que sans la formation de ces

lacunes, la lame criblée ne pourrait être enfoncée et
repoussée en arrière (en contradiction avec les recherches antérieures de LAKER, BIRNBACHER et CZERMACK).
ELSCHNIG (1) confirme en général cette opinion. De telles
lacunes ont été également observées par un certain nombre d'auteurs. C'est ainsi que GINSBERG et SCHNAUDIGEL les
ont vu dans le glaucome hémorragique, où SCHNAUDIGEL
leur donne une origine vasculaire. FRIEM, SACHS, SCHREIBER
et SCHMIDT-RIMPLER ont observé des faits analogues. Ces
lacunes auraient pour origine, en partie, l'hyperpression
des liquides sur la papille, en partie aussi, elles seraient
dues aux phénomènes de dénutrition consécutifs à cet
excès de tension.

« SCHMIDT-RIMPLER a vu et décrit lui aussi des lacunes
plus larges qui confluaient ensemble vers la formation
d'une excavation caverneuse. La préparation provenait
d'un œil amaurotique avec staphylome total et élévation
prononcée du tonus. Le tissu papillaire situé au milieu
de l'excavation a disparu, la lame criblée est refoulée en
arrière, l'excavation a une profondeur de $0^{mm}05$. A cet
endroit une veine grimpe sur les bords escarpés. Le fond
est recouvert d'un tissu conjonctif fibrillaire et polynucléé
qui tapisse également les parois de l'excavation et
représente la couche des fibres du nerf optique qui sont
atrophiées. Plus on se rapproche des bords de l'excavation, plus le tissu papillaire est abondant et surtout au
niveau du trou chorio-scléral. Dans ce tissu, on trouve
des lacunes remplies de formations arrondies ou mas-
suées (myéline), des faisceaux brillants de fibrille et de

____

(1) ELSCHNIG. Bemerkungen über glaukomatose Excavation. *Arch.* . *Augenh.*, XXXI, S. 312, 1895, et *Soc. ophtal. Heidelberg*, 1896.

nombreux détritus. Le nerf optique est en grande partie atrophié; dans le tissu conjonctif interstitiel épaissi, on trouvait de nombreux noyaux et de nombreuses cellules éparses dans les faisceaux nerveux atrophiés et déformés. Dans ce cas, on n'observe pas de lacune; dans un autre cas, le bord de la papille était resté de niveau avec la rétine comme normalement, seule la lame criblée était légèrement refoulée en arrière. Par suite de la fonte du tissu papillaire des portions centrales de la papille et l'apparition d'une lacune latérale, la pression intra-oculaire avait pesé sur la lame criblée, mal soutenue, et l'avait enfoncée. Cependant, dans ce cas, l'hypertonie était peu prononcée.

« Mais on peut voir aussi de telles lacunes sur des yeux qui ne sont pas glaucomateux; dans d'autres cas (phtisie bulbaire sans hypertonie où cependant la tension était un peu plus élevée que dans l'œil congénère), on trouvait avec de l'atrophie des fibres optiques de la papille, quelques petites lacunes, mais pas de refoulement de la lame criblée (WATANABE). SCHMIDT-RIMPLER a eu aussi l'occasion de voir des préparations où, avec une atrophie du nerf optique, on trouvait de petits espaces lacunaires au milieu du tissu conjonctif intrafasciculaire hyper-plasié.

« Plus tard, SCHREIBER, étudiant un cas d'atrophie opti-que descendante, consécutif à une sclérose diffuse du cerveau et de la moelle épinière, trouva, dans une profonde excavation de la papille, en forme de baquet, de nom-breuses fentes et une petite lacune; la lame criblée n'était pas refoulée en arrière. De même, on trouvait des lacunes et des fentes au niveau de la couche des fibres.

« AXENFELD, POLATTI et STOCK ont trouvé également des

lacunes analogues dans des yeux atteints de myopie
élevée sans manifestation glaucomateuse. Perrscher a
décrit un cas d'atrophie optique consécutive à une hydro-
céphalie interne qui montrait dans le centre du nerf une
lacune irrégulièrement étoilée au bord de laquelle se
voyait du tissu conjonctif interstitiel, ainsi que des fibres
atrophiées.

« Enfin, puisque dans une série d'excavations glaucomateuses on ne trouve aucune lacune et puisque, comme nous
le verrons plus loin, nous ne pouvons considérer comme
glaucomateux une partie des yeux atteints de ce que
Schnabel et Elschnig considèrent comme une « atrophie
caverneuse », il semble démontré que cette forme d'affection du nerf optique n'est pas caractéristique du glaucome. Mais il est très certain qu'on la rencontre souvent
dans cette affection. »

Nous avons tenu à faire connaître à nos lecteurs les
travaux de Schnabel et à rapprocher ce qu'il a écrit à ce
sujet de ce que nous avons nous-même observé afin que
chacun puisse apprécier l'importance, au point de vue
pathologique et doctrinal, de ces lésions constatées par
des observateurs différents.

Nous avons récemment, dans nos examens anatomo-
pathologiques du glaucome, constaté cinq fois les lacunes
de Schnabel.

Nous donnons ci-dessous la description des trois cas
les plus intéressants ; ils sont représentés dans l'ensemble
sur les planches I et II. Les planches III et IV montrent
les détails microscopiques de la dégénérescence du nerf
optique ; les lésions histologiques essentielles sont représentées sur les figures 23, 24 et 25 p. 61, 62 et 63. Les
deux autres faits auxquels se rapportent les figures 20,

21 et 22 sont d'ailleurs tout à fait analogues. Ce sont des types de désintégration lacunaire.

Dans la figure 21, la lacune est isolée de la cavité centrale. Dans la figure 22, la cloison n'existe plus et les deux cavités communiquent.

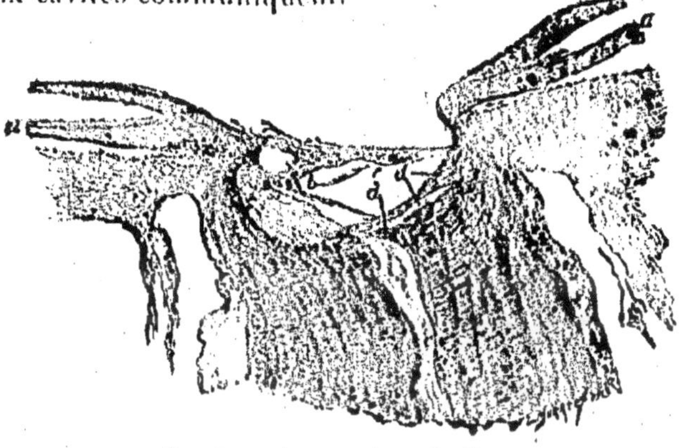

Fig. 20. — Lacunes du nerf optique.

a) *Lacunes du nerf optique. — Dans le premier cas*, représenté sur notre première planche, nous avons affaire à une excavation assez profonde sur les parois de laquelle, du coté nasal, nous distinguons de nombreux vaisseaux aux parois épaissies et pleins de globules rouges. L'éperon scléral est, sur tout le pourtour du goulot de l'excavation, bien marqué ; c'est au niveau de l'éperon scléral nasal et au dessous de lui, derrière les vaisseaux, que nous rencontrons une grosse lacune, qui, du reste, est la seule existant sur ces préparations. Nous ne la décrirons pas plus longuement, la figure 1, pl. I, la représente avec une exactitude photographique.

Nous remarquerons simplement que cette cavité est creusée dans le tissu nerveux placé immédiatement contre les vaisseaux. Elle n'est pas régulière sur toute sa surface interne ; dans son extrémité inférieure, elle présente des débris désagrégés du tissu conjonctif optique comme si à ce niveau elle était en voie d'accroissement continu.

Le deuxième cas, au sujet duquel nous avons à signaler des lacunes, présente un grand intérêt parce que ces

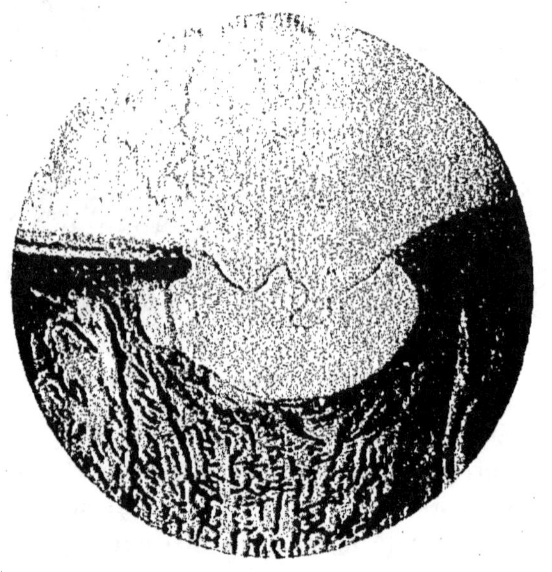

Fig. 21. — Lacunes du nerf optique.

lacunes y sont nombreuses (voir fig. 2, pl. I). Nous remarquons d'abord une première lacune arrondie, présentant dans son intérieur des débris désagrégés de tissu conjonctif ; cette lacune est placée immédiatement contre les vaisseaux et elle est séparée de la grande cavité par une cloison qui n'aurait pas tardé à s'ouvrir. A côté de cette lacune, il en est une autre, plus petite, en voie de formation, et enfin nous en trouvons une troisième qui correspond au milieu de l'excavation, plus petite encore que

la seconde. Il est remarquable de constater que ces trois
lacunes siègent dans la partie de l'excavation la moins
profonde ; au bout de très peu de temps, elles se seraient
ouvertes dans l'excavation elle-même, qui aurait été
agrandie d'autant.

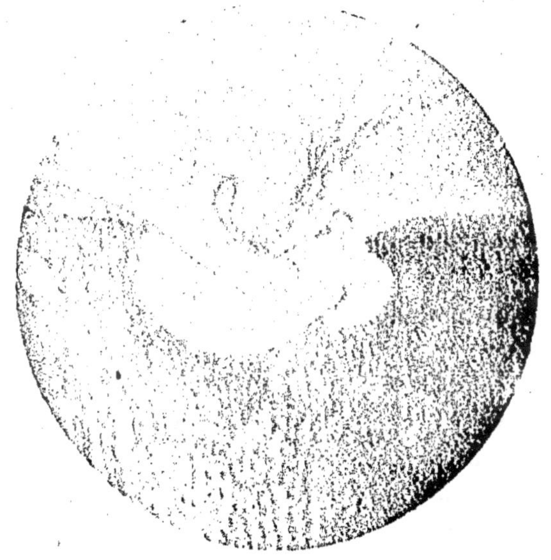

Fig. 22. — Lacunes du nerf optique.

Le troisième cas de lacunes du nerf optique, est
représenté sur la figure 1, pl. II. Il s'agit ici, de la façon
la plus évidente, d'une grosse lacune elliptique occupant
le fond de l'excavation, qui n'est d'ailleurs pas très profonde. L'excavation est régulière, à parois non frangées,
séparée par une mince épaisseur de tissu du paquet
vasculo-nerveux qui se trouve immédiatement en avant
d'elle. Autour de l'excavation, on distingue des fentes
étroites qui sont peut-être dues à la dégénérescence du

tissu nerveux, mais qui peuvent être aussi consécutives aux inclusions.

Quant à la lacune elle-même, il n'est pas possible de la rapporter à autre chose qu'à une dégénérescence du tissu nerveux ; elle est remarquable par son volume et son siège à côté des vaisseaux ; ces derniers caractères lui sont d'ailleurs communs avec toutes celles que nous avons précédemment décrites.

Il importe au plus haut point de remarquer que ces trois descriptions concernent trois cas de glaucome malin, qui pour des raisons majeures, avaient nécessité l'énucléation, mais qu'il s'agissait de glaucome chronique ayant, avant de présenter les accidents conduisant à l'ablation de l'œil, eu le temps de creuser dans le nerf optique l'excavation classique.

Lorsqu'on enlève un œil pour un glaucome aigu ayant un passé glaucomateux de courte durée, il est naturel, qu'on ne trouve pas de lacunes dans les extrémités antérieures du nerf optique ; dans le glaucome aigu même, il n'y a souvent pas d'excavation du tout ; ce sont les glaucomes chroniques à hypertension intermittente et modérée qui s'accompagnent des excavations les plus marquées, et ceci seul montre déjà avec évidence, que dans la formation de l'excavation, l'hypertension n'est pas tout.

C'est parce que le nerf optique est dégénéré au niveau de son extrémité antérieure, que la pression intra-oculaire tant soit peu augmentée repousse le tissu nerveux et creuse l'excavation d'autant plus vite que la dégénérescence est plus marquée et que l'hypertension est plus forte.

Dégénérescence du nerf optique et hypertension se donnent la main, se multiplient dans la pathogénie de l'excavation et nous croyons même pouvoir affirmer que l'hypertension dans aucun cas ne peut suffire ; un œil qui supporte un poids normal et dont le nerf optique n'est pas malade ne cède pas au niveau de la papille : il fait un staphylome dans la région intercalaire qui est le point de moindre résistance de la coque sclérale. Des expériences de Houdard que nous rappelons plus loin et des recherches personnelles sont conformes à cette manière de voir (voir p. 109).

β) *Anatomie pathologique de l'excavation de la papille.* — Pour comprendre la façon dont la papille dégénère, il est bon de bien connaître l'évolution de l'excavation et sa marche ; pour cela, il n'est pas de préparations histologiques plus intéressantes que celles qui sont faites perpendiculairement à l'axe de l'excavation.

Les planches III et IV nous montrent à ce sujet de très intéressantes figures reproduisant les lésions à un très faible grossissement.

Nous avons examiné plusieurs papilles excavées, en les coupant au microtome, perpendiculairement à l'axe de l'excavation, de façon à nous rendre compte :

1° De la quantité de fibres nerveuses persistantes au pourtour de l'excavation dans les divers segments nasal, temporal, inférieur et supérieur.

2° Et de façon aussi à bien connaître l'état des vaisseaux et leurs rapports avec le fond de l'excavation papillaire.

La première série de préparations concerne un glaucome hémorragique de l'œil gauche, survenu chez une femme de 60 ans qui, depuis longtemps, avait noté la diminution de l'acuité visuelle de cet œil atteint de glaucome chronique et n'a voulu accepter notre concours opératoire que lorsque le glaucome chronique s'est transformé en un glaucome absolu, douloureux et hémorragique.

Il y avait, dans ce cas, une excavation profonde de 2 millimètres environ. La première coupe, c'est à dire celle qui intéresse l'ouverture même de l'excavation, nous montre l'éperon scléral circulaire, sur lequel rampent les fibres nerveuses comprimées, mais non encore détruites; sur les coupes colorées au Van-Gieson (hématéine Van-Gieson), coupes représentées sur la planche III, on distingue le paquet vasculaire rejeté sur la partie de la préparation qui présente les faisceaux nerveux les plus nombreux. Sur les diverses coupes, en allant de l'ouverture de l'excavation vers sa profondeur, on trouve la même disposition des fibres, plus nombreuses là ou sont les vaisseaux, que sur les autres parties de la paroi (voir fig. 1, pl. III). Mais il est remarquable de constater que plus on s'approche de la profondeur de l'excavation, plus les fibres sont nombreuses En outre, à mesure qu'on examine les coupes les plus profondes, on trouve de nombreux éperons qui s'avancent dans la cavité comme pour la cloisonner. Ces éperons sont constitués par des débris de la charpente conjonctive du nerf optique.

Dans les coupes qui avoisinent le sommet de l'excavation, on trouve un éperon tellement prononcé, qu'il rejoint l'autre paroi, partageant presque en deux parties égales le fond de l'excavation. Les vaisseaux rampant sur les parois, méritent une description particulière, à cause de l'épaississement de leur tunique ; les artères plus petites que les veines sont manifestement sclérosées, mais les veines ont également une tunique plus épaisse que la tunique normale ; artères et veines sont d'ailleurs remplies de globules rouges.

Il importe encore de signaler dans ces coupes, dont deux spécimens sont représentés sur la planche, qu'autour de la collerette de fibres nerveuses conservées, on distingue nettement toutes les enveloppes du nerf optique, la pie-mère et la dure-mère bien séparées par la gaine lymphatique normale. Il n'y pas, dans le nerf optique, trace des désordres inflammatoires qu'on a bien caractérisés par le mot de méningite optique [DE LAPERSONNE, BOURDIER (1)].

En résumé, l'étude de cette première excavation glaucomateuse nous montre qu'elle affecte à la fois la forme d'une gourde et d'un cône.

La deuxième excavation que nous avons à décrire présente des caractères identiques à ceux de la première en ce qui concerne la disposition des fibres et également en ce qui touche les vaisseaux qui sont très sclérosés ; il est très intéressant de constater que cette excavation se développe d'abord aux dépens du tissu nerveux qui avoisine la veine et l'artère centrales de la rétine. La coupe (pl. III, fig. 2) mérite à ce point de vue un examen tout particulier. On y distingue d'abord l'artère centrale dont les parois sont très épaissies, fortement sclérosées et la veine centrale, dont la cavité est cloisonnée par deux cloisons perpendiculaires, qui doivent être expliquées par de l'endophlébite. L'artère et la veine sont séparées par une distance anormale, à cause de la raréfaction du tissu nerveux autour d'elles, raréfaction qui creuse une poche, dans laquelle s'engage le corps vitré. Nous noterons que l'artère et la veine, quoique malades, sont remplies de sang, et ne sont pas aplaties par compression ; ce n'est

(1) Bourdier. Méninges optiques et méningites optiques. *Th. Paris*, 1911.

donc pas par ischémie que les désordres nerveux se produisent, mais consécutivement à des troubles de nutrition, qu'expliquent d'ailleurs les dégénérescences vasculaires. A l'aide d'un grossissement suffisant, nous constatons sur la paroi interne de l'artère les signes ordinaires de l'endartérite végétante, dont la description d'ailleurs n'importe pas ici.

Sur notre troisième pièce anatomique nous remarquons la formation d'une lacune qui résulte de la désintégration du tissu nerveux propre; à ce niveau il ne reste plus que des débris de la charpente connective du nerf optique. Au centre de la préparation, nous trouvons le fond de l'excavation qui est ici divisée en deux parties par la persistance d'une épaisse cloison fibreuse, séparant la partie de l'excavation qui est le plus près des vaisseaux de celle qui en est le plus éloignée.

La seconde partie de l'excavation est d'ailleurs elle-même séparée en deux cavités à peu près égales par une cloison connective, bien colorée en rouge par le Van-Gieson.

Sur des coupes plus profondes encore, c'est à dire plus près du sommet conique de l'excavation, nous constatons toujours la même disposition de l'artère et de la veine, anormalement séparées l'une de l'autre. Entre les deux il existe une cavité très circonscrite qui est exactement le sommet, la pointe de l'excavation (fig. 23). Autour de cette cavité, le tissu nerveux malade, désintégré, est tout prêt à disparaître, et à permettre à l'excavation de devenir plus grande.

Ce qui nous frappe dans l'examen de ces diverses préparations, c'est que le nerf optique ainsi excavé n'est recouvert par aucune membrane anhiste ressemblant à l'hyaloïde (fig. 2, pl. II) ; il est probable que l'hyaloïde se distend suffisamment pour recouvrir la surface antérieure de l'excavation, la base, ainsi que la joue de l'excavation en forme de gourde, mais que lorsque celle-ci atteint une

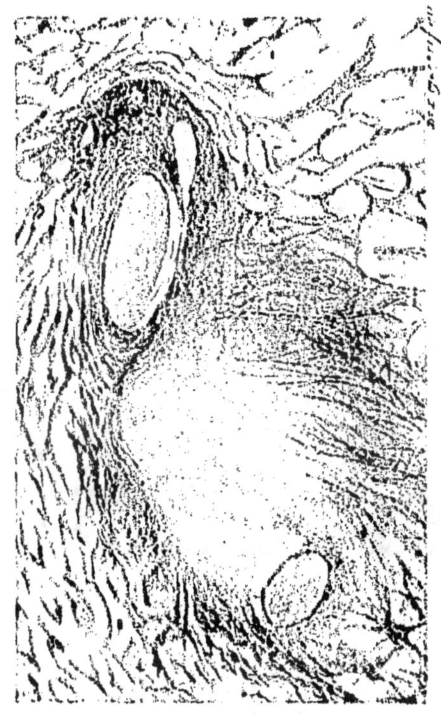

Fig. 23. — Dégénérescence du nerf optique autour des vaisseaux.

grande profondeur, l'hyaloïde se déchire et le nerf optique se trouve, par ses parties dégénérées, en contact direct avec le corps vitré, que nous avons d'ailleurs retrouvé sur un grand nombre de coupes.

Si, poussant plus profondément l'examen du nerf

optique, on dépasse toute la zone excavée, nous nous trouvons en présence de la veine et de l'artère centrales juxtaposées comme à l'état normal, et toutes les deux, l'artère surtout, manifestement sclérosées (fig. 24). L'ar-

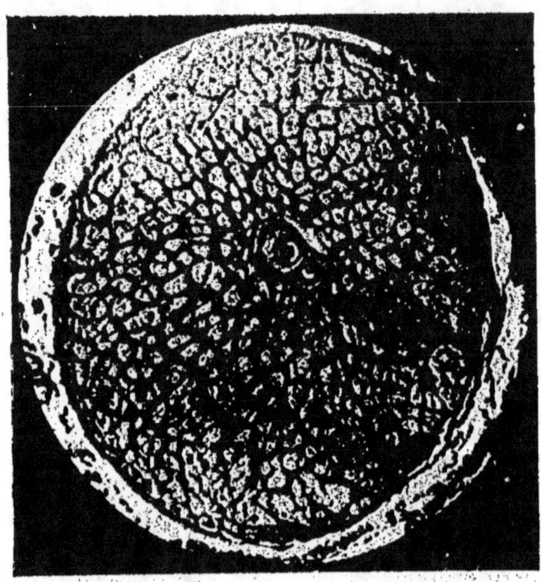

Fig. 24. — Dégénérescence scléreuse du nerf optique chez un glaucomateux, sclérose des vaisseaux centraux.

tère comme la veine sont remplies de globules rouges. Il est intéressant de constater qu'après avoir dépassé le fond de l'excavation, les coupes histologiques indiquent encore l'existence d'une dégénérescence nerveuse qui se présente sous la forme d'un croissant partant du pourtour des vaisseaux centraux et intéressant le nerf optique sur une étendue de plusieurs millimètres. Il est probable que c'est là le premier stade de la dégénérescence lacunaire du nerf optique (fig. 25).

L'examen du fond de l'excavation sur la fig. 2, pl. II
est particulièrement intéressante ; dans les autres parties, au niveau des joues de la gourde, et à sa base, l'excavation a les mêmes caractères que sur les autres préparations.

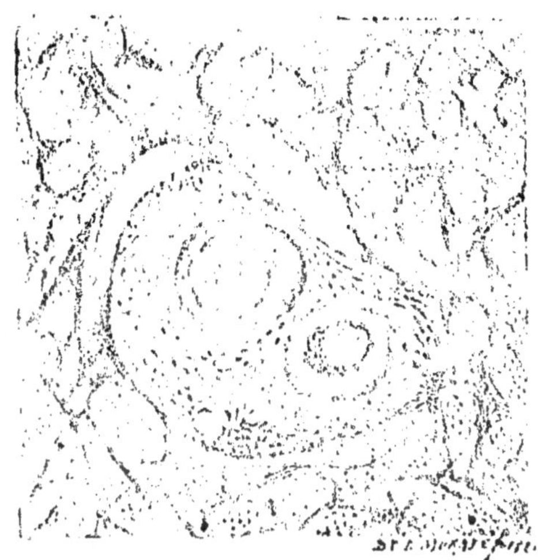

Fig. 25. — Sclérose de l'artère et de la veine centrales, dégénérescence
nerveuse péri-vasculaire.

Nous remarquons surtout, dans cette excavation (fig. 2,
pl. II), que le tissu nerveux, dont la disparition crée l'excavation elle-même, est en contact direct avec le corps
vitré, sans qu'aucune membrane ne vienne le recouvrir et
le séparer du milieu transparent de l'œil.

En somme, l'étude de nos faits démontre :

1° Que l'excavation glaucomateuse, qui paraît à l'examen ophtalmoscopique conformée comme une gourde,
se termine par un prolongement conique profond s'inter-
posant entre les vaisseaux et les écartant. Cette forme
conique de l'excavation se retrouve d'ailleurs également

sur les coupes parallèles à l'axe, à la condition que ces coupes passent exactement par le centre de l'excavation (voir fig. 2, pl. II).

2° Qu'au niveau de toute cette partie conique, et aussi au niveau des parties profondes de la gourde, le tissu désagrégé du nerf optique est en contact direct avec le corps vitré.

3° L'hyaloïde, à l'aide de son élasticité propre, se prolonge dans l'excavation et en recouvre les parois tant qu'elle est peu profonde. Lorsque l'excavation est très accusée, l'hyaloïde se rompt et le corps vitré vient au contact direct du tissu nerveux malade.

4° L'étude anatomique de nos faits démontre nettement l'existence des lacunes du nerf optique et en fait comprendre la pathogénie; il n'est pas douteux, que ces lacunes ne soient la conséquence des désordres vasculaires, car elles siègent constamment à côté des vaisseaux malades. Histologiquement, elles sont le résultat de la disparition du tissu nerveux proprement dit et plus tard, de la rupture des cloisons connectives, qui permettent aux petites lacunes de se transformer en lacune plus grande, en se fusionnant entre elles ; l'excavation glaucomateuse résulte, en conséquence, pour une grande part, de la dégénérescence de ce tissu nerveux. L'hypertension glaucomateuse ajoute ses méfaits à la dégénérescence du nerf, dans des proportions variables suivant les cas.

L'étude des préparations montre donc que l'excavation se produit d'abord autour des vaisseaux (fig. 23, 24 et 25) et se présente comme une conséquence de leur altération; il semble que c'est parce que les éléments de nutrition apportés par les vaisseaux au tissu nerveux sont mauvais ou insuffisants, qu'auprès des vaisseaux et dans un certain rayon autour d'eux, le tissu nerveux se raréfie, tandis que les cloisons, les chambres conjonctives, vidées de leur contenu nerveux, s'affalent les unes sur les autres, ou se rompent, de façon à former des cavités d'abord séparées par des fibrilles et ensuite réunies.

Tous nos cas sont démonstratifs à ce point de vue.

Les faisceaux nerveux restent bons à la périphérie du nerf et comme le faisceau maculaire est périphérique, temporal, il en résulte qu'il est conservé plus longtemps. La figure 4, p. 26, fait bien comprendre d'ailleurs à la fois l'apparition du scotome de Bjerrum et la conservation prolongée de la fixation centrale chez le glaucomateux.

Elle fait également comprendre la disparition du champ visuel nasal chez ce genre de malades. C'est la partie externe de la papille qui supporte le poids le plus accusé, en vertu des lois de l'hydrostatique appliquée à l'ellipse parce que le bord externe de la papille est plus rapproché du sommet postérieur de l'ellipse que le bord interne ; en admettant que le nerf soit dégénéré également dans toutes ses parties, c'est la région externe qui supportera le plus difficilement le poids de l'hypertension.

L'examen des coupes perpendiculaires à l'axe de l'excavation corrobore cette manière de voir ; les fibres ont disparu surtout dans la région externe ; dans la région interne, là où sont les vaisseaux, les fibres optiques sont relativement beaucoup plus abondantes et ceci explique la conservation habituelle du champ visuel temporal chez les glaucomateux.

e) DIAGNOSTIC ET PRONOSTIC DU GLAUCOME

Ce que nous venons de dire de l'hypertension, du champ visuel, du sens lumineux, du sens chromatique nous conduit aisément au diagnostic du glaucome, que l'examen ophtalmoscopique, en montrant l'excavation classique de la papille, vient corroborer dans la plupart des cas ; nous devons noter cependant que l'excavation de la papille peut manquer chez les glaucomateux avérés et que tous les renseignements tirés du fond de l'œil, excavation papillaire, pulsation des vaisseaux, ne valent pas mieux pour asseoir le diagnostic que les signes perçus sans le secours de l'ophtalmoscope. L'excavation de la papille est même quelquefois trompeuse; il existe des excavations séniles qui n'ont rien à voir avec le glaucome. Tout a été dit d'ailleurs sur la forme de l'excavation, l'auréole qui l'entoure, l'état des vaisseaux, la pulsation artérielle et veineuse et nous croyons n'avoir rien de mieux à faire que de renvoyer sur ce sujet aux auteurs classiques en signalant les remarquables travaux faits dans ces derniers temps par BAILLIART (1) sur la circulation rétinienne en général et chez les glaucomateux en particulier. MAGITOT (2) après BAILLIART a écrit sur ce sujet des travaux importants. DUVERGER et BARRÉ (3), VELTER (4) l'ont à leur tour étudié, nous ne nous y arrêterons pas parce que ces études, quoique très intéressantes, n'apprennent rien qui soit nécessaire au clinicien pour faire le diagnostic et n'apportent aucune donnée nouvelle capable d'éclairer la

(1) BAILLIART. La circulation rétinienne à l'état normal et pathologique Soc. d'ophtal. de Paris, nov. 1919 et Ann. d'ocul. 1917.

(2) MAGITOT et BAILLIART. Modification de la tension oculaire sous l'influence des presses exercées sur le globe. Soc. d'ophtal. de Paris, 1919, et Ann. d'ocul. nov. 1919.

(3) DUVERGER et BARRÉ (de Strasbourg). Tension artérielle rétinienne. Arch. d'ophtal. fév. 1920.

(4) VELTER. Quelques mensurations de la tension artérielle rétinienne. Arch. d'ophtal., fév. 1920.

nature du glaucome. Or, notre lecteur nous a sans doute bien compris, c'est la pathogénie du glaucome que nous voulons mettre ici en évidence pour donner une base solide à la méthode fistulisante, en faire comprendre les succès ordinaires et les rares échecs.

L'étude du pronostic des glaucomateux nous arrêtera assez longtemps et, en passant en revue les détails qui concernent ce sujet, il va nous être possible d'achever de mettre en lumière la physionomie clinique et, en quelque sorte, l'avenir du vrai glaucomateux.

Nous avons observé, dans ces dernières années, des centaines de cas de glaucome ; nous en avons pris scientifiquement les observations ; nous les avons suivis attentivement, et nous désirons, faisant table rase de tout ce que les auteurs nous enseignent, assez confusément d'ailleurs à ce sujet, écrire ici ce que ces glaucomateux nous ont appris sur la plus ou moins grande gravité de leur cas et sur le pronostic général de l'affection glaucomateuse.

Les signes à l'aide desquels nous pouvons nous rendre compte de l'avenir d'un glaucomateux peuvent être tirés :

> *a.* De son état général ;
> *b.* De l'examen objectif de ses yeux ;
> *c.* De l'examen subjectif de sa vision ;
> *d.* Des résultats donnés dans son cas par la normalisation chirurgicale ou médicale de sa tension oculaire.

a) ÉTAT GÉNÉRAL. — L'état général du glaucomateux doit être l'objet de l'investigation la plus minutieuse et c'est en premier lieu le système nerveux qui devra appeler l'attention du clinicien.

Dans presque tous les faits de glaucome, le nervosisme joue un rôle, mais ce rôle n'est prépondérant que dans la minorité des cas ; on doit à cet égard diviser les glaucomateux en trois groupes :

α) Les névropathes, dont le système sympathique vaso-moteur est le théâtre d'excitations anormales, capables de congestionner l'œil subitement, comme les joues s'empourprent dans un accès de colère, et d'entraîner par là une transsudation intra-oculaire instantanée, incapable de trouver sa sortie dans les voies d'excrétion, même lorsque ces voies sont encore normales ;

β) Ceux qui sont hypertendus, parce que l'appareil circulatoire est défectueux, parce qu'ils sont sclérosés dans tout le système vasculaire, y compris les vaisseaux de l'œil. Ces vaisseaux, ayant perdu leur souplesse, ne permettent pas au sang artériel intra-oculaire de trouver aisément sa route dans les plexus veineux devant le conduire au dehors ;

γ) Les sujets dont le système vasculaire est altéré et dont le système nerveux n'est pas intact.

Nous avons ainsi : α) Les glaucomes d'origine nerveuse ;

β) Les glaucomes d'origine vasculaire ;

γ) Les glaucomes à la fois circulatoires et névropathiques.

Parmi ces divers états, le plus grave est celui dans lequel l'élément nerveux entre pour la plus large part ; sans doute, les troubles de la circulation dus à la sclérose sont très fâcheux, parce qu'ils sont indélébiles et incurables, mais les phénomènes névropathiques, héréditaires habituellement, ne le sont pas moins et ils ont l'inconvénient d'être plus féconds en surprises et en incidents fâcheux, très fâcheux, voire même déconcertants.

Il y a des glaucomes à hypertension modérée qui, sous l'influence d'une émotion un peu vive, présentent une tension brusquement très considérable et font ainsi, à tout propos et hors de propos, des sautes de tension. Ils sont capables de faire les poussées aiguës les plus inattendues ; ils sont les meilleurs candidats aux pires complications.

Sans doute, le glaucomateux, par altération des vaisseaux, est exposé à l'hémorragie intra-oculaire et, nous savons tous la gravité du glaucome hémorragique, mais cet accident est beaucoup plus rare que le glaucome aigu du névropathe et il est moins fâcheux, car le névropathe glaucomateux dont les vaisseaux sont encore intacts est habituellement un sujet jeune qui, lorsqu'il vient à nous, présente encore une assez bonne acuité visuelle et a tout à perdre dans les complications qui viennent l'atteindre ; tandis que le glaucome par sclérose des vaisseaux est celui d'un homme âgé dont l'œil est déjà gravement compromis et qui ne perdra plus dans l'hémorragie finale, que le reste d'une vision qui depuis longtemps s'éteignait.

D'ailleurs, le névropathe qui fait du glaucome est très malade pour une autre raison ; cette raison tient aux troubles trophiques d'origine interne, profonde, disons cérébrale, dans le sens obscur du mot ; ce névropathe fait une affection oculaire comme il ferait une maladie de peau ; c'est lui qui présente la papille la plus blanche, le nerf optique le plus dégénéré, le plus lacunaire (Schnabel) : c'est lui qui, par là, échappe le plus à notre thérapeutique, quelle qu'elle soit. C'est le glaucomateux qui nous inspire le plus d'inquiétude, celui en présence duquel nous nous trouvons le plus désarmé.

Nous pouvons rappeler ici deux observations déjà publiées dans divers travaux antérieurs (1) en voici une troisième.

Obs. - M. D..., 70 ans, Lugagnac (Gironde), vient nous consulter le 11 juin 1909. En 1906, à la suite d'une insolation (?) il avait constaté une baisse rapide de l'acuité de son œil droit, aboutissant, en 5 ou 6 mois à la perte complète de la vision de cet œil. Depuis 1908, l'œil gauche s'est pris à son tour: cercles irrisés très accusés, brouillards qui gênent considérablement le malade et qu'il décrit avec insistance.

Au moment de notre examen, nous constatons à droite, où l'acuité est abolie, une atrophie complète de la papille, avec excavation énorme, une extrême diminution du calibre des vaisseaux et une tension de T'+1 fort.

À gauche, la tension est un peu moins élevée (T + 1) l'excavation moins profonde; mais la papille est aussi décolorée et les vaisseaux sont aussi grêles. Avec 2 l'acuité est de 1 3 et le champ visuel mesure : 5° en bas et en dedans, 1° en dehors, 2° en haut.

M. D... est un cardiaque avéré, sujet à des crises répétées d'angine de poitrine. C'est un homme très déprimé, extrêment nerveux qui de, dès le début de son affection oculaire, a un moral très abattu : il est devenu taciturne, fuit le moindre bruit et parle constamment de mettre fin à ses jours. Il a été soigné pendant 6 mois par les myotiques sans succès. Sclérecto iridectomie ordinaire le 15 juin 1909. Le 30 juin, la tension est normale, la cicatrice sclérale joue parfaitement. Malgré cela, l'acuité tombe à 1 7, après correction optique.

Au mois de décembre 1909, la tension reste normale, l'acuité est toujours de 1/7, le champ visuel demeure stationnaire. Le moral de M. D... est de plus en plus affecté.

Le 21 juin 1911, le résultat opératoire est très satisfaisant; pas d'hypertension, même état de l'excavation et du champ visuel. Malgré tout, l'atrophie optique continue son évolution et l'acuité n'égale plus que 1 12. Nous n'avons pas revu le malade.

Ce malade est un bel exemple de l'impuissance tout à la fois de l'iridectomie et de la sclérectomie. Son nerf optique a succombé à l'inhibition post-opératoire et aux troubles trophiques du nerf optique. Son état nerveux explique ce mauvais résultat.

b) Signes tirés de l'état objectif de l'œil. — La tonométrie fournit sur la gravité du glaucome de très utiles

(1) Lagrange. Indications et valeur comparée de la sclérectomie perforante, p. 518 et 528, *Arch. d'ophtal.*, septembre 1910 — Pronostic du glaucome chronique. *Arch. d'ophtal.*, juin 1913.

indications : sont graves les glaucomes dans lesquels il y a des changements brusques de tension, ceux qui présentent tantôt une tension normale et tantôt une tension de T + 2, et la brusquerie de la variation est elle-même un élément de malignité. Il est des glaucomateux qui, avant d'entrer dans la salle d'opération, ont un tonus voisin de la normale et se présentent au couteau, une fois sur la table d'opération, avec une forte tension tout à fait imprévue. Il semble que l'œil soit chez eux un organe érectile, capable d'une turgescence immédiate : il est même certains yeux qui, après l'incision du globe et l'iridectomie, au moment de la toilette de la plaie, deviennent tout à fait durs, comme si le corps vitré acquérait rapidement un volume anormal ; on sent, en quelque sorte, l'œil gonfler sous le doigt. Il ne faudrait pas croire que de pareils cas soient absolument rares ; nous en relevons 8 dans nos notes et peut-être n'ont-ils pas tous été remarqués ; chez ces malades, l'élévation de tension, au moment de l'opération, a été manifeste, et trois d'entre eux ont fait, après l'opération, des poussées de glaucome subaigu qui ont nécessité des soins spéciaux, d'ailleurs suivis d'un bon résultat. De pareils yeux doivent inspirer des craintes pour l'avenir ; ce sont ceux dont la normalisation sera la plus difficile, ce sont ceux chez lesquels il faut obtenir la fistulisation la plus large et la plus complète.

L'effacement de la chambre antérieure est, depuis longtemps, donné comme un signe de malignité et DE WECKER a insisté, avec raison, sur ce détail ; la cause de l'effacement de cette chambre est dans le gonflement du corps vitré ou dans la production d'un épanchement séreux dans la supra-choroïde, d'une lymphangite postérieure ; c'est dans ce dernier cas que la cyclo-dialyse de Heine est une opération utile, bien qu'elle ait le grand inconvénient de contusionner le corps ciliaire qu'il faut toujours respecter dans l'opération du glaucome quelle qu'elle soit. La fistulisation de la chambre antérieure dans de pareils cas est insuffisante si l'on n'y ajoute la section du tendon ciliaire, c'est à dire si l'on n'établit pas la communication de la supra-choroïde avec la chambre antérieure ; en pratiquant exactement l'incision que nous avons recommandée, on peut obtenir ce résultat, mais nous n'oserions affirmer qu'on l'obtienne toutes les fois. En pareille circonstance, il faut pratiquer la sclérecto-iridectomie complète et exciser l'iris largement, en tirant fortement à soi cet organe au moment de la section ; on peut obtenir ainsi l'ouverture de l'espace supra-choroïdien ; dans les cas de lymphangite choroïdienne, cette ouverture est indispensable.

Après des sclérectomies bien réussies, nous avons vu la tension persister parce que l'espace choroïdien avait été respecté. Un malade, récemment opéré, est un bel exemple de cette variété de glaucome grave ; après une sclérectomie avec boutonnière périphérique la tension était restée à 40 millimètres. Nous avons ouvert la cicatrice en poussant le couteau dans la région du tendon du ciliaire que nous avons, dans cette seconde intervention, certainement coupé ; un flot de liquide séreux, sorti de la supra-choroïde, est venu nous apporter sur ce point une démonstration évidente, et, après cette oulectomie, la tension a été bien normalisée ; elle est tombée à 20 millimètres.

La suppression de l'accommodation chez les sujets jeunes est un signe fâcheux dans le glaucome, parce qu'il indique

que la compression du muscle ciliaire est très marquée ;
nous croyons, sans pouvoir en donner la preuve, que
cette paralysie est due à la présence du liquide entre la
sclérotique et le corps ciliaire, c'est à dire à la lymphangite de l'espace choroïdien ; sur ce point nous manquons
de documents, car la paralysie de l'accommodation ne peut
être que rarement recherchée à cause de l'âge ordinaire
des malades.

L'aspect de la papille offre un grand intérêt au sujet de
.'avenir d'un glaucomateux ; il faut se défier des papilles
dont la pâleur n'est pas en rapport avec la profondeur
de l'excavation. Il est des malades qui, avec une acuité
visuelle encore très bonne, présentent des signes évidents
de glaucome prodromique avec une papille très blanche.
Ces malades bénéficient moins que les autres d'une bonne
normalisation ; quand ils n'ont pas déjà des scotomes
para-centraux, ils ne tardent pas à en faire ; il se produira, malgré la meilleure fistulisation, des lacunes dans le
nerf optique, c'est à dire que le nerf, délivré de la pression
intra-oculaire, restera la proie des troubles trophiques
contre lesquels le chirurgien est, dans une grande mesure,
désarmé, car en normalisant la tension de l'œil, il ne
peut que ralentir la marche de ces troubles.

Le petit calibre des artères est également un fait sur
lequel il convient de porter son attention ; lorsque la
normalisation est bien obtenue et que le calibre des
artères reste ce qu'il était avant l'opération, il y a lieu de
craindre les troubles trophiques du nerf optique, même
après une normalisation parfaite.

Enfin, il faut encore signaler, parmi les signes de glaucome grave, l'aspect de la conjonctive au niveau de la
région périkératique ; chez les sujets sclérosés cette

conjonctive est friable, peu étoffée, adhérente au limbe,
elle se déchire avec facilité quand on veut tailler le lambeau conjonctival nécessaire à la sclérectomie ; on peut
encore ajouter à ces signes fâcheux la petite dimension
de la cornée.

En ce qui concerne les vices de réfraction, nous avons
remarqué que les glaucomes graves présentaient moins
d'astigmatisme inverse que les autres; d'ailleurs, ce serait
une erreur de croire que l'astigmatisme inverse est la
règle dans le glaucome chronique. Sur 284 observations,
nous avons constaté l'astigmatisme inverse seulement 88
fois, et ce sont surtout les glaucomes ayant largement
bénéficié de l'intervention chirurgicale qui présentaient la
déformation inverse de la cornée. Nous nous contentons
de signaler ici cette particularité que nous ne cherchons
pas à expliquer.

c) Signes tirés des symptômes subjectifs. — Les malades
tourmentés par des obnubilations de longue durée et se
plaignant à ce sujet avec vivacité sont les névropathes
dangereux dont nous parlions plus haut; nous croyons
que ces obnubilations sont presque aussi fréquentes chez
tous les glaucomateux chroniques, mais, parmi nos
malades, les uns n'en parlent presque pas, parce qu'ils
n'y font pas attention, les autres reviennent au contraire
à chaque instant sur ce sujet. Nous aimons mieux ceux
qui signalent ces petits désordres comme des incidents
insignifiants ou qui n'en parlent pas du tout.

L'une de nos malades, très impressionnée par ses
cercles colorés et les observant si complètement qu'elle
voulait les faire admirer à ses voisines, a présenté, après
une sclérectomie avec boutonnière périphérique, un

glaucome aigu émotif du côté opposé, déjà perdu pour la vision.

Ceux qui se plaignent d'héméralopie, qui accusent une grande diminution du sens lumineux, sont des patients à pronostic relativement sévère. Notre élève DELORME (1), qui a fait à ce sujet une thèse très documentée, arrive à cette conclusion que le sens lumineux différentiel est atteint, chez les glaucomateux, tout à fait au début de l'affection et que le sens lumineux absolu n'est touché que dans le cas de glaucome chronique avancé. Il faudra donc, pour tirer de ce signe la valeur pronostique qu'il renferme, ne pas confondre le sens lumineux différentiel et le sens lumineux en lui-même. Le premier peut être altéré dans les cas peu graves; mais, lorsque le second est très sérieusement atteint, il faut porter un pronostic sévère, car cette altération témoigne de la présence de troubles trophiques névritiques : il faudra surtout considérer comme fâcheux les cas dans lesquels une bonne normalisation laisse encore très affaibli le sens de la lumière. L'observation suivante montre bien les variations du sens lumineux avec l'évolution du mal.

M⁰ᵉ B..., 60 ans, est atteinte de glaucome chronique avec cataracte débutante des deux côtés.

Le 13 février.   O D - 2 V = 12.
La tension T | 1. Le champ visuel est normal.
         R = 12; V = 2.
     O G   3,50 V = 13, T + 1.
Champ visuel normal;   R = 12; V = 0.

Le 9 mars. Malgré le traitement par pilocarpine, le glaucome évolue. La tension reste élevée :

      O D   R = 13;   V = 3.
      O G   R = 11;   V = 3.

(1) DELORME. Sens lumineux et sens chromatique courants. *Th. Toulouse,* 1912.

Le 9 mai. Du côté gauche la papille s'atrophie rapidement. Cette lésion retentit sur le sens lumineux absolu.

$$O\ G\quad R = 8;\quad U = 4,5.$$

Le 20 mai (après sclérectomie simple). La tension est normalisée.

$$O\ D\quad R = 8,5;\quad U = 0.$$

Le sens lumineux différentiel, exprimé par la lettre U, est redevenu normal, le sens lumineux absolu (R) s'est légèrement amélioré.

Demandons-nous maintenant quelle est la signification du champ visuel dans le pronostic du glaucome, et étudions l'importance à ce point de vue :

α) Du rétrécissement nasal ;

β) Des scotomes paracentraux.

α) Le rétrécissement nasal est à peu près constant dans les glaucomes chroniques tant soit peu anciens et, en même temps que le rétrécissement nasal, il convient de signaler la diminution d'étendue du champ visuel en haut et en bas, en bas surtout, car, pour un cas de rétrécissement supérieur, nous trouvons dans notre statistique deux cas de rétrécissement inférieur, exactement 35 pour le premier groupe et 70 pour le second.

Quand ce rétrécissement est peu marqué, le pronostic est relativement favorable ; quand il est très étendu et, à plus forte raison, quand il affleure le point de fixation, il y a lieu d'être réservé sur le pronostic du glaucome. Maintenant que nous pouvons agir sur l'hypertension, normaliser un œil sans toucher à l'iris ou avec une légère boutonnière périphérique, le pronostic est moins sombre, mais les opérateurs qui voudraient encore s'en tenir à l'iridectomie doivent savoir qu'une pareille opération est véritablement dangereuse quand le champ visuel n'est plus qu'à quelques degrés du point de fixation. Il y a lieu, en pareil cas, de redouter une inhibition des fonctions rétiniennes, inhibition qui supprime immédiatement le fonctionnement du faisceau maculaire. Cet accident a été signalé par beaucoup d'auteurs, notamment par DE GRAEFE et DE WECKER et, à l'époque où nous traitions le glaucome chronique par la seule iridectomie, nous en avons constaté 3 cas personnels.

A la vérité, l'explication de ce fait n'est pas facile à donner ; il est probable que, sous l'influence de la résection de l'iris, les troubles trophiques augmentent rapidement et que le faisceau maculaire, jusque là respecté par les lacunes du nerf optique, est subitement envahi ; il faut, en effet, accuser des troubles trophiques spéciaux et non point la déplétion brusque de l'œil, car, après la sclérectomie, où, très souvent, la déplétion est aussi brusque, un pareil désordre ne se produit pas. L'absence de l'accident s'explique parce qu'on ne touche pas ou qu'on touche très peu au plexus nerveux irien.

Après la fistulisation sous-conjonctivale par la sclérectomie simple ou par la boutonnière périphérique, cet affleurement du point de fixation est moins à redouter, mais c'est encore un signe fâcheux, montrant la malignité de l'affection ; ce signe est une indication nette et urgente pour la fistulisation, pour la normalisation oculaire, car, sans intervention, la fixation centrale disparaît.

Nous avons pu nous rendre compte de la valeur comparative de l'iridectomie et de la sclérectomie chez une malade atteinte d'un glaucome chronique simple avec un rétrécissement concentrique extrêmement étroit du champ visuel. Un confrère pratique sur l'un des yeux une iridectomie classique à la suite de laquelle l'acuité visuelle disparaît subitement ; une sclérectomie faite sur l'autre œil supprime l'hypertension sans aucun danger pour l'acuité qui restait.

β) Le petit scotome paracentral de Bjerrum et les gros scotomes qui en sont la conséquence méritent d'être pris en considération dans l'étude du pronostic du glaucome. Si le petit scotome est, dans les cas douteux du début, un signe excellent pour le diagnostic de l'affection, le gros scotome, le scotome annulaire surtout, est un signe des plus précis au point de vue du pronostic. Il indique que la région maculaire est menacée par la dégénérescence trophique du nerf optique ; il établit que le trouble nerveux, la nevrose secrétoire que l'on trouve à la base de la pathogénie du glaucome, frappe gravement le nerf optique lui-même ; ce n'est pas la pression du contenu de l'œil sur la rétine, en effet, qui explique les scotomes, le maximum de pression s'exercerait plutôt sur la macula (sommet du globe oculaire) qu'aux alentours ; ces scotomes paracentraux démontrent que des désordres, probablement des lacunes, s'établissent dans le nerf optique, autour du faisceau maculaire, le circonscrivant et menaçant d'en éteindre les fonctions. Le scotome central annulaire est plus grave encore ; certes, avec une bonne normalisation, on peut en enrayer la marche, mais il est difficile de l'arrêter et sa progression reste très redoutable.

Au sujet de l'importance de ces scotomes au point de vue du pronostic, nous pouvons apporter des documents précis. Parmi les glaucomes graves, et nous appelons ainsi ceux qui bénéficient le moins de l'intervention chirurgicale, nous trouvons 13 p. 100 de scotomes très marqués ; les glaucomateux qui présentent une grande et évidente amélioration après la fistulisation n'ont que

très rarement des scotomes importants et 8 fois sur 100,
seulement, en comparant dans le pourcentage le petit
scotome de Bjerrum, nous trouvons chez ces sujets des
lacunes dans le champ visuel.

Le sens chromatique du glaucomateux est relativement
conservé et c'est là encore, tous les oculistes le savent
bien, un moyen de faire le diagnostic dans les cas douteux ; cette conservation du sens chromatique s'explique
par l'intégrité de la macula et de ses alentours, au début
de l'affection : la diminution du sens des couleurs et, à
plus forte raison, sa disparition rapide, indiquent une
aggravation brusque dans la marche de l'affection.

d) Signes tirés des résultats immédiats donnés par la
normalisation. — Pour en finir avec cette question du
pronostic du glaucome, il nous reste à dire quelques
mots de l'influence de la normalisation de la tension sur
chacun des symptômes du glaucome. Nous devons ici
distinguer :

> α) Les phénomènes morbides qu'influence la
> normalisation.
>
> β) Les phénomènes que cette normalisation n'in-
> fluence pas.

α La normalisation a pour premier avantage d'améliorer l'état moral du sujet ; obsédé depuis longtemps par les
poussées intermittentes d'hypertension qui l'inquiètent
même quand elles ne sont pas douloureuses, il éprouve
un grand bien-être, en constatant lui-même la souplesse
de son œil et son retour à la tension ordinaire ; cet effet
subjectif est susceptible de retentir très utilement sur
la névrose sécrétoire et l'afflux anormal de liquide est

par là beaucoup moins important ; certes, il ne faut pas compter sur la disparition complète de cet afflux anormal ; on ne supprime pas les causes du glaucome avec un couteau, mais le malade, rassuré par la présence de sa fistule, avec la disparition de son inquiétude, voit s'effacer l'une des causes les plus importantes de ses crises d'hypertension. Un grand nombre de malades même n'ont plus que des crises légères, entraînant un afflux de liquide, très vite débité par la fistule et passant complètement inaperçu ; d'autres ont des crises qui disparaissent au moment même où l'ampoule sous-conjonctivale se forme, et cet œdème est souvent nettement perçu par le malade qui s'assure ainsi, à sa grande satisfaction, du jeu de sa fistule et en constate le mécanisme.

L'un de nos malades, M. G..., opéré de sclérectomie simple de l'œil droit, racontait, un an après l'opération, que certains jours, le soir principalement, son acuité baissait, un épais brouillard voilait les objets ; en même temps l'ampoule conjonctivale devenait plus volumineuse et le malade pouvait la sentir à travers sa paupière supérieure. Quelque temps après, la vision redevenait aussi satisfaisante qu'auparavant.

L'excavation papillaire diminue après une normalisation complète. ROCHON-DUVIGNEAUD, AXENFELD ont observé des faits de ce genre et nous avons nettement constaté le même résultat qui ne saurait d'ailleurs surprendre personne.

Pour mettre ici en évidence ce que nous ont appris nos recherches personnelles, nous dirons que 17 fois sur nos observations nous avons noté là diminution de l'excavation, et nous pourrions à ce sujet citer plusieurs observations typiques. L'une d'entre elles notamment concerne un sujet de 63 ans qui avait perdu déjà, à la suite d'un glaucome, son œil gauche et qui, à droite, présentait des signes typiques de l'affection y compris une excavation bien marquée. Une sclérectomie avec boutonnière périphérique, suivie d'une bonne normalisation, fit disparaître l'excavation dont il ne restait plus trace deux mois après ; ce qu'il y a de remarquable, c'est que, tous les cas sans exception, dans lesquels l'excavation a été si heureusement influencée par la fistulisation, ont été de très gros succès opératoires. Les 17 malades chez lesquels nous avons noté ce phénomène heureux comptent parmi nos opérés les plus satisfaits et les plus reconnaissants.

HOLTH a, comme nous, constaté après la résection sclérale la diminution de l'excavation et il a présenté sur ce sujet un travail documenté avec de belles figures au congrès d'Heidelberg (août 1913.)

Nous rapportons ici une observation dans laquelle la diminution de l'excavation a été constatée par notre très distingué confrère, le Dr AUBINEAU (de Nantes).

OBS. 3. — *Glaucome chronique double. Sclérectomie après iridectomie O G. Diminution de la profondeur de l'excavation.* — M. Th..., 60 ans, nous est envoyé par le docteur AUBINEAU. C'est un malade très nerveux, émotif, surmené par ses occupations. Le 22 mai 1905, le docteur AUBINEAU constatait :

O D : Glaucome absolu et douloureux malgré une double iridectomie en haut et en bas pratiquée par un confrère.

O G : V = 1, mais symptômes de glaucome; rétrécissement interne du champ visuel, excavation déjà accentuée. Pas de phénomènes irritatifs.

Au mois de juin, douleurs intolérables obligeant à l'énucléation de l'œil droit. L'examen histologique a permis de constater les lésions typiques du glaucome absolu.

14 janvier 1907 : Le malade a cessé depuis longtemps la pilocarpine. O G. V = 1/4. Cette acuité baisse graduellement, et le 6 janvier 1908, elle égale 1/8. Le champ visuel mesure 50° en dehors et en bas, 20° en haut et en dedans. Le docteur AUBINEAU pratique l'iridectomie, à la

Du Glaucome et de l'Hypotonie. 6

suite de laquelle il y a une baisse brusque de l'acuité; le malade compte les doigts à 30 centimètres. Au mois de mars 1909, l'œil est dur, le champ visuel a disparu en haut et en bas. Il existe un scotome paracentral évident. Excavation énorme de la papille.

En juillet 1909, nous constatons le même état. A cause du nervosisme du malade, la sclérectomie est pratiquée sous chloroforme, d'ailleurs sans incident.

Dix jours après, il quitte la maison de santé dans un état relativement satisfaisant.

En septembre 1909, le docteur ACHISEAU, nous envoie les résultats suivants : « La sclérectomie que vous avez pratiquée a donné une amélioration manifeste, caractérisée objectivement : 1° par une diminution permanente de la tension oculaire, qui se maintient normale sans le secours des myotiques; 2° *par une diminution de profondeur de l'excavation.*

Subjectivement : 1° par une augmentation de la vision, due surtout à l'amélioration du champ visuel 30° en dedans, 45° en haut et en dehors, 50° en dehors, 60° en bas et en dehors, 60° en bas).

2° « Le malade est donc enchanté de l'opération et moi-même très content de l'y avoir décidé. »

Plus d'un an après l'intervention, l'amélioration se maintient la même.

Nous croyons donc que le fait de cette diminution de l'excavation est le signe d'un pronostic très favorable : il indique que la pression intra-oculaire était la cause principale de l'excavation et que le trouble trophique du nerf optique occupait dans la scène morbide une place effacée.

La fistulisation de l'œil glaucomateux exerce toujours l'influence la plus favorable sur les obnubilations, les cercles colorés, le sens lumineux.

Au point de vue du champ visuel, les résultats que nous avons obtenus sont les suivants :

Sur 104 observations suivies plus d'un an, nous n'avons observé que 21 améliorations du champ visuel et encore la plupart de ces améliorations ont-elles été peu marquées; le rétrécissement du champ visuel est un symptôme essentiel du glaucome chronique, l'une des manifestations sévères de l'affection et la normalisation de l'œil le laisse en général dans le *statu quo*, probablement parce que ce rétrécissement correspond à une dégénérescence des fibres optiques contre laquelle nous ne pouvons chirurgicalement rien.

Parmi les résultats les meilleurs, nous signalons les deux cas suivants : dans l'un, le champ visuel mesurait, avant l'opération, 60° en dehors, 20° en haut, 10° en bas et en dedans ; seize mois après il égalait 70° en dehors, 50° en haut, 40° en bas, 30° en dedans. Dans un autre cas, le champ visuel passait de 40° en dehors, 30° en haut, 35° en bas et en dedans à 80° en dehors, 50° en haut, 55° en bas et en dedans.

Rarement on observe de pareils résultats, mais l'on constate quelquefois de petits agrandissements du champ de la vision et il faut alors bien augurer de l'avenir du glaucomateux.

β) Mais il est bien évident que la meilleure fistulisation d'un œil glaucomateux ne supprime ni le mauvais état général, ni le mauvais état local du sujet. La sclérose des vaisseaux de tout l'organisme et de l'œil en particulier reste évidemment la même et ce qui reste également à peu près intact, c'est l'état névropathique si commun chez le glaucomateux, c'est sa névrose sécrétoire, pour en revenir à la vieille et si juste expression de DONDERS ; contre elle nous pouvons bien quelque chose en rassurant le sujet, mais notre action est peu efficace, car le mal est au fond même de l'organisme, dans la psychologie du patient.

Les troubles trophiques peuvent donc continuer à détruire le nerf optique d'un œil parfaitement détendu, dans lequel il n'existe aucune rétention de liquide et ceci explique très bien les quelques insuccès qui suivent la thérapeutique chirurgicale la mieux comprise.

Pour n'en citer qu'un exemple, nous rapporterons ici le cas typique de Mme B..., âgée de 64 ans, habitant Arcachon. Cette malade présente un glaucome chronique double et, lorsque nous la voyons pour la première fois, le 22 août 1910, l'acuité est encore égale à 6/10 pour l'œil droit, à 9/10 pour l'œil gauche. La tension est évaluée à T + 1, les champs visuels sont légèrement rétrécis. Malgré une sclérectomie avec iridectomie périphérique qui normalise parfaitement la tension de l'œil droit, nous avons vu l'acuité de cet œil baisser de plus en plus et tomber à 1/10, le 17 novembre 1912. A gauche, l'acuité ne s'est pas maintenue, et les deux champs visuels enserrent maintenant étroitement le point de fixation ; les deux yeux, l'œil opéré comme celui qui ne l'a pas été, sont le siège de troubles trophiques parallèles.

Ces insuccès sont très rares parce qu'après tout, les troubles du nerf optique indépendants de l'hypertension, sont tout à fait exceptionnels et que l'hypertension sans être tout le glaucome, est de beaucoup la plus grande partie du mal. Les résultats donnés par la normalisation de l'œil éclairent même sur ce point la pathogénie du glaucome. De ce fait, sur 100 glaucomateux normalisés, quelques uns seulement (5 environ) continuent à faire des troubles trophiques du nerf optique, il faut conclure que, dans la pathogénie des accidents glaucomateux, l'hypertension occupe une place qu'on peut, en chiffre rond, considérer comme environ vingt fois plus forte que les désordres trophiques nutritifs dont nous proclamons la réalité sans en exagérer l'importance.

Dans notre rapport pour le Congrès International de

médecine (Londres, août 1913), nous donnons les résultats éloignés de 104 malades qui nous ont permis d'apprécier à leur exacte valeur le facteur hypertension et le facteur trouble trophique dans la cure du glaucome.

Nous terminerons ces considérations en disant du pronostic du glaucome, qu'avant la fistulisation, il est fatal par l'évolution inéluctable de tous les signes de l'affection et qu'après l'intervention chirurgicale il n'est grave que chez les névropathes, ceux qui sont très atteints par la sclérose locale ou générale, ceux qui continuent, avec une tension normale, à creuser des lacunes dans le nerf optique.

f) TRAITEMENT NON CHIRURGICAL DU GLAUCOME

Tout dans l'histoire du glaucome vrai montre qu'il s'agit d'une affection bien individualisée, bien circonscrite; l'hypertension a son allure spéciale, avec ses variations, ses changements sous l'influence manifeste du système nerveux (émotion, chagrin, colère, etc.) le sens lumineux subit des atteintes caractéristiques, le sens chromatique est conservé mieux que dans les autres affections intéressant le nerf sensoriel et le champ visuel est modifié d'une façon qui, dès la première heure, a frappé les cliniciens, en ce qui concerne la disparition du secteur nasal; depuis les études concernant le scotome de BJERRUM, nous savons que ce qui se passe dans le champ visuel est encore plus caractéristique.

L'anatomie pathologique elle-même, celle du nerf optique en particulier, donne au glaucome une physionomie spéciale que nous allons achever de préciser en montrant l'action des médicaments, le résultat de certaines manœuvres non chirurgicales, l'effet des verres correcteurs, etc.

Ce chapitre servira encore à éclairer la conception du glaucome, et nous pourrons terminer notre étude sur cette question en exposant dans une vue d'ensemble la nature et la pathogénie de la maladie, telle que nous la font comprendre l'étude des symptômes, l'examen des lésions et le résultat de la thérapeutique.

a) TRAITEMENT OPTIQUE. — Les verres correcteurs méritent une place très importante dans le traitement du glaucome. SHAW, PETER, REYNOLD, JAVAL et d'autres ont insisté sur ce point avec raison. La fatigue de l'accommodation joue un grand rôle dans la production des phénomènes glaucomateux ; il est indispensable que l'hypermétropie, l'astigmatisme, la presbytie soient largement corrigés chez tous les sujets que leur état général (arthritisme, goutte, nervosisme) prédispose au glaucome.

b) MYOTIQUES. — Le rôle des myotiques n'est plus à mettre en évidence. Depuis les travaux de LAQUEUR (1), il n'est pas un oculiste qui n'ait eu à se louer des résultats que donnent la pilocarpine et l'ésérine.

Au sujet de l'action des myotiques dans le glaucome chronique, il convient de distinguer les cas dans lesquels il y a hypertension constante et notable et ceux dans lesquels cette hypertension est intermittente et passagère. Dans la première variété (glaucome avec hypertension accusée), les myotiques rendent de très grands services et il faut les prescrire à tous les malades au début de l'affec-

(1) LAQUEUR. Ein Beitrag zur Therapie des Glaucoms. *Von Græfe's Archiv.*, XXIII, p. 149. 877.

tion, en mesurant les champs visuels et l'acuité d'une manière régulière. La pilocarpine est le médicament de choix lorsqu'il doit être utilisé pendant longtemps, parcequ'il n'irrite pas la conjonctive et ne congestionne pas l'œil, ainsi que le fait souvent l'ésérine dont l'usage prolongé peut entraîner de l'iritis.

c) MASSAGE. — Le massage a été conseillé après la sclérotomie et même après l'iridectomie par quelques auteurs ; il a été aussi conseillé seul, et DOMEC (1), de Dijon, a écrit sur ce sujet un travail intéressant. Il est rationnel que le massage appliqué sur la cornée, en refoulant l'humeur aqueuse, agrandisse l'angle de filtration et facilite l'excrétion ; il est probable que les voies lymphatiques, qui se trouvent au niveau des vasa-vorticosa, sont dégagées et il doit s'en suivre un abaissement de la tension. De même DIANOUX (2) et WICHERKIEWICZ ont grandement raison de recommander le massage après la slérotomie ; par ce moyen, on empêche la cicatrisation et la fermeture de la plaie de se produire et on prolonge l'action bienfaisante de l'intervention. Le massage doit donc à notre avis, être considéré comme méritant une place honorable dans l'arsenal thérapeutique du glaucome. Sans opération, il agit en élargissant les voies normales d'excrétion ; après une opération, il agit en maintenant les voies anormales faites par le chirurgien ; il est même utile avant l'intervention pour ramollir l'œil et diminuer la tension gênante pour l'opérateur [BRADBURNE (3)].

(1) DOMEC. Traitement du glaucome par le massage. *Clin. ophtal.*, p. 221, 1899.
(2) DIANOUX. De la malaxation de l'œil après la sclérotomie. *Arch. d'ophtal.*, III, p. 401, 1883.
(3) BRADBURNE. *Ophtalmology*, avril 1916.

d) GALVANISME. — La galvanisation positive à forte intensité du sympathique cervical, en diminuant l'excitabilité du nerf, produit une action semblable, quoique très atténuée, à celle de sa section.

D'après ALLARD (1), qui a étudié très attentivement cette question, l'effet se traduit par une diminution nette de la tension oculaire, une diminution notable des phénomènes douloureux qui peuvent même disparaître, une amélioration considérable de l'acuité visuelle et du champ visuel.

Les courants de haute fréquence capables d'abaisser la tension artérielle, peuvent agir sur l'hypertension oculaire, TRUC, IMBERT, MARQUEZ en ont signalé les bons effets.

e) MÉDICATION GÉNÉRALE. — La médication générale mérite une place toute particulière dans la thérapeutique du glaucome. Le chirurgien ne doit jamais oublier que l'œil glaucomateux est un œil dystrophique, malade, et venir à son secours, par tous les moyens que la thérapeutique interne met à sa disposition, en agissant sur l'état général. Il faut ne pas oublier que le premier facteur du glaucome est constitutionnel. RICHEY (Washington) a écrit sur ce sujet un article que j'approuve sans réserve. Le glaucomateux est avant tout un nerveux ou un arthritique et souvent un nerveux et un arthritique. Il présente les désordres divers qu'entraînent ces deux diathèses, et le premier soin de l'oculiste doit être, avant d'entreprendre la cure d'un glaucome, d'examiner son

(1) ALLARD. Traitement du glaucome chronique simple par la galvanisation du sympathique cervical. *Ann. d'ocul.*, p. 312, 1900.

malade *de capite ad calcem* et de voir comment fonctionnent tous ses organes ; le rein, si souvent altéré chez le glaucomateux, mérite une inspection sévère et les travaux récents qui ont été écrits sur la perméabilité rénale sont très judicieux (CANTONNET (1)). La sclérose, sous toutes ses formes et dans tous les organes où elle apparaît, sera avant, pendant et après le traitement chirurgical, si l'intervention a lieu, l'objet de toute l'attention du chirurgien.

Dans les médications générales qui peuvent agir sur l'œil glaucomateux en modifiant les diathèses du malade, il importe de faire une place à part à un médicament qui a une action très marquée sur le tonus de l'œil ; c'est le chlorure de calcium, dont l'action a été particulièrement mise en évidence par le professeur WEEKERS (2) [de Liége], et après lui par GOWLAND (3), et par ALT (4) ; ce médicament, pris en potion à la dose quotidienne de 3 grammes, est nettement hypotenseur à cause de l'action qu'il exerce sur la perméabilité vasculaire. CHIARI et JANUSCKE (5) ont montré que la paroi vasculaire devient plus perméable par soustraction de calcium, moins perméable par l'apport de calcium ; on comprend ainsi que l'ingestion de chlorure de calcium supprime les œdèmes. Il en serait de même du sel et du sucre qui, d'après HERTEL (6),

(1) CANTONNET. Essai de traitement du glaucome par les substances osmotiques. *Arch. d'ophtal.*, janvier 1901.

(2) WEEKERS (de Liége). Le traitement interne de l'hypertension glaucomateuse. *Arch. d'ophtal.*, 1920, et la *Clin. ophtal.*, 1912.

(3) GOWLAND. Action du chlorure de calcium dans le glaucome. *Bull. de la Soc. d'ophtal. de Buenos-Ayres*, janvier 1916

(4) ALT. Analyse in. *Clin. ophtal.*, mai 1919.

(5) CHIARI et JANUSCKE. Hemmung von Transsudat und Exsudatbildung durch Kalciumsatze. *Arch. f. Experim. Pathol. and Pharm.* Bd., 55 p. 120.

(6) HERTEL. *Cong. internat. d'ophtal.*, Gand, 1913.

diminuent la tension en soustrayant par osmose des liquides au globe oculaire.

Telles sont, d'une façon générale et rapide, les opinions que nous professons au sujet du traitement non opératoire du glaucome. Ce traitement est des plus importants ; à lui seul, dans les cas légers, il peut arrêter la marche du mal et même guérir le malade, qui, par une meilleure hygiène oculaire et générale, pourra ne plus se mettre dans le cas de subir une nouvelle hypertension.

Ce traitement non opératoire agit, soit en facilitant l'excrétion des liquides intra-oculaires, soit en diminuant leur sécrétion. Les myotiques qui libèrent la rigole de Fontana, le massage qui élargit les voies d'excrétion, abaissent l'hypertension en permettant au liquide de sortir plus aisément ; les verres correcteurs, en supprimant les fatigues oculaires, le galvanisme, en paralysant l'action du grand sympathique, affaiblissent la sécrétion de l'humeur aqueuse : la médication interne, en agissant sur le cœur, les vaisseaux et les reins, abaisse la tension artérielle et diminue par là les sécrétions intra-oculaires et c'est probablement de la même façon qu'agissent tous les moyens anti-nerveux qui sont capables d'atténuer l'action si certaine et si fréquente des émotions de toute sorte dans la production du glaucome.

Est-ce que vraiment tous les résultats donnés par la thérapeutique non chirurgicale du glaucome ne s'accordent pas avec ce qui précède sur les causes de l'hypertension, d'origine hypersécrétoire et hypo-excrétoire?

Nous allons, dans le chapitre suivant, montrer que la pathogénie du glaucome se dégage facilement de tout ce que nous enseigne la clinique et le laboratoire.

9) PATHOGÉNIE, ÉTIOLOGIE ET NATURE DU GLAUCOME

a) PATHOGÉNIE. — Si nous passions en revue toutes les théories qui ont été données pour expliquer l'hypertension, nous serions obligé d'écrire ici un long chapitre, comme celui, d'ailleurs très intéressant, qu'a rédigé GAMA PINTO pour l'*Encyclopédie française d'ophtalmologie*. Nous serions ainsi conduits à exposer successivement : 1° les théories inflammatoires (DE GRAEFE, MAUTHNER, WEGNER); 2° les théories secrétoires actives (DONDERS, WEGNER, ADAMUCK, GRUNHAGEN et VON HIPPEL) ou passives (STELLWAG VON CARION et ARLT); 3° les théories de rétention antérieure (KNIES, PRIESTLEY-SMITH) ou postérieure (LAQUEUR); 4° la théorie dystrophique et vasculaire (SCHNABEL); 5° la théorie sclérale (CESCO, COCCIUS), etc..., etc... (1)

Toutes ces théories renferment une part de vérité, et les études faites pour les établir n'ont pas été vaines, car grâce aux beaux travaux des auteurs que nous venons de nommer, nous arrivons à comprendre d'une façon parfaite la pathogénie du glaucome; nous disons à dessein d'une façon parfaite, sachant d'avance que ce mot étonnera le lecteur, et nous avons l'espoir de démontrer dans les lignes suivantes le bien-fondé de notre affirmation.

Parmi les nombreux auteurs, physiologistes ou médecins, qui se sont occupés du glaucome, il en est beaucoup qui ont simplement précisé quelques particularités, indiqué simplement un détail dans un symptôme, fait saisir la raison d'être d'une complication, mais trois

(1) Nous croyons inutile d'étaler ici une bibliographie que le lecteur trouvera dans tous les classiques, notamment dans l'*Encyclopédie française d'ophtalmologie* et dans le GRAEFE-SAMISCH. Art. SCHMIDT-RIMPLER.

d'entre eux méritent d'être au premier rang ; ils ont vu à eux trois le glaucome dans toutes ses phases ; leurs théories, loin de s'opposer, se complètent et font un ensemble d'une telle unité et d'une telle force démonstrative que par eux la pathogénie du glaucome est vraiment connue. Ces trois hommes sont Donders, Knies et Schnabel ; on va dans les lignes suivantes retrouver leurs conceptions exposées autant que possible à la lumière de documents personnels.

α) Hypersécrétion. Ses causes. — La plus ou moins grande abondance de liquide dans l'œil dépend surtout du fonctionnement de la glande de l'humeur aqueuse dont l'anatomie et la physiologie méritent d'être ici examinées.

C'est dans le travail du Dʳ Mawas que nous trouvons bien exposée l'évolution de nos connaissances au sujet de la constitution et de la signification de la région ciliaire de la rétine.

Mawas (1) distingue deux périodes : la période anatomique et la période physiologique ; nous y ajouterons une troisième période, la période pathologique.

a. *Période anatomique.* — Valentin, Bidder et Krause connaissaient l'étroite parenté qui existe entre l'épithélium ciliaire et la rétine ; Kolliker assimile l'épithélium aux fibres radiaires de cette membrane ; Nicati (2) qui a écrit sur ce point un excellent travail admet que ce sont les cellules ganglionnaires de la rétine qui se transfor-

(1. Mawas. Recherches sur l'anatomie et la physiologie de la région ciliaire de la rétine. Sécrétion de l'humeur aqueuse. Origine des fibres de la zonule de Zinn. *Th. Lyon*, 1910.

(2) Nicati (W). La glande de l'humeur aqueuse, glande des procès ciliaires ou glande uvée. *Arch. d'ophtal.*, 1890 et 1891.

ment en cellules épithéliales cylindriques, et TERRIEN (1) les fait dériver de la couche granuleuse interne.

C'est SCHULTZE, dans le *Handbuch* de STRICKER, qui a donné pour la première fois une description détaillée du *pars ciliaris retinæ*; cet auteur étudie les cellules de la couche claire et montre que chaque cellule revêt la forme d'un prisme allongé, c'est à dire d'un épithélium cylindrique et que par sa base plane la cellule est en rapport avec une cellule de l'épithélium pigmentaire situé au dessus.

MAWAS a étudié d'une façon attentive les deux couches de cellules du *pars ciliaris retinæ*; il montre que la couche externe et pigmentaire présente des bourgeons épithéliaux pleins sans aucune communication directe avec la chambre postérieure et toujours séparés de l'humeur aqueuse par la couche interne des cellules claires.

La couche des cellules claires représente la totalité des couches de la rétine, c'est à dire de la partie distale de la vésicule optique secondaire.

Cette couche est composée par des cellules dont la structure est toujours la même et qui sont manifestement douées de l'activité sécrétoire ainsi que le démontre la présence dans leur protoplasme de formations mitochondriales caractéristiques, de vésicules lipoïdes, de vacuoles incolores. L'humeur aqueuse est, d'après MAWAS, le produit de sécrétion de ces cellules dont il a étudié dans son ouvrage toutes les particularités histologiques les plus délicates.

(1) TERRIEN. Recherches sur la structure de la rétine ciliaire et l'origine des fibres de la zonule de ZINN. *Th. Paris*, 1898.

b. *Période physiologique.* — Boucheron (1) a écrit sur ce point un travail initiateur digne d'être retenu ; il affirme plus qu'il ne démontre, mais son affirmation contient la vérité ; d'après lui la rétine ciliaire et l'épithélium postérieur de l'iris sécrètent l'humeur aqueuse ; la portion qui sécrète l'humeur aqueuse est l'épithélium aquipare, celle qui sécrète la mucine du corps vitré est l'épithélium vitréipare.

L'humeur aqueuse, dit encore Boucheron, n'est pas de la lymphe parce qu'elle possède la propriété de détruire les globules blancs, d'émulsionner les fibres cristalliniennes et d'altérer profondément les éléments cellulaires de la cornée. C'est une sécrétion.

D'ailleurs Ranvier, à la même époque, n'a-t-il pas soutenu que tous les éléments épithéliaux étaient des glandes en surface.

Nicati appuya fortement le travail de Boucheron ; on a pu dire des conclusions de ces deux auteurs qu'elles ne reposent que sur des hypothèses, mais l'avenir a démontré que ces hypothèses étaient justes ; on trouve cette démonstration dans les travaux de Mawas et de Magitot (2). Pour ce dernier l'humeur aqueuse ne serait pas une sécrétion mais une dialyse élective. Ce serait dans ce cas une sécrétion analogue à celle de l'urine et le désaccord n'est pas très grand.

c. *Période pathologique.* — Nous croyons que la pathologie oculaire apporte ici des renseignements décisifs

(1) Boucheron. Sur l'épithélium aquipare et vitréipare des procès ciliaires, étude anatomique et pathologique. *Soc. fr. d'ophtal.* 1883.
(2) Magitot. L'humeur aqueuse et son origine. La tension oculaire physiologique. *Ann. d'ocul.*, 1917.

dont il est étonnant que les savants cités plus haut n'aient tenu aucun compte.

Il se forme au niveau du corps ciliaire, aux dépens du *pars ciliaris retinæ*, des adénomes, des épithéliomes intra-canaliculaires, et des carcinomes alvéolaires ; comment peut-on refuser, en anatomie et en physiologie, le nom de glandes à un appareil qui, en pathologie, est atteint par toutes les formations bénignes et malignes que donnent les glandes. Est-ce qu'on voit des épithéliomas se développer dans les muscles? est-ce que la présence d'un épithélioma dans une région n'annonce pas qu'il y a dans cette région ou une glande normale ou une glande aberrante ?

Boucheron et Nicati ont été distancés au point de vue histologique par des techniciens plus habiles, mais à eux deux ils ont vu toute la vérité ; j'ajoute que si Nicati et Boucheron n'avaient rien écrit sur ce sujet et si même aucun histologiste n'avait étudié la question, le fait d'avoir trouvé dans le corps ciliaire des adénomes, des épithéliomes et des carcinomes m'aurait fait affirmer sans détour l'existence d'une glande à cet endroit.

Les tumeurs dont nous parlons ici ont été décrites pour la première fois dans notre *Traité des tumeurs de l'œil et de l'orbite* (t. 1, p. 72 et suiv.), nous y renvoyons le lecteur et nous réclamons une place parmi les auteurs qui ont établi sur des bases certaines la doctrine de la sécrétion de l'humeur aqueuse par le *pars ciliaris retinæ*.

Au sujet du rôle de l'humeur aqueuse dans l'optalmotonus, Bonnefon (1) vient de publier un travail expéri-

---

(1) Bonnefon. De l'ophtalmomalacie expérimentale. *Soc. franç. d'ophtal.*, 1921.

mental d'une grande valeur. Il établit que la tension oculaire physiologique n'est pas liée directement aux variations de la nappe sanguine et que le facteur principal de la réplétion oculaire est la masse liquide qui forme le milieu intérieur de l'œil.

Cette masse liquide chassée en passant sur le globe, se reproduit lentement, quand on cesse la compression, par le fonctionnement de la glande ciliaire ; il suffit d'une pression légère sur l'œil en collapsus pour empêcher la formation de l'humeur aqueuse, parce que cette pression empêche l'arrivée du sang veineux dans le corps ciliaire.

Le travail de Bonnefon est à lire in-extenso et nous le considérons comme démontrant nettement les deux faits qui sont à la base de notre conception du glaucome. 1°. — L'humeur aqueuse est chassée lentement par l'effet mécanique d'une compression artificielle ; elle s'échappe par des issues naturelles qui constituent, à n'en pas douter la voie d'élimination normale du liquide. 2°. — Cette humeur aqueuse est le produit de la glande du corps ciliaire.

Une expérience décisive parmi celles qu'a faites Bonnefon est la suivante (voir graph., fig. 20) : on exerce sur l'œil normal d'un lapin une pression dynamométrique de 140-150 grammes, on constate tout d'abord une accélération très nette de la chute de la tension qui, en quatre minutes, entraîne une ophtalmomalacie complète, une hypotonie semblable à celle qu'on observe en ponctionnant la chambre antérieure.

En abandonnant l'œil à lui-même, au bout d'une minute la tension remonte, mais cette tension monte lentement ; au bout d'un quart d'heure, elle n'est pas encore arrivée au chiffre normal de 35 (au Mac Lean), cependant la décompression brusque du globe est suivie de la réplétion immédiate de tout l'arbre vasculaire; une congestion marquée succède rapidement à l'ischémie. Des hypotonies très fortes coïncident avec la réplétion congestive de tous

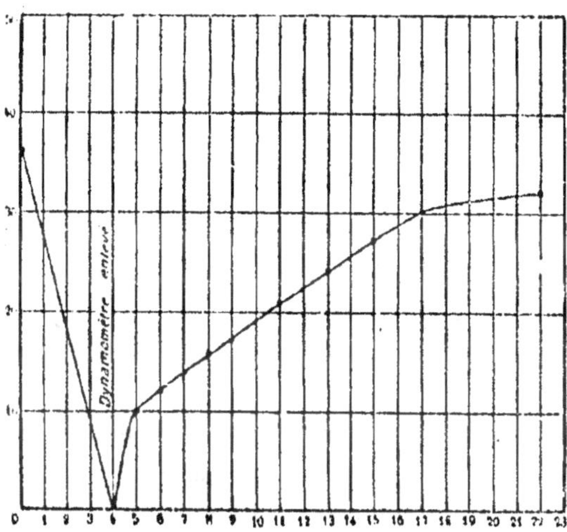

Fig. 26.

les territoires vasculaires de l'œil et dans l'ophtalmomalacie obtenue par la pression de 150 grammes, le poids du tonomètre (25 g.) insuffisant pour empêcher le retour du sang dans l'œil, suffit pour maintenir indéfiniment la tension à zéro.

Le tonus est donc indépendant de la réplétion sanguine intra-oculaire. C'est par l'humeur aqueuse qui emplit les chambres de l'œil et imbibe le corps vitré qu'il faut expliquer la tension oculaire.

Cette humeur aqueuse est sécrétée; comment? Quels sont les rapports physiologiques qui existent entre le système nerveux en général, celui de l'œil en particulier et la glande de l'humeur aqueuse?

Le système nerveux présente avec la glande de l'humeur aqueuse les mêmes rapports qu'avec les autres glandes; ce n'est évidemment pas le lieu de traiter cette grosse question de physiologie, il nous suffira de nous souvenir que les glandes sécrètent lorsque leurs vaisseaux sont dilatés; il existe sur ce point des expériences fondamentales sur la corde du tympan et le fonctionnement de la glande sous-maxillaire.

C'est le sympathique qui est le nerf de la sécrétion, son excitation augmente la tension oculaire, et c'est seulement la faradisation prolongée qui en épuisant le nerf aboutit à l'abaissement de la tension. L'épuisement du nerf entraîne le même effet que sa résection. c'est à dire l'abaissement de la tension oculaire.

On trouve sur ce point dans beaucoup d'ouvrages d'ophtalmologie des affirmations qui sont en apparence contradictoires parce qu'on ne tient pas compte de l'excitation momentanée, passagère, rapide, du sympathique; l'excitation par exemple que provoque une émotion n'est en rien comparable à une faradisation continue, prolongée, qui supprime l'action du nerf par la fatigue qu'elle entraîne.

L'expérience fondamentale et décisive de POURFOUR du PETIT et de CLAUDE BERNARD reste encore à la base de la physiologie du sympathique dans ses rapports avec l'œil.

L'excitation du nerf élève la tension, dilate la pupille et la section du nerf abaisse la tension et rétrécit la pupille; ces effets ne sont malheureusement pas durables et c'est la raison pour laquelle la résection du sympathique, rationnelle à priori dans la cure du glaucome

(JONNESCO), n'a pas été conservée dans la pratique ophtalmologique.

Comment agit le sympathique? comment agit l'atropine
qui est glaucomatogène et l'ésérine qui a l'action contraire? Est-ce en agissant sur les vaisseaux du corps
ciliaire, est-ce en augmentant ou diminuant la pression
artérielle? La première hypothèse est vraisemblable,
mais nous n'avons pas en clinique à pénétrer plus profondément le mécanisme intime de la formation de l'humeur aqueuse.

L'excitation du sympathique, celle que donne le pincement, le tiraillement du nerf, ou une décharge électrique,
augmente la tension de l'œil en provoquant un afflux de
liquide. Nous n'avons pas besoin d'en savoir davantage
et dans le domaine de la physiologie qui ne nous appartient pas, nous devons avoir la sagesse de ne prendre que
ce qu'il nous faut pour contenter notre appétit scientifique; dans l'espèce, c'est à dire pour le cas particulier
où nous nous plaçons dans ce livre, notre appétit doit se
borner à comprendre la pathogénie du glaucome.

Voici donc deux données bien établies : 1º l'existence
de la glande de l'humeur aqueuse; 2º l'œil sous l'influence
du sympathique se fluxionne comme s'empourprent les
joues d'un homme en colère; DONDERS (1) a vu et dit cela
nettement, il s'est servi du terme médiocre sans doute de
névrose sécrétoire, mais il a exprimé un fait physiologique précis et l'hypersécrétion oculaire qu'il nous faut
comprendre est à la base, à l'origine de tous les glaucomes vrais.

Nous pourrions en rester là; il nous est cependant
possible d'aller plus loin et de faire comprendre com-

(1) DONDERS. Ueber Glaucom. *Soc. d'Heidelberg. Klin. mon. f. Augenh.*, 1862.

ment une excitation violente du sympathique aboutit à l'hypersécrétion de la glande de l'humeur aqueuse, en nous appuyant sur les données les plus récentes de la physiologie.

Pour qu'une glande sécrète il faut :

1° Qu'elle soit en vaso-dilatation ;

2° Que les nerfs sécréteurs, qui sont les siens, soient excités.

DASTRE et MORAT (1) ont montré que l'excitation du sympathique en amont des ganglions de la base du cou, c'est à dire dans la région thoracique supérieure, produit une large dilatation des vaisseaux, tandis que dans l'excitation portée en aval de ces ganglions au niveau du ganglion cervical supérieur, il y a vaso-constriction.

Nous admettrons que le malade qui devient glaucomateux est atteint par une excitation vaso-dilatatrice du sympathique partant du centre dorsal de ce nerf.

C'est ainsi que nous expliquons la vaso-dilatation.

L'action des nerfs sécrétoires doit s'entendre pour la glande ciliaire comme pour les autres glandes

Elle tient une place prépondérante, plus grande même que la vaso-dilatation.

Les physiologistes, et HEIDENHAIN en particulier, ont montré que la paralysie des nerfs moteurs supprimait la sécrétion même quand la glande était à l'état de vaso-dilatation et qu'au contraire la sécrétion pouvait continuer, même quand il y avait vaso-constriction. L'excitation du sympathique dont est victime le malade fait fonctionner les nerfs sécréteurs.

Il nous semble bien que le mécanisme de la névrose

(1) DASTRE et MORAT. C. R. Acad. des Sciences, 1878.

sécrétoire de DONDERS est ainsi bien dissocié et bien évident.

Nous pouvons même aller plus loin et nous demander quels sont les désordres de l'organisme qui peuvent ainsi jeter le sujet dans la sympathicotonie, ou dans l'hyper-sympathicotonie.

L'influence des glandes de l'organisme sur le sympathique n'est pas douteuse, elles agissent sur lui par les hormones qu'elles lancent dans la circulation ; l'adrénaline sécrétée par les capsules surrénales excite le sympathique, accélère les pulsations cardiaques, dilate la pupille, etc. ; l'adrénaline augmente la sensibilité du sympathique.

LANGDON-BROWN (1) a dit qu'elle agissait sur le sympathique comme un courant d'air sur le feu.

Les glandes thyroïdiennes et parathyroïdiennes agissent dans le même sens ; les glandes endocrines jouent donc un rôle très considérable dans la sympathicotonie, base du tempérament du glaucomateux qui doit être classé parmi les hyperneurotoniques (LIAN).

Le sympathique par son action sur les glandes endocrines jette dans le milieu humoral des « chemical messengers » des « métabolites » (GASKELL) qui déclanchent les phénomènes de la vie végétative et peuvent, en agissant sur la glande du corps ciliaire, déterminer une attaque de glaucome.

Le fait que la chambre antérieure est basse dans le glaucome ne prouve pas que la sécrétion exagérée de l'humeur aqueuse ne soit pas la cause du mal ; l'humeur aqueuse se répand dans cette éponge faite de névroglie

(1) LANGDON-BROWN. *The sympathetic system in diseases.* London, 1920.

qui est le corps vitré (MAWAS, MAGITOT) aussi bien que
dans la chambre antérieure.

La théorie de DONDERS s'accorde d'ailleurs avec ce fait
que le système nerveux joue cliniquement un grand rôle
dans l'éclosion du glaucome.

Tout démontre en effet en clinique l'existence chez les
glaucomateux du nervosisme qui est la base de la théorie
de DONDERS et c'est bien à tort que PANAS et ROCHON-DUVI-
GNEAUD (1) ont écrit : « dans l'impossibilité où nous met
la clinique d'admettre la simple névrose sécrétoire de
DONDERS ». Nous ferons remarquer au contraire que la
clinique démontre surabondamment l'existence des phénomènes hypersécrétoires, d'origine nerveuse, liés la
plupart du temps d'une façon très évidente à l'état général du malade.

Comment admettre disent encore PANAS et ROCHON-
DUVIGNEAUD (p. 164) qu'un simple trouble nerveux dyna-
mique, comme celui qu'invoque DONDERS, de sa nature
chose passagère et variable, puisse déterminer une affection aussi constamment fatale que le glaucome? Nous
répondrons que ceci est très facile à comprendre parce que
à chaque poussée d'hypersécrétion correspond un affaiblissement dans la valeur de l'angle de filtration, de plus
en plus encombré par des poussières.

Nous avons donné plus haut les divers stades par lesquels passe l'angle de filtration avant d'arriver à la soudure complète de KNIES (2). Les glaucomes sans soudure
signalés par certains auteurs ne sont pas une objection
à la théorie de KNIES ; dans le glaucome simple en effet

(1) PANAS et ROCHON-DUVIGNEAUD. Recherches anatomiques et cliniques sur
le glaucome, p. 187, 1898.
(2) KNIES. Ueber das Glaucom. *Græfe's Arch. f. ophtal.* Bd., XXII, p. 163,
1876.

il n'y a pas habituellement de soudure, mais cela tient à
ce qu'il y a peu d'hypertension, peu d'hypersécrétion ; il
s'agit de ce que Elschnig (1) a appelé le glaucome compensé ; Rochon-Duvigneaud et Paxas citent un cas de glaucome par luxation du cristallin dans lequel il n'y avait
pas de soudure de Knus ; ceci s'explique parce qu'en
pareil cas il s'agit d'un œil dur et non pas d'un vrai
glaucome.

A la base et au début de tout glaucome primitif la
névrose sécrétoire de Donders intervient plus ou moins
nettement ; le nerf sympathique ou, si l'on veut un peu
moins de précision, les nerfs sécrétoires gouvernant la
glande de l'humeur aqueuse interviennent, et jettent
dans l'œil un flux de liquide inopportun ; l'excitation des
nerfs sécrétoires peut tenir à une fatigue locale de l'accommodation surmenée, ou bien être la conséquence
d'une émotion vive, d'un chagrin, d'un état nerveux
congénital ou acquis.

Voici un exemple de glaucome aigu ; nous pourrions si
nous ne tenions à être court, en citer beaucoup d'autres
tout à fait semblables, car de pareils faits sont fréquents.

Obs. 4.— *Glaucome aigu foudroyant bilatéral.*— Mme C...,58 ans, est une
astigmate hypermétrope qui porte des verres depuis 20 ans, sans
les avoir fait modifier depuis cette époque. L'ophtalmomètre et la
skiascopie indiquent un astigmatisme hypermétropique conforme,
légèrement oblique de 5 dioptries, avec hypermétropie de fond
égale à 2 dioptries. C'est une femme émotive ayant eu de nombreux
ennuis matériels et moraux. La moindre contrariété « lui monte
à la tête », comme elle le dit elle-même. Depuis deux ans elle a
constaté une baisse progressive de son acuité visuelle, de temps en
temps une fumée ou un nuage passent devant ses yeux ; autour des
flammes elle voyait des cercles colorés. Ces symptômes ne l'avaient
cependant pas alarmée et elle n'avait consulté aucun médecin à leur

(1) Elschnig. *Soc. ophtal. d'Heidelberg — Sur la cyclodialyse. Klinisch
monatsblätter f. Augenh. Bd. XLVIII, 1903.*

sujet. De plus, depuis quelques mois elle présentait des douleurs qui coïncidaient avec une sensation de dureté anormale de ses globes oculaires. Le 25 décembre 1920, au cours d'une discussion orageuse avec ses locataires au sujet de ses loyers, elle se met en colère et sort, en proie à une grande agitation. Brusquement, en mettant le pied dans la rue, elle est frappée de cécité complète des deux yeux. Elle distingue à peine la lueur des phares d'automobile avec de grands cercles colorés autour. Incapable de se conduire seule, elle est obligée de demander le concours de personnes charitables pour la ramener chez elle. Le soir même elle est prise de vomissements fréquents et abondants, avec une céphalée atroce et des douleurs très vives dans la région oculaire. Ces accidents aigus ont duré toute la nuit et le lendemain matin. Un médecin, appelé, prescrit, sans beaucoup de bonheur, de l'atropine et de l'onguent napolitain. Quelques jours après, devant la gravité des phénomènes, le collyre à l'atropine fut remplacé par un collyre à la pilocarpine.

La malade n'entre à l'hôpital que onze jours après le début de l'accès aigu. A ce moment, les deux yeux étaient extrêmement durs (T + 3) et l'acuité absolument nulle. On pratique aussitôt une double iridectomie sous anesthésie locale rétro-bulbaire. Les douleurs cessent immédiatement. Mais la vision ne se rétablit que très lentement, au point que, une dizaine de jours après l'opération la malade comptait à peine les doigts. Peu à peu, l'amélioration s'accentua et en avril 1921, cette malade, totalement aveugle quand on pratiqua sur elle l'iridectomie anti-glaucomateuse, présentait une très grosse amélioration puisque son acuité mesurée avec soin donnait :

$$\text{O D} \quad \text{avec } 160° + 6 + 1 \text{ V} = 1/4$$
$$\text{O G} \quad \text{avec } 150° + 6 + 1 \text{ V} = 1/10$$

Le champ visuel mesuré à ce moment se limitait à quelques degrés (15° à 20°) autour du point de fixation (vision en tube).

L'examen du fond de l'œil permettait d'observer une très grosse excavation de la papille, des deux côtés.

Lorsque l'afflux de liquide se produit dans un œil jeune, extensible, dont les voies d'excrétion sont très perméables, la crise glaucomateuse est tout à fait passagère, mais lorsque la crise se répète, surtout chez des gens âgés dont la sclérotique n'est plus souple, l'œil se débarrasse difficilement du liquide qui l'encombre, des lésions s'établissent au niveau de l'angle de filtration, et à l'hypersécrétion originelle et basale s'ajoute l'hypo-excrétion dont le chapitre I (p. 44), consacré aux lésions anatomiques du glaucome, fait comprendre tout à la fois l'importance et le mécanisme.

β) *Hypo-excrétion, ses causes, son mécanisme.* — A l'hypersécrétion qui est la base de tout glaucome primitif, de tout glaucome vrai, s'ajoute plus ou moins vite et souvent dans les premiers temps de l'évolution du mal, l'hypo-excrétion ; nous en avons pour preuve la facilité avec laquelle les débris les plus divers s'accumulent au niveau de l'angle de filtration, dans ce que nous appelons le stade poussière (fig. 15, p. 44) ; ces débris n'oblitèrent pas complètement la rigole de FONTANA, mais ils constituent un obstacle sérieux à l'issue des liquides vers le canal de SCHLEMM et les mailles lymphatiques péri-limbiques. Il est démontré qu'après toutes les poussées, même légères, de glaucome prodomique, ces débris tombent en grand nombre dans le corps vitré et qu'ils sont portés dans l'angle de filtration par le torrent circulatoire ; avec l'appareil à éclairage latéral de GULLSTRAND, KŒPPE a pu voir apparaître ces poussières dans la rigole de FONTANA. Cet auteur (1) pense même qu'il s'agit là pour le glaucome, d'un moyen de diagnostic très précoce, permettant de dépister le processus glaucomateux avant les signes subjectifs du début, troubles de la vision, cercles irisés, etc., etc. ; des expériences, cent fois répétées, montrent l'existence de ces poussières et le mécanisme de leur migration ; il est facile chez les animaux de réaliser en 48 heures le stade poussière représenté

(1) KŒPPE. Etat actuel de la genèse du glaucome ; recherche au moyen de la lampe de Gullstrand. *Zeitsch. f. Augenh.*, **XL**, fasc 3.

dans la figure 15 ; la figure ci-jointe (27), qui nous est personnelle, montre une fois de plus que le courant nutritif de l'œil emporte l'encre de chine dans la rigole de FONTANA et dans les voies d'excrétion ; nous tenons les travaux de LEBER, de NUEL et BENOIT, et URIBE-Y-TRONCOSO, etc., comme d'une valeur démonstrative que rien n'a encore ébranlée.

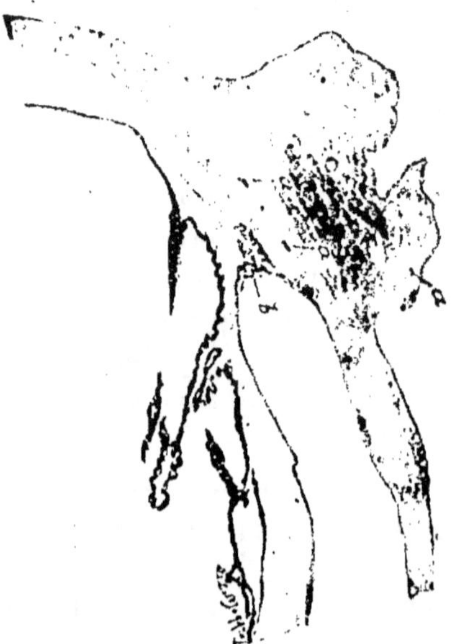

Fig. 27. — Angle irido-cornéen d'un lapin, encombré par la poussière d'encre de chine injectée dans le corps vitré.

Après le stade poussière, arrive le 2e degré de la soudure de KNIES, après le 2e degré, le 3e, c'est à dire, l'effacement complet de la rigole de FONTANA.

L'excrétion est abolie au niveau de l'angle de filtration et l'hypertension glaucomateuse augmente dans de grandes proportions.

Lorsque la soudure de KNIES est complète, l'excrétion des liquides intra-oculaires peut n'être arrêtée qu'imparfaitement, parce que les voies d'excrétion accessoires, celle des gaines des *vasa corticosa* et la gaine vaginale du nerf optique peuvent, dans une certaine mesure, venir au secours de l'œil glaucomateux ; chez les sujets encore relativement jeunes, la sclérotique peut aussi se distendre légèrement, et l'hypertension en est diminuée d'autant, mais la marche du glaucome vers la cécité n'en est pas arrêtée d'une façon appréciable ; les voies d'excrétion accessoires sont d'un faible secours et la sclérotique est rigide, au point d'être elle-même, comme l'ont remarqué Coccius et Cresco, une cause de glaucome par sa rigidité même.

Le rapport étroit qui existe entre la soudure de Knies complète et le tonus élevé est une objection insurmontable à l'adresse des auteurs qui croient que le liquide intra-oculaire apporté par les capillaires artériels est repris par les capillaires veineux ; s'il en était ainsi on verrait quelquefois, chez des gens âgés dont la rigole de Fontana est fermée, une tension normale, or en clinique cela n'arrive jamais. Tous les sujets à sclérotique rigide ayant passé la cinquantaine, porteurs d'une soudure de Knies, ont un tonus élevé, sont des glaucomateux chez lesquels d'ailleurs la soudure de Knies, cause essentielle de l'hypo-excrétion a été précédée par des poussées d'hypersécrétion.

Il faut reconnaître que la clinique s'accorde ici merveilleusement avec les théories physiologiques de Leber et de ses successeurs ; supprimez par la pensée ces théories vous ne comprendrez plus rien aux faits cliniques, acceptez-les, tout devient clair à souhait ; il y a dans cette union de la physiologie et de la pathologie un faisceau démonstratif d'une puissance incomparable.

γ) *Troubles trophiques. leur importance.* — Les troubles trophiques portant sur les vaisseaux et les nerfs de l'œil viennent achever la scène morbide et ajouter dans une mesure variable d'ailleurs et souvent modérée, des désordres nouveaux aux désordres de l'hypertension, conséquence elle-même de l'hypersécrétion et de l'hypoexcrétion.

Ces troubles trophiques jouent un très grand rôle dans la production de l'excavation, nous pouvons donner un grand nombre de preuves à ce sujet.

a) Les excavations les plus marquées appartiennent presque toujours à des malades atteints de glaucome chronique à hypertension modérée, alors que dans beaucoup d'yeux durs et même dans le vrai glaucome aigu qui en est aux premiers accès, on ne trouve aucune excavation papillaire.

b) Il est des papilles qui s'excavent alors que l'œil garde sa tension normale (excavation sénile de la papille); l'excavation est certainement dans ces cas la conséquence de la dégénérescence du nerf et il est probable que si on faisait l'examen de pareilles papilles on y trouverait des lacunes de SCHNABEL.

c) L'œil soumis à une forte pression se déchire au niveau de son segment antérieur, dans la région intercalaire, quelquefois à l'équateur, il ne cède jamais au niveau de l'entrée du nerf optique dans l'œil, la région papillaire est particulièrement solide et résistante. Nous avons fait des expériences sur des lapins; en injectant avec une grande force, à l'aide de la seringue des dentistes, de l'eau distillée dans l'œil, nous avons pu entraîner la rupture de la coque sclérale au niveau de l'équateur.

Chez le chien, il nous a été impossible de rompre la coque oculaire. Sur ce point, nos recherches s'accordent avec celles d'HOUDART (1) qui a expérimenté sur des yeux de porcs, les uns énucléés et débarrassés des tissus am-

(1) HOUDART, *Soc. fr. d'ophtal.*, 1906.

biants, les autres maintenus dans l'orbite en position
normale.

Comme nous, Houdart a ponctionné des yeux avec des
aiguilles creuses et les a soumis à de grandes pressions,
la rupture ne se produisait que lorsqu'il avait affaibli la
cornée; en l'absence d'affaiblissement de la coque oculaire,
l'œil ne se rompait pas.

Terrien (1) a expérimenté sur l'œil de cadavre; sur les
sujets très âgés il a produit une rupture dans la région
intercalaire.

C'est cette région qui est le point faible de la coque
sclérale, et si l'hypertension était la seule cause des
phénomènes glaucomateux, c'est là qu'elle ferait d'abord
sentir ses effets mécaniques.

La papille s'excave donc pour deux raisons; parce
qu'elle est comprimée et parce qu'elle est malade, le facteur compression se mélangeant au facteur dégénérescence d'une façon variable selon les cas.

La compression d'ailleurs et la lésion nerveuse expliquent très bien la localisation des scotomes internes
(champ visuel nasal) et des scotomes paracentraux. La
figure 4 donne sur ce point des précisions schématiques
sur lesquelles nous appelons l'attention.

Sur la forme conique de l'excavation, la manière dont
elle se développe par dégénérescence nerveuse péri-vasculaire, la formation des lacunes, tout a été dit longuement en temps et lieu (p. 47 et suiv.), nous y renvoyons le lecteur en disant encore ici que ces désordres
nerveux tiennent une grande place dans la pathogé-

---

(1) Terrien. L'éclatement spontané du globe oculaire. *Arch. d'ophtal.*,
avril 1921.

nie, et la nosogénie des symptômes du vrai glaucome.

Il ne nous semble donc pas, qu'ainsi comprise à la lumière de la clinique et de l'anatomie, la pathogénie des troubles visuels dans le glaucome, et pour mieux dire la pathogénie du glaucome lui-même, soit obscure.

Qu'on me donne à examiner n'importe quel glaucomateux, avec des renseignements précis sur son système nerveux, l'état de ses reins, de son foie, de son appareil circulatoire, y compris le sang, et je n'hésite pas à affirmer que toujours je donnerai une explication claire des accidents qu'il présente; évidemment, beaucoup de types divers pourraient ainsi m'être soumis; il y aura une grande variété dans les détails de chaque cas, mais aucun d'eux ne sera obscur; il ne faut pas confondre complexité avec obscurité; le mécanisme qui préside à la circulation du sang est complexe, il n'est pas obscur; les rouages d'un chronomètre sont très compliqués, sans présenter rien d'inextricable pour celui qui les connaît bien; il en est ainsi du glaucomateux, quand on le connaît bien on peut démonter pièce à pièce les diverses parties de son mécanisme et tout expliquer.

Il n'y a qu'à admettre le rôle des vaso-moteurs dans l'exosmose et la sécrétion glandulaire, et ce rôle est évident; nous n'avons qu'à emprunter aux physiologistes ce qu'ils nous enseignent à ce sujet.

Ceci admis, sous l'influence d'une excitation du sympathique, de ce sympathique qui empourpre notre joue quand nous nous mettons en colère, il est facile de comprendre que du liquide en trop grande abondance s'épanche dans l'œil; si l'œil est souple, l'angle de filtration bien libre, le liquide en excès disparaît et l'hypertension avec lui, mais si cette hypertension se reproduit un certain nombre de fois, la grille d'égout de l'angle de filtration s'obstrue en partie et l'excrétion se fait mal; bientôt l'hypoexcrétion s'ajoute à l'hypersécrétion, résultat de la décharge nerveuse involontaire qui est à la base du glaucome.

Si le sujet est vieux, si la sclérotique est rigide, très sclérosée, si l'angle de filtration est fatigué par l'âge et les longs services qu'il a rendus, s'il est encombré par des poussières, globules extravasés, epithélium ou endothélium desquamés, il suffira d'un très léger épanchement de liquide intra-oculaire pour que l'hypertension soit sensible.

Qu'y a-t-il d'obscur dans tout ceci?

Reste la lésion du nerf optique: nous avons à notre disposition toutes les explications qui ont été données au sujet des névrites périphériques, explications qu'il ne nous paraît pas utile de reproduire ici.

Ajoutons que les lésions du nerf optique nous font comprendre ce qui se passe dans le champ visuel et dans la sensibilité rétinienne des glaucomateux; nous ferons remarquer encore combien ces troubles du champ visuel et du sens chromatique sont particuliers; à eux seuls ils suffisent à caractériser le glaucome vrai et à le séparer d'une façon fondamentale des yeux hypertendus après les traumatismes, les séclusions pupillaires, dans les cas de tumeurs, etc., etc.

Lorsque nous disons que les ophtalmologistes qui nous ont fait bien comprendre la pathogénie du glaucome sont DONDERS, KNIES et SCHNABEL, nous nous gardons bien de méconnaître le mérite des autres cliniciens ou expérimentateurs qui ont étudié cette question.

Nous ne rappellerons que pour mémoire ceux qui ont défendu la théorie inflammatoire [DE GRÆFE (1), STILLING (2), MAUTHNER (3)] car les bases en sont erronées, mais nous citerons les travaux de RÖDER (4) qui fait jouer un grand rôle comme plus tard BONNEFON, à l'atrophie du muscle ciliaire. La rigidité sénile de la coque sclérale, en rapprochant le globe de la forme sphérique, distend la zonule. Il en résulte un tiraillement du plexus nerveux du corps ciliaire, de la vaso-dilatation et une hypersécrétion séreuse.

MOOREN (5) admet que l'hypersécrétion est liée à une névralgie du trijumeau, opinion appuyée par VON HIPPEL et GRÜNHAGEN (6) qui croient que la névrose sécrétoire de DONDERS (7) peut dépendre du trijumeau seul. SULZER (8) défend les mêmes idées.

WEGNER (9) attache un rôle particulier aux filets sympathiques vaso-moteurs de l'œil.

(1) GRÆFE (A. VON). Beiträge zur Pathologie u. Therapie des Glaucoms. *Arch. f. Ophtal.*, XV, III, p. 118, 1869. — Weitere Klinische Bemerkungen über Glaucom, glaucomatöse Krankheiten und die Heilwirkung der Iridectomie. *Arch. f. Ophtal.*, IV, II, p. 127, 1858.

(2) STILLING. Ueber die Genese des Glaukoms. *Ber. über die XIII Vers. d. opht. Gesellsch. in Heidelberg*, p. 37, 1885. – Ueber d. Pathogenese des Glaukoms. *Arch. f. Augenh.* XVI, p. 296, 1886.

(3) MAUTHNER. Glaucomtheorien u. secundär Glaucom. *Vortr. aus d. Gesamtgeb. d. Augenh.* Heft X, und XI. Wiesbaden, 1882.

(4) RÖDER. Ueber die gemeinschaftlichen Ursachen von Glaukom, Myopie, Astigmatismus und den meisten Cataracten. *Arch. f. Augenh.*, IX, 2 p. 161 und III p. 256, 1880.

(5) MOOREN. Einige Bemerkungen über Glaukomentwickelung. *Arch. f. Augenh.*, XIII, 4 p. 351, 1881.

(6) HIPPEL u. GRÜNHAGEN. Ueber den Einfluss der Nerven auf die Höhe des intra-ocularen Druckes. *Von Græfe's. Arch. f. Ophtal.*, XIV, III, p. 219, 1868 und XV, I, p. 265, 1869.

(7) DONDERS. Ueber Glaucom. *Bericht. d. ophtal. Gesellsch. zu Heidelberg. Klin. Monat. f. Augenh.*, 1861.

(8) SULZER. *Ann. d'Ocul.*, 1897.

(9) WEGNER. Experimentelle Beiträge zur Lehre vom Glaucom. *Arch. f. Ophtal.*, XII, II, p. 1, 1866.

Pour Stellwag von Carion (1) et Arlt (2), la sécrétion serait passive et due à un embarras de la circulation veineuse de l'œil; la ligature des veines produit en effet des phénomènes glaucomateux.

Weber (3) et Priestley-Smith (4) ont expliqué comme Knies (5) le glaucome par l'hypoexcrétion : Priestley-Smith a particulièrement insisté sur le rétrécissement de l'espace périlenticulaire par un cristallin très volumineux.

Stilling a montré le rôle de la rétention postérieure en provoquant l'hypertension par la ligature du nerf optique et Laqueur (6) pense que l'obstacle primitif siège dans les voies de filtration qui se trouvent à ce niveau.

Ulrich (7) croit que le glaucome est dû à une rétention rétro-irienne de l'humeur aqueuse qui ne peut plus passer à travers la racine de l'iris, son chemin ordinaire (?).

Fuchs (8) fait jouer un grand rôle aux oblitérations vasculaires choroïdiennes, ces lésions entraînant du côté du corps ciliaire des vaso-dilatations compensatrices.

(1) Stellwag von Carion. Ueber Binnendrucksteigerung und Glaukom. *Abhandlungen auf dem Gebiete der praktischen Augenheilkunde*, p. 152, 1882.

(2) Arlt. Ueber Glaukom. *Wien. med. Halle IV.* Zu Lehre vom Glaukom. Wien. 1884.

(3) Weber. Die Ursachen des Glaukoms. *Von Græfe's Arch. f. Ophtal.* XXIII, i, p. 1, 1877.

(4) Priestley-Smith. *Glaucoma, its causes, symptoms, pathology and treatment.* London 1879.

(5) Knies. Ueber das Glaukom. *Von Græfe's Arch. f. Ophtal.*, XXII, iii, p. 163. 1876 und XXII, iii, p. 162, 1877. — Der heutige Stand unserer Kenntnise über die pathologische Anatomie des Glaucoms. *Centralb. f. allg. Pathol. und path. Anatomie*, I, p. 1, 1889.

(6) Laqueur. Bemerkungen über die Natur des entzünd. Glaucoms. *Von Græfe's Arch. f. Ophtal.*, XVII, iii, p. 691, 1889.

(7) Ulrich. Die Pathogenese des Glaukoms. *Ber. d. XVI Vers. d. Ophtal. Gesellsch. zu Heidelberg*, p. 2; und *Von Græfe's Arch. f. Ophtal.* XXX, iv, p. 235, 1884.

(8) Fuchs. Choroïditis bei Glaukom. *Sitzungsber. d. Heidelberger. Ophtal. Gesellsch.*, p. 85, 1878. Anatom. Miscell., glaucoun., inflammatorium, etc. *Von Græfe's Arch. f. Ophtal.*, XXIX, iii, p. 209, 1884.

LANDESBERG (1), PANAS et ROCHON-DUVIGNEAUD (2) font jouer un grand rôle aux altérations des vaisseaux rétiniens.

TERSON (3) a insisté sur les relations de l'hypertension artérielle et du glaucome ; les études qu'il a faites à l'Hôtel-Dieu ont précédé les affirmations qu'on trouve à ce sujet dans l'ouvrage de PANAS et ROCHON-DUVIGNEAUD.

FRENKEL (4) a trouvé de l'hypertension artérielle 14 fois sur 15 glaucomateux.

SCHŒN (5) a très heureusement insisté sur le rôle de l'accommodation, il a défendu ce qu'on peut appeler la théorie accommodatrice ; les efforts d'accommodation fluxionnent la région ciliaire et provoquent la sécrétion.

CUSCO (6) croit à un raccourcissement des diamètres du globe, et COCCIUS (7) a décrit une dégénérescence spéciale de la sclérotique.

Signalons enfin les travaux expérimentaux si nombreux qui ont été jetés dans le débat, ceux de SCHMIDT-RIMPLER (8) qui injecte de l'huile dans la chambre antérieure, D'URIBE-TRONCOSO (9) qui provoque le glaucome en injectant dans l'œil de l'albumine, de CANTONNET

---

(1) LANDESBERG. Zur Kenntnis des Glaukoms. *Centralblat f. prakt. Augenh.* April p. 109, 1886.

(2) PANAS et ROCHON-DUVIGNEAUD. Recherches anatomiques et cliniques sur le glaucome et les tumeurs intra-oculaires, p. 191, Paris, 1898.

(3) A. TERSON. Pathogénie du glaucome. *Société belge d'ophtalmologie,* 1907.

(4) FRENKEL. *Arch. d'ophtal.,* 1905.

(5) SCHŒN. Die Akkommodationsüberanstrengung u. deren Folgen Atiologie des Glaukoms, *Von Græfe's Arch. f. Opht.* XXXIII, I, p. 195, 1887.

(6) CUSCO et ABADIE. Glaucome. *Nouveau dictionnaire de médecine et chirurgie pratiques,* t. XVI, p. 426, 1872.

(7) COCCIUS. *Ueber Glaukom Entzündung u. die Autopsie mit dem Augenspiegel.* Leipzig, 1859.

(8) SCHMIDT-RIMPLER. Glaukom. *Handbuch. der Ges. Augenh. Von Græfe-Sæmisch.* Band V. Cap. VI, 1875.

(9) URIBE TRONCOSO. Pathogénie du glaucome. Recherches cliniques et expérimentales. *Clin. ophtal.,* 1902.

qui a écrit une très intéressante thèse sur les
échanges osmotiques entre les humeurs intra-oculaires et
le plexus sanguin (Th. Paris, 1905), de Schœler (1) qui
cautérise la région du limbe profondément, de façon à
entraîner une insensibilité de la cornée, l'aplatissement
de la chambre antérieure et des phénomènes glaucomateux immédiats. Parisotti (2) a reproduit une partie de
ces expériences et il a écrit sur ce sujet un intéressant
travail.

Il serait encore possible d'allonger la liste des auteurs
qui ont jeté dans l'étude du glaucome d'intéressants travaux ; nous nous arrêterons là en faisant remarquer que
toutes ces opinions trouvent aisément un abri à l'ombre
des théories émises par les trois grands pathologistes
Donders, Knies, Schnabel (3), qui ont mis la vérité en évidence, en expliquant, avec précision, le premier, l'hypersécrétion active ou passive, le second, la rétention des
liquides intra-oculaires, le troisième, les dégénérescences artérielles et nerveuses qui dominent l'anatomie
pathologique du glaucome.

Tous les auteurs dont nous venons d'énumérer les opinions ont mis au jour d'excellents documents constituant
une base solide à l'histoire de cette affection; les moins
heureux, au milieu d'une gangue de matériaux contes-
tables, ont apporté quelques bonnes pierres ; d'autres,
mieux inspirés, ont élevé, à eux seuls, un des piliers

(1) Schöler. Experimentelle Studien über Flussigkeitausscheidung aus
dem Auge. *Von Græfe's Arch. f. Ophtal.*, XXV, iv, p. 63 ; und *Arch. f. Anat.
und Physio.* Heft v und vi, 1879.

(2) Parisotti. Sur la pathogénie du glaucome. Quelques recherches
expérimentales. *Soc. fr. d'ophtal.*, 1911.

(3) Schnabel. Beiträge zur Lehre vom Glaukom. *Arch. f. Augen. und
Ohrenh.*, VI, i, p. 118, 1877 ; und VII, p. 99, 1879. — Das glaucomatöse Sehn-
e venleiden. *Arch. f. Augenh.* XXIV, iv, p. 273, 1892.

solides de l'édifice pathogénique du glaucome, mais, disons-le encore, les architectes souverains qui ont bâti le palais somptueux dans lequel nous nous sommes promené très à l'aise sont Donders, Knies et Schnabel et leurs noms méritent d'être inscrits en lettres d'or dans l'histoire de la maladie qui nous occupe.

Ils ont préparé l'avenir de la méthode fistulisante et leurs travaux nous font comprendre aujourd'hui les raisons de son action bienfaisante si fréquente, ainsi que les causes de ses rares insuccès.

b) Etiologie. — Maintenant que nous connaissons l'anatomie et la physiologie pathologiques du glaucome, voyons quelles sont les causes de cette affection.

Chez quelles catégories de sujets devons-nous nous attendre à la rencontrer? S'il y a entre les lésions des yeux glaucomateux et les phénomènes morbides qu'ils présentent, la concordance que la clinique fait prévoir, quels sont les sujets candidats au glaucome? A priori ce seraient les malades nerveux ou névropathes, les émotifs, parce qu'ils sont capables plus que les autres de jeter sur la glande de l'humeur aqueuse, une excitation nerveuse hypersécrétoire; ceux qui ne corrigent pas leur vice de réfraction et provoquent ainsi du spasme du ciliaire et de la congestion de voisinage; les hypermétropes aux yeux petits et au cristallin relativement trop gros (Priestley-Smith); ceux qui sont âgés, qui ont la sclérotique rigide et les voies d'excrétion sans souplesse, les rhumatisants, les syphilitiques, les tabagiques, les intoxiqués, qui font facilement de la sclérose artérielle et des dégénérescences péri-vasculaires dans les tissus mal nourris par ces vaisseaux; nous devrons encore redou   glaucome si tout ce qui précède est vrai, chez les sujets préoccupés, ceux qui se surmènent dans leur travail ou dans leurs plaisirs, ceux qui se congestionnent par un régime alimentaire excessif et qui au banquet de la vie sont à la fois des convives ardents et des esprits inquiets.

Voilà, à priori, si nos théories sur l'hypersécrétion, sur l'hypoexcrétion et sur la dégénérescence du nerf optique d'origine artérielle sont vraies, voilà bien la physionomie clinique de nos glaucomateux.

Ce sont en effet ces caractères qu'ils présentent et il n'est pas un praticien quelconque de l'oculistique qui ne sache que les glaucomateux qui le consultent sont des nerveux, des excités, quelquefois des névropathes déséquilibrés, des hypermétropes ne portant pas les verres nécessaires, des rhumatisants, des sclérosés, des cardiaques, des congestionnés.

C'est là qu'est l'étiologie du glaucome ; cette étiologie se superpose à la pathogénie comme les cinq doigts de la main droite sur les cinq doigts de la main gauche et je suis, tous les jours, de plus en plus surpris par les affirmations des ophtalmologistes qui disent qu'on ne peut encore rien comprendre à la pathogénie, à l'étiologie et à la nature du glaucome.

c) NATURE DU GLAUCOME. — Quelle est donc, dans le cadre nosologique oculaire et dans la pathologie générale, la place du glaucome ?

Le glaucomateux est un nerveux et on peut dire que plus ou moins, à des degrés variables de 1 à 100 tout glaucomateux est un névropathe.

Il peut n'être qu'un névropathe ; l'excitation nerveuse provoquant la névrose sécrétoire de DONDERS suffit à provoquer les poussées de glaucome et à salir l'angle de filtration, de telle sorte que l'hypoexcrétion donne bientôt la main à l'hypersécrétion.

L'angle de filtration peut même rester longtemps intact; l'excitation nerveuse, le nervosisme du sujet est capable d'entraîner une hypertension assez abondante pour élever le tonus.

Le glaucomateux est presque toujours un sclérosé, un sclérosé artériel et si le glaucome est si commun c'est qu'on rencontre souvent des nerveux qui sont arthritiques et réciproquement; un nerveux, même à un degré modéré, dont les artères perdent leur souplesse est guetté par le glaucome et par le glaucome grave, parce que les artères malades de la papille ne nourrissent plus le nerf optique susceptible de dégénérer et de s'excaver.

Telle est la nature, l'essence du glaucome. En terminant ici cette étude nous rappellerons la définition que nous en avons donné :

Une dystrophie de l'œil caractérisée anatomiquement par des dégénérescences vasculaires et nerveuses et cliniquement par de l'hypertension consécutive d'abord à de l'hypersécrétion, ensuite à de l'hypersécrétion et de l'hypoexcrétion réunies.

Dans le cadre nosologique oculaire, il faut placer le vrai glaucomateux parmi les sclérosés vasculaires; devant la pathologie générale il relève de deux états morbides : le nervosisme et l'arthritisme.

2° Les yeux durs. — Les faux glaucomes

Nous rangeons dans cette catégorie les hypertensions oculaires qui sont consécutives aux inflammations des membranes profondes, aux lésions du segment antérieur de l'œil, aux iritis chroniques, en tomate, aux staphylomes de la cornée, aux traumatismes du globe oculaire, avec ou sans luxation du cristallin, avec ou sans corps étranger, à la présence des tumeurs intra-oculaires.

Il est tout à fait fâcheux que nous conservions le mot glaucome pour désigner de pareils cas dont on trouve l'histoire dans les divers classiques sous les noms de :

Glaucome infantile ;

Glaucomes traumatiques ;

Glaucomes consécutifs aux tumeurs ;

Glaucomes secondaires aux affections du segment antérieur et aux iritis chroniques avec séclusion pupillaire.

Ces malades ont un tonus oculaire élevé dont la pathogénie est facilement explicable.

Dans le glaucome infantile il s'agit d'une inflammation généralement spécifique des membranes profondes; cette cause montre la différence séparant la buphtalmie du glaucome vrai qui n'est pas une affection inflammatoire.

Il existe un glaucome traumatique essentiel ayant toutes les allures du glaucome vrai ; dans ce cas le traumatisme n'est que la cause accidentelle et superficielle; le malade est un vrai glaucomateux qui n'attendait qu'une occasion.

De pareils faits sont très exceptionnels (1) ; d'habitude les traumatismes de l'œil entraînent de l'hypertension, tantôt en déplaçant le cristallin qui tombe sur le corps ciliaire, l'irrite et entraîne mécaniquement une sécrétion exagérée, tantôt en provoquant des inflammations chroniques des membranes profondes infectées par l'agent contondant ou par l'entrée d'un corps étranger dans l'œil.

Les tumeurs entraînent des phénomènes d'hyperten-

(1) C. et H. Fromaget. Le glaucome traumatique. *Ann. d'ocul.*, janvier 1913.

sion en tenant dans l'œil une place importante et en
y provoquant un afflux de liquide intempestif.

Les staphylomes de la cornée avec leucome adhérent
tiraillent l'iris et la région ciliaire et produisent ainsi
une irritation aboutissant au trop plein de l'œil, d'autant
plus que l'angle de filtration est effacé sur une plus ou
moins grande étendue par l'iris attiré vers la cornée.

Les iritis chroniques en tomate, en entraînant le
défaut de communication entre la chambre rétro-irienne
et la chambre antérieure proprement dite, ne permettent
pas aux liquides intra-oculaires de sortir par l'angle de
filtration; il en résulte une hypertension qui a pour cause
un défaut d'excrétion au niveau de la rigole de Fontana.

Ces malades bénéficient des opérations décompressives
dans une mesure que nous exposerons plus loin (voir p.
301), mais il faut bien nous garder de les prendre pour de
vrais glaucomateux. Ils en sont séparés au point de vue
de l'étiologie, de la pathogénie, de la symptomatologie
et de la marche de l'affection d'une façon fondamentale
et le jour où nous voudrons enfin en ophtalmologie nous
servir de cette langue bien faite qui, selon Condillac, est
la science elle-même, il faudra nous mettre d'accord avec
les faits et trouver des mots différents et nouveaux pour
désigner d'une part le glaucome vrai et d'autre part les
autres variétés d'hypertension oculaire.

Nous aurions pu rapporter un grand nombre d'observations personnelles de ces variétés de faux glaucomes et
les décrire longuement; nous ne l'avons pas fait, car
notre description aurait fait double emploi avec celle de
notre éminent ami MORAX qui, très récemment, dans un
volume de la *Bibliothèque d'ophtalmologie*, a étudié ces
diverses affections d'une façon magistrale.

CHAPITRE DEUXIÈME

Des Opérations Antiglaucomateuses autres que la Sclérectomie sous-conjonctivale limbique

Nous décrirons d'abord ces opérations qui ont pour la plupart une valeur décompressive incontestable et que tout oculiste doit bien connaître, pour savoir quand il devra s'en servir et dans quelle mesure il pourra compter sur leur efficacité.

Après les avoir étudiées nous décrirons la méthode fistulisante qui est la méthode décompressive par excellence.

Les opérations anti-glaucomateuses autres que la sclérectomie sous-conjonctivale limbique doivent être divisées en deux groupes distincts :

1° Les opérations extra-oculaires ;

2° Les opérations intra-oculaires ;

3° Un troisième paragraphe dans ce chapitre sera consacré à la valeur clinique de ces opérations.

1° Opérations extra-oculaires

a. Arrachement du nerf nasal
b. Résection du grand sympathique

a) ARRACHEMENT DU NERF NASAL. — C'est le Professeur BADAL (1), de Bordeaux, qui a introduit dans la thérapeutique du glaucome l'arrachement du nasal, pratiqué depuis par ABADIE (2), TROUSSEAU (3) et un assez grand nombre d'opérateurs.

Cette opération a un effet incontestable sur la tension oculaire et sur les douleurs ciliaires.

Son effet sur la tension oculaire s'explique par ce fait que l'arrachement du nasal, quand il est pratiqué de façon à arracher un long filament nerveux, retentit sur les nerfs ciliaires qui vont directement du nasal au globe de l'œil ; ces filets sont peut-être arrachés, peut-être n'y a-t-il sur eux qu'une action réflexe ; dans tous les cas, il est probable que la sécrétion oculaire est par là entravée. De plus, l'arrachement du nasal entraîne du myosis ; la pupille, en se contractant, libère la rigole de FONTANA et facilite l'excrétion, si bien que l'opération de BADAL peut agir sur la tension de l'œil de deux manières : en facilitant l'excrétion et en diminuant la sécrétion ; malheureusement il n'est pas possible de considérer ces résultats comme définitifs. Il se produit des suppléances nerveuses qui annihilent l'effet produit ; tout passager qu'il est, ce

(1) BADAL. Traitement du glaucome par l'arrachement du nerf nasal externe. *Ann. d'ocul.*, t. XC, p. 89, 1883.

(2) ABADIE. De l'élongation et de l'arrachement du nasal. *Ann. d'ocul.*, p. 231, 1883.

(3) TROUSSEAU. De l'élongation du nasal dans le traitement du glaucome. *Th. Paris*, 1883.

résultat de l'arrachement du nasal externe n'en est pas moins très avantageux ; il peut, aussi bien qu'une sclérotomie préalable, rendre facile une iridectomie très difficile la veille ; il peut aider puissamment les myotiques et supprimer une crise de glaucome grave, capable d'entraîner des désordres importants.

Mais ce n'est pas tout. Si, sur l'hypertension, l'action de l'arrachement est passagère, cette action est durable quand on applique l'opération aux névralgies ciliaires avec ou sans glaucome ; à la clinique de Bordeaux, l'arrachement du nasal a préservé beaucoup de sujets de l'énucléation devenue nécessaire et nous croyons que c'est surtout contre la névralgie ciliaire que l'opération de BADAL restera définitivement dans l'ophtalmologie. Nous avons écrit cela en 1885, il y a 36 ans ; depuis cette époque, le temps a fait son œuvre et affermi notre opinion.

b) SYMPATHECTOMIE DANS LE TRAITEMENT DU GLAUCOME CHRONIQUE. — ABADIE (1) avança, en 1897, l'idée que l'ablation du ganglion cervical supérieur pourrait guérir le glaucome ; la première opération a été pratiquée par JONNESCO (2) [de Bucarest] qui trouva d'assez nombreux imitateurs. Ce n'est pas avec des raisonnements théoriques qu'il faut combattre ou appuyer la sympathectomie ; c'est avec des faits. Les données physiologiques ne sont d'ailleurs pour elle qu'en apparence, car, s'il est très vrai, encore que l'opinion contraire ait des partisans, que la résection du sympathique entraîne une diminu-

(1) ABADIE. Les indications de l'ablation du ganglion supérieur dans le glaucome. *Arch. d'ophtal*, p. 129, 1901.
(2) JONNESCO. Traitement du glaucome par la résection bilatérale du sympathique cervical. *C.-R. Acad. de méd.* et *Revue gén. d'ophtal.* 1898.

tion de la tension, il est tout à fait certain que cette diminution n'est que passagère ; elle disparaît après quelques semaines et le tonus de l'œil remonte au degré qu'il avait avant l'opération ; c'est là, sans contestation possible, une donnée fâcheuse.

Il est bien permis également de considérer comme fâcheux les faits mis en évidence par GASPARINI (1), LODATO (2) et SCHWEINITZ (3), etc., concernant les altérations de la rétine et du nerf optique consécutives à l'extirpation du sympathique, mais je n'y insisterai pas plus longtemps, car je désire rester sur le terrain de la clinique.

Prenons quelques statistiques et examinons-les ; par exemple celles de RÖHMER (4) [Nancy], de WILDER (5) et de LORING (6).

RÖHMER dans son remarquable travail rapporte le tableau suivant :

Formes du glaucome	Nombre d'observations	Améliorations	Résultats nuls ou passagers	Aggravations
Glaucome chronique simple.	43	36	5	2
— chr. inflammatoire	31	23	10	1
— subaigu	14	6	6	2
— aigu	9	4	5	»
— absolu	3	1	2	»
— hémorragique	5	5	0	»
Hydrophtalmie	6	4	1	1
TOTAL	114	79	29	6

(1) GASPARINI. Des altérations consécutives à l'extirpation du ganglion cervical supérieur du grand sympathique. *Ann. di ottal.*, 1906, t. XXXV.

(2) LODATO. Des altérations de la rétine consécutives à l'extirpation du ganglion cervical supérieur. *Arch. di ottal.*, 8e année, 1901.

(3) SCHWEINITZ. Les relations du sympathique cervical avec l'œil. *Section d'ophtal. de l'Am. méd. association*, 1901.

(4) RÖHMER. *Ann. d'ocul.*, p. 328, mai 1902.

(5) WILDER. *Arch. of opht.*, 1901, et *Lancet*, p. 740.

(6) LORING. Sympatectomy for Glaucoma. *Arch. of opht.*, sept. 1904.

Les résultats, d'après ce tableau, paraissent très bons ; malheureusement nous ne savons pas du tout pendant combien de temps les faits ont été suivis, *et c'est là le point capital.*

La résection du sympathique abaisse la tension pour un certain temps et pendant ce temps l'œil est plus à l'aise : c'est tout à fait incontestable. Ce bien-être dure-t-il, nous ne le pouvons savoir avec un tableau comme celui que nous venons de reproduire, mais nous le savons à merveille en ce qui concerne les 17 observations que le Professeur Römmer a publiées. Ce sont celles qui ont entraîné la conviction de l'opérateur, elles doivent être parmi les plus heureuses.

Examinons-les :

Sur 17 cas, 13 fois le résultat de l'intervention a été heureux. Pendant combien de temps ?

La seule observation démonstrative et vraiment favorable à la sympathectomie est la première, qui a été suivie pendant un an. Il en est une autre, l'obs. XII, qui a été suivie cinq mois, mais dans ce cas l'opération n'a fait qu'atténuer les douleurs et n'a rien donné au point de vue de l'acuité visuelle. Les autres améliorations ont été suivies de dix jours à trois mois ; c'est là un fait attendu, sur lequel la physiologie montre qu'on peut compter, mais la physiologie montre aussi qu'assez vite, trois mois après environ, la tension remonte et que, par conséquent, l'action de la résection du grand sympathique disparaît. Il faut, pour montrer la valeur de la sympathectomie, apporter des observations suivies pendant longtemps, au moins un an ; ce n'est pas du reste seulement pour cette question du glaucome que les observations anciennes ont une valeur particulière ; toutes les fois qu'il s'agit d'une guérison, avant de l'enregistrer définitivement il est nécessaire qu'elle soit ancienne et bien confirmée. Plus loin, dans notre ouvrage, nous serons pour notre opération, la sclérectomie, aussi sévère que nous le sommes en ce moment pour la sympathectomie.

Si, du mémoire de Röhmer, nous étendons notre analyse à la thèse de son élève Bichat, nous nous trouvons en présence de 88 observations. Nous n'en trouvons que quelques-unes qui aient été suivies, une de Röhmer, et celles de Ruggi et Albertotti qui déclarent que, sur cinq cas, plusieurs ont été suivis pendant 15 mois, et que dans presque tous il y eut une amélioration sensible. Un autre fait a été suivi 10 mois, deux autres 9 mois, un 7 mois, un 5 mois et tous les autres beaucoup moins. Que peut-on conclure de pareils documents cliniques ? Rien, évidemment, au sujet de la valeur définitive de l'opération. Wilder a également publié une statistique qui mérite l'attention, la voici :

Formes du glaucome	Nombre de cas	Améliorations	Amélioration tempor.	État stationnaire	Pas d'amélioration
Glaucome chronique simple.	38	15	5	3	15
— chr. inflammatoire	16	4	3	3	6
— chronique subaigu	4	3	1	»	»
— aigu..............	3	1	1	1	»
— absolu...........	4	1	»	»	3
— hémorragique....	2	2	»	»	»
Buphtalmie............	1	»	»	»	1
Total........	68	26	10	7	25

Que valent ces améliorations ? Nous ne le savons pas, n'ayant pas les observations sous les yeux, mais nous remarquons qu'à Wilder lui-même elles paraissent insuffisantes, puisqu'il déclare qu'on ne pourrait conclure d'une façon certaine qu'avec des observations suivies pendant longtemps.

Si nous voulions, d'ailleurs, signaler dans la littérature médicale beaucoup d'observations en apparence favorables et insuffisamment suivies, nous n'aurions que l'embarras du choix; on en trouvera dans le travail de MOHR, de GRUNERT, etc., et nous pourrions aussi citer un grand nombre d'observations dans lesquelles le résultat a été franchement mauvais.

Nous pourrions analyser ici l'intéressant travail de LORING et montrer encore que, dans les 45 observations qu'il a réunies, il n'en est que deux qui aient été suivies une année et que, par conséquent, rien ne prouve que les améliorations obtenues soient autre chose que des améliorations temporaires.

Nous avons du reste quelque raison d'avoir une idée personnelle sur la sympathectomie dans le glaucome, car nous avons pratiqué nous-même cette opération deux fois et les observations qui suivent nous permettent d'avoir une opinion.

OBS. 5. — *Glaucome aigu. Résection du ganglion cervical supérieur.* — Il s'agit d'une femme de 62 ans, entrée à l'hôpital Saint-André le 13 décembre 1902, pour un glaucome aigu, survenu à la dernière période d'une broncho-pneumonie qui l'a tenue au lit pendant 15 jours. Jusque dans ces dernières semaines, la vue s'est maintenue bonne des deux côtés, et la malade n'a présenté d'autres particularités notables qu'une hypermétropie de 2 dioptries.

Elle est d'ailleurs rhumatisante.

La première attaque de glaucome remonte au 25 novembre ; à ce moment, la malade non transportable à l'hôpital, a reçu en ville des soins destinés à calmer les vives douleurs qu'elle éprouvait, mais n'a consulté aucun oculiste : avec des intermittences et des exacerbations, les douleurs ont persité jusqu'au 13 décembre, jour de l'entrée à l'hôpilal ; à ce moment, la vue est complètement nulle, la tension très élevée, l'œil inéclairable.

M. BADAL pratique un arrachement du nasal externe.

Sous l'influence de cette opération et de l'administration des myotiques, les douleurs s'atténuent considérablement pendant quelques jours pour recommencer ensuite, et le 15 décembre elles sont plus fortes que jamais.

Nous voyons la malade le 26. Son œil est inéclairable, la vision nulle, la tension T + 2, la pupille très dilatée, les douleurs très vives.

Elle accepte la résection du ganglion cervical supérieur, que je pratique le 29 décembre. L'opération, faite selon le manuel opératoire de JONNESCO, s'exécute très facilement, sans le moindre incident notable ; le ganglion cervical supérieur, mis à nu, est séparé d'un coup de ciseaux de ses attaches inférieures ; pris alors avec une forte pince au niveau de son sommet, il est arraché violemment. Au même moment se produisent dans l'œil gauche les phénomènes caractéristiques et classiques, diminution de la fente palpébrale, abaissement de la tension, rétrécissement de la pupille. Un petit drain est introduit dans la partie inférieure de la plaie.

Réunion par première intention ; en 10 jours, guérison complète. Nous transcrivons ici, au jour le jour, tout ce qui s'est passé d'intéressant.

30 décembre. — Bon état local et général, mêmes phénomènes oculaires et palpébraux qu'après l'opération ; déglutition difficile.

31. — Même état. Quelques douleurs de tête dans la nuit.

1er et 2 janvier. — Rien de particulier, le pansement est renouvelé. Aucune sécrétion.

3. — La température est à 37° ; le pouls relativement rapide, 124. Cette rapidité du pouls contraste avec l'état absolument apyrétique de la malade ; elle dure quelques jours.

La tension oculaire a notablement augmenté.

4, 5, 6, 7. — La tension s'élève peu à peu à T + 1. Il n'y a pas de douleurs oculaires, mais de la céphalalgie assez vive, localisée autour de l'orbite gauche. La vue est toujours nulle.

Les jours suivants, la tension est remontée à T + 2, c'est à dire à peu près au niveau où elle était avant la sympathectomie. La fente palpébrale est toujours beaucoup moins large que celle du côté opposé ; c'est là le seul phénomène, dépendant de l'opération, qui ait persisté.

Il n'y a eu cependant depuis cette opération, aucune crise aiguë et au point de vue de la douleur il s'est produit une sédation assez manifeste, bien attribuable à la sympathectomie, car l'administration des myotiques a été supprimée après l'intervention chirurgicale, afin de pouvoir bien apprécier les conséquences de cette intervention.

10. — La tension est devenue ce qu'elle était avant l'intervention,

T + 2. Les myotiques, ésérine et pilocarpine sont prescrits de nouveau.

Depuis, la malade a été revue plusieurs fois, elle ne garde de son opération d'autres résultats qu'une diminution assez étendue de l'ouverture de la fente palpébrale; occlusion relative qui, dans l'espèce, est plutôt un inconvénient qu'un avantage.

OBS. 6. — *Glaucome infantile. Résection du ganglion cervical supérieur du grand sympathique.* — G...,Victorine, fillette de trois ans, entre à l'Hôpital des Enfants le 10 mars 1903. Cette enfant, très vigoureuse, sans antécédents héréditaires notables, a été atteinte, à l'âge de 18 mois, d'une rougeole grave, compliquée de broncho-pneumonie. La convalescence de l'affection fut assez longue et c'est à cette époque, pendant que l'enfant était débilitée, que l'œil droit commença à augmenter de volume.

Le 15 mai 1901, elle fut présentée pour la première fois à notre consultation; elle avait l'œil sensiblement augmenté de volume et en hypertension. Aucune altération des milieux transparents.

Depuis cette époque, le volume de l'organe s'est régulièrement accru, sans entraîner ni gêne, ni douleur notable.

Le 10 mars 1903, nous constatons l'état suivant :

L'œil droit est très augmenté de volume, la chambre antérieure est deux fois plus profonde qu'à l'état normal; la pupille est dilatée, régulière, presque complètement insensible à la lumière.

Les milieux transparents sont normaux et l'examen ophtalmoscopique permet de constater une excavation glaucomateuse de la papille, très marquée surtout en haut et en dedans.

La skiascopie montre l'existence d'une myopie de 5 dioptries; pas d'astigmatisme.

La tension égale T + 1; et la vision, non mesurable à cause de l'âge de l'enfant, paraît très diminuée.

18. — Je pratique la résection du ganglion cervical supérieur, en suivant la technique préconisée par JONNESCO. J'arrive facilement et sans encombre sur le ganglion dont les bouts inférieurs sont coupés aux ciseaux; le ganglion est ensuite saisi par son extrémité supérieure et arraché.

Pendant l'opération, rien de particulier à noter; le pouls, qui a été constamment surveillé, n'a été nullement modifié dans le cours de l'opération, ni au moment de la résection du ganglion, ni après sa résection.

A la fin de l'opération, on remarque que la pupille de l'œil malade est plus petite qu'avant l'intervention. La tension intra-oculaire semble avoir diminué.

La plaie est suturée, drainée à la partie déclive et recouverte d'un pansement.

19. — La malade n'a pas eu de fièvre. La pupille de l'œil droit semble avoir encore diminué de diamètre.

21. — Toujours pas de fièvre. Le pansement est renouvelé ; la plaie est en bon état. La fente palpébrale de l'œil droit est presque égale à celle de l'œil gauche. La tension intra-oculaire a diminué, T — 1. La pupille mesure 3 millimètres de diamètre environ.

2. — A la palpation, le globe oculaire est plus dur qu'immédiatement après l'opération. La pupille est un peu plus dilatée que les jours précédents.

Le soir, la malade a des vomissements et de la fièvre (39°). En même temps apparaît une éruption, sans caractère bien net, occupant le thorax et l'abdomen. Il n'existe d'ailleurs, ni catarrhe oculaire, ni bronchite, ni rougeur à la gorge. La malade est mise à la diète lactée.

24. — Moins de fièvre (température, 38°). Disparition de l'éruption, cessation des vomissements. En refaisant le pansement, on constate une suppuration légère au niveau de l'extrémité inférieure de la plaie. Les deux derniers points de suture sont enlevés, la plaie, soigneusement désinfectée, est recouverte d'un pansement antiseptique.

On constate que la tension oculaire a augmenté depuis la veille, T + 1, c'est à dire qu'elle est identique à ce qu'elle était avant l'opération. La pupille est dilatée, 6 millimètres environ. Le soir, chute de la température.

25. — Pas de fièvre ; peu de suppuration. La pupille est moins dilatée que la veille, 4 millimètres environ. La tension intra-oculaire diminue, T — 1 faible. Les deux fentes palpebrales sont toujours égales.

1er avril. — Guérison complète de la plaie.

A ce moment, la tension T + 1 s'est rétablie dans l'œil du jeune sujet, et à ce point de vue on peut affirmer que l'opération n'a eu aucun résultat. Le seul bénéfice dû à l'opération consiste dans l'ouverture moins grande de la fente palpébrale.

Le 2 mai et le 3 juin derniers nous avons revu la petite malade. La tension oculaire est exactement ce qu'elle était avant la résection du sympathique.

Dans nos deux cas, la sympathectomie n'a donné aucun résultat appréciable ; le seul phénomène durable a été la diminution d'étendue de la fente palpébrale. La tension oculaire n'a été influencée que pendant quelques jours ; une semaine dans le premier cas, deux semaines dans l'autre.

C'est là un résultat extrêmement intéressant à constater, surtout chez notre second malade; l'œil, dont les tissus étaient intacts, sans lésions, sans fermeture de l'angle irien, sans traces de désorganisation grave qui accompagnent si souvent le glaucome de l'adulte, devait subir au maximum les effets de l'opération.

L'abaissement de la tension a bien, en effet, été la conséquence immédiate de la résection, mais, comme les troubles de la vascularisation qui accompagnent la section du sympathique, cet abaissement de la tension a été un phénomène passager. C'est là d'ailleurs ce qui se passe chez les animaux, ainsi que nous avons pu nous en convaincre dans une étude expérimentale faite avec notre ami le Professeur Pachon (1), étude dont il n'est pas sans intérêt de reproduire ici une analyse succincte.

DES EFFETS A LONGUE ÉCHÉANCE DE LA RÉSECTION
EXPÉRIMENTALE DU GANGLION CERVICAL SUPÉRIEUR SUR
LA TENSION OCULAIRE (2)

L'extirpation expérimentale du ganglion cervical supérieur chez le chien produit, entre autres phénomènes, tout un syndrome de troubles oculaires bien connus : enfoncement de l'œil, diminution de la fente palpébrale, rétrécissement de la pupille, etc. Parmi ces troubles, prend rang une hypotonie marquée du globe oculaire, du côté opéré. Cette hypotonie a été, précisément ces dernières années, l'objet d'études relatives au glaucome.

Or, parmi ces troubles consécutifs (chez les animaux

____

(1) Lagrange et Pachon. Des effets à longue échéance de la résection expérimentale du ganglion cervical supérieur sur la tension oculaire. *Soc. de biol.* et *Semaine méd.*, 1900.

(2) Lagrange et Pachon. *Soc. de biol.*, n° 36 et *Semaine méd.*, 1900.

tels que le chien et le lapin), soit à la section du sympathique cervical, soit à l'extirpation du ganglion cervical supérieur, il en est, on le sait, qui sont persistants, d'autres passagers. Le rétrécissement de l'ouverture palpébrale, la diminution du diamètre pupillaire, sont parmi les troubles qui vont s'atténuant, pour finir par disparaître.

Dans ces conditions, il était intéressant de chercher si l'hypotonie oculaire, consécutive à l'extirpation du ganglion cervical supérieur, entrait dans le groupe des phénomènes durables ou dans celui des phénomènes passagers produits par cette intervention.

Le chien (chien des rues de 15 kilogrammes, sexe féminin), qui a été mis en expérience, a subi du côté gauche, l'extirpation du ganglion cervical supérieur le 4 février 1898. Les phénomènes immédiats et habituels furent excessivement nets. L'ensemble des signes oculaires présentés par l'animal permet à tout physiologiste de reconnaître les stigmates de l'extirpation du ganglion cervical supérieur : l'œil gauche est enfoncé, la fente palpébrale gauche présente une ouverture remarquablement plus petite que la fente palpébrale droite, l'orifice pupillaire gauche est nettement rétréci.

Immédiatement après l'extirpation du ganglion sympathique cervical, le globe oculaire du côté opéré a présenté chez notre chien une hypotonie très nette comparativement à la tension de l'œil du côté sain. Cette hypotonie a été très manifeste pendant un mois. La tension oculaire était explorée soit par la palpation digitale simple, suivant la technique ordinaire, soit à l'aide du tonomètre de Fick (modèle Ostwald, construit par Verdin). Pendant tout le premier mois, l'exploration tonométrique a donné des oscillations de l'aiguille inscriptrice variant pour l'œil droit (côté sain), de + 22 à + 24, et pour l'œil gauche (côté opéré) de + 16 à + 18. A la palpation digitale, différences de tension correspondantes, très bien ressenties.

Quelques semaines après l'intervention expérimentale, l'hypotonie première avait complètement disparu.

Il découle de ces considérations cliniques et expérimentales que l'abaissement de la tension est une des conséquences passagères de la résection du ganglion cervical supérieur, et comme tous les symptômes du glaucome dépendent de l'hypertension, il en résulte qu'on ne peut considérer la sympathectomie comme une opération durablement utile dans la cure de cette affection.

Les statistiques publiées en faveur de la sympathectomie ne prouvent donc rien au point de vue de sa valeur curative dans le glaucome ; elles démontrent simplement que la tension oculaire diminue immédiatement après l'intervention et, comme elles n'ont pas été suivies, elles n'établissent pas que cette diminution est définitive ou tout au moins très prolongée.

En ce qui concerne la méthode fistulisante, nous produirons plus loin une statistique basée sur des observations suivies au moins un an ; nous nous croyons en conséquence autorisé à demander aux partisans de la sympathectomie de nous apporter des observations comparables.

2° Opérations intra-oculaires

Les opérations intra-oculaires qui ont été pratiquées contre le glaucome sont : *a*) l'iridectomie ; *b*) la sclérotomie ; c) le débridement de l'angle irien ; d) la scléro-choriotomie ; e) la cyclo-dialyse, et enfin l'opération nouvelle que nous préconisons : la sclérectomie associée ou non à l'iridectomie, opération à laquelle nous consacrons un chapitre spécial.

Nous ne nous arrêterons pas très longuement sur chacune de ces opérations, mais il nous paraît nécessaire de bien mettre en évidence leur véritable valeur d'après les statistiques et les travaux les plus récents. Nous serons heureux ensuite de comparer les résultats obtenus par ces diverses interventions intra-oculaires avec l'opération nouvelle que nous tenons tout particulièrement à exposer et à mettre en évidence dans ce livre.

Nous décrirons d'abord ces opérations intra-oculaires dans leurs principaux détails, ensuite dans une vue d'ensemble, nous étudierons leur valeur clinique respective.

A) IRIDECTOMIE. — L'iridectomie a été étudiée en 1901 par DE WECKER dans son magistral rapport à la Société Française d'Ophtalmologie. Nous ne nous arrêterons pas longuement sur son manuel opératoire qu'on trouve dans tous les ouvrages classiques ; rappelons ici que DE GRÆFE a conseillé de placer la plaie aussi excentriquement que possible et pour bien rendre la pensée de l'auteur nous lui emprunterons le passage suivant : « Il faut placer la plaie de façon que la lèvre externe se trouve placée à 1/2 millimètre de la sclérotique et que la lèvre interne concorde avec la jonction de la cornée et de la sclérotique », et plus loin, dans le même travail, DE GRÆFE dit encore :

« Bien plus obscure encore que les faits empiriques reste la théorie du procédé. Ce qui m'y a conduit était de diminuer la pression intra-oculaire. Dans cette voie et cette manière de voir, un résultat paraît acquis, mais nous ne trouvons pas encore là une preuve (Nachweis) réelle de l'exactitude de l'explication. L'action de l'iridectomie pourrait, il se peut, être très complexe. Par la réduction de la surface sécrétante (iris), la raison se trouve donnée d'une diminution dans la quantité du liquide, mais il manque la démonstration expérimentale de la proportion d'humeur aqueuse sécrétée en moins, et si cette diminution, en raison de son degré, peut expliquer un changement notable de la pression intra-oculaire. La concordance d'action musculaire de l'iris avec le *tensor chroroideœ*, sur laquelle la théorie nouvelle attire notre étude, rendrait compréhensible que l'excision d'un lambeau de l'iris amène, par une détente du *tensor choroideœ*, une réduction de pression. Peut-être le fait d'attaquer l'iris se réflète-t-il sur la circulation de la chroroïde, et la diminution thérapeutique de la pression ne serait que secondaire... Une fois l'analyse de ces divers points plus avancée, et en ayant pour base une exacte application, peut-être le procédé sera-t-il perfectionné et adapté aux divers cas ; on comprend aisément que parfois une excision de la façon ordinaire ne suffise pas et que l'on atteigne le but thérapeutique par l'excitation de plus vastes portions de l'iris (1). »

On voit que le grand maître de Berlin a bien vu toutes les difficultés qu'il y a à bien expliquer le mode d'action de l'iridectomie ; la question est encore aujourd'hui très controversée et nous considérons comme nécessaire de nous y arrêter longuement.

(1) *In* DE WECKER. Valeur de l'iridectomie. *Soc. franç. d'ophtal.*, 1901.

Mode d'action de l'iridectomie antiglaucomateuse

La question du mode d'action de l'iridectomie anti-glaucomateuse a été très étudiée; on en jugera par le résumé ci-dessous des principales opinions qui ont été émises.

On vient de voir que, d'après DE GRÆFE (1), son opération devait son succès à la collaboration de trois facteurs divers :

a) La diminution de la surface sécrétante de l'iris;

b) La détente du muscle tenseur de la choroïde;

c) La modification de la circulation choroïdienne par l'excision d'un lambeau irien. DONDERS (2) estimait que l'iridectomie faisait cesser le spasme de l'iris et l'irritation de ses nerfs et que, par là, la sécrétion des liquides intra-oculaires, placée sous l'influence du système nerveux, diminuait. SCHNABEL (3) invoquait non pas l'action des nerfs sécrétoires, mais celle des vaso-constricteurs de l'iris et de la rétine.

ABADIE (4) s'est efforcé de démontrer dans une théorie complexe et en vérité difficile à comprendre que l'iridectomie agit sur les courants nerveux qui régissent les rapports réciproques des vaso-moteurs, par la section du plexus moyen de l'iris, grand régulateur de la vaso-constriction et de la vaso-dilatation.

Avec WEBER (5), nous avons une explication anato-

(1) GRÆFE. Ueber die Wirkung der Iridectomie bei Glaucom. *Arch. f. Ophtal.*, Bd. III, 1857.

(2) DONDERS. Ueber Glaucom. *Klin. Monalsb. f. Augenh.*, 1863 et 1864.

(3) SCHNABEL. Beiträge zum Lehre von Glaucom. *Arch. f. Augenh.*, XV, S. 311, 1885.

(4) ABADIE. Nature du glaucome; explication de l'action curative de l'iridectomie. *Arch. d'ophtal.*, 1897, p. 375.

(5) WEBER. Die Ursachen des Glaukoms. *Von Græfe's Arch. f. Ophtal.*, 1877.

mique qui a, au moins, l'avantage d'être plus claire; l'iridectomie antiglaucomateuse agirait d'après lui : 1° par l'excision périphérique de l'iris ouvrant l'angle irido-cornéen; 2° par la traction sur l'iris qui décollerait celui-ci de ses adhérences anormales et faciliterait ainsi la filtration au niveau du canal de SCHLEMM. CZERMACK ajoute à ces modes d'action la section du ligament pectiné qui ouvre les espaces supra-choroïdiens.

EXNER (1) donne aussi une explication anatomique lorsqu'il parle d'une communication directe entre les artères et les veines sur le moignon de l'iris excité; le sang artériel se déverserait ainsi directement dans les veines et l'œil serait décongestionné. AXENFELD (2) insiste sur les déchirures de la base de l'iris, permettant à l'humeur aqueuse de passer dans les espaces supra-choroïdiens et réciproquement.

BOWMANN, ULRICH, COCCIUS défendent encore une théorie mécanique lorsqu'ils disent que la brèche irienne, mettant à découvert la zonule, l'humeur vitrée passe plus facilement dans la chambre antérieure et que l'évacuation de l'humeur aqueuse est plus facile.

HENDERSON (3) qui place le facteur étiologique du glaucome dans une sclérose du ligament cribriforme, pense que l'iridectomie agit en créant une vaste surface d'absorption au niveau même de la section de l'iris; la section irienne, baignée par l'humeur acqueuse ne se cicatriserait pas; elle demeurerait toujours dans l'état où elle se

<hr>

(1) EXNER. Ueber die physiologische Wirkung der Iridectomie. *Akad. d. Wissens.*, 1872.

(2) AXENFELD. Zur operativen Ablössung der Aderhaut und Bemerkungen über Glaucomoperationen. *Klinisch.-Monatsbl. f. Augenh.*, XLI, S. 122, 1903.

(3) HENDERSON THOMSON. The rationale of iridectomy in the treatment of Glaucoma. *XIth Internal. congress of ophtal.* Naples, avril 1909.

trouve après l'opération ; c'est pourquoi l'efficacité de l'iridectomie dépend de l'état de l'iris au moment de l'intervention ; si l'iris est atrophié, le pouvoir curatif de l'opération de DE GRÆFE est diminué.

HENDERSON admet que l'iris, membrane très vivante, très nourrie, baignée par l'humeur aqueuse, ne se cicatrise pas. Comment dès lors ne veut-il pas admettre qu'après la résection sclérale, la sclérotique, très peu vivante et très mal nourrie, baignée elle aussi par l'humeur aqueuse, ne se cicatrise pas et qu'il reste une fistule là où a été faite la perte de substance ?

Mais poursuivons l'analyse des diverses opinions émises pour expliquer l'action de l'iridectomie.

STELWAG (1) est encore partisan d'une théorie mécanique lorsqu'il parle de l'élargissement de la cavité oculaire par la distension de la cicatrice et qu'il montre ainsi l'action de la sclérotomie qu'il a le premier pratiquée.

DE WECKER (2) reprenant une idée abandonnée par DE GRÆFE, conçoit l'hypothèse de la filtration au niveau de la plaie sclérale ; il s'efforce de démontrer que les plaies sclérales sont plus poreuses que les plaies cornéennes et que c'est là la raison d'être de la valeur anti-glaucomateuse de l'iridectomie sclérotomique, à travers la sclérotique.

Parmi toutes ces théories, et quelques autres qu'on trouve dans les classiques, notamment GAMA-PINTO, article Glaucome de *l'Encyclopédie française d'Ophtalmologie*, et SCHMIDT-RIMPLER, dans le même article du *Græfe's-Sæmisch*, nos préférences vont à celles qui font intervenir

---

(1) STELWAG. Ueber Binnendrucksteigerung und Glaukom. *Abhandlungen aus dem Gebiete der praktischen Augenh.*, p. 152, 1882.
(2) DE WECKER. La cicatrice à filtration. *Ann. d'ocul.*, 1882.

un facteur mécanique. Ce qu'a dit DE GRAEFE sur la diminution de la surface sécrétante de l'iris n'est plus soutenable depuis longtemps et quant à l'action des nerfs vaso-dilatateurs, des vaso-contricteurs, des ganglions iriens et choroïdiens et les modifications de la circulation intra-oculaire qui en résultent, je dirai volontiers au sujet de ces théories ce que FONTENELLE a dit de la métaphysique : « J'étais encore tout petit que je commençais déjà à n'y rien comprendre. » S'il y a là-dedans une part de vérité, elle est environnée de tels nuages que je ne l'aperçois pas et, dans l'interprétation des faits que la clinique soumet tous les jours à mon jugement, j'aime à n'invoquer que les vérités transparentes, démontrables et démontrées.

Ce sont donc les théories mécaniques qui ont mes préférences. Je crois, avec CZERMAK et DE VINCENTIIS à l'utilité de la section du ligament pectiné, au débridement de l'angle irien, avec WEBER, à l'efficacité des déchirures qui font communiquer l'humeur aqueuse avec les espaces supra-choroïdiens ; il y a là certainement une bonne part du mode d'action de l'iridectomie ; mais je crois qu'il n'y a là qu'une part et peut-être la plus petite.

L'iridectomie agit en provoquant plus ou moins long-temps une filtration au niveau de la plaie sclérale, et cette filtration est elle-même la conséquence de l'encla-vement du moignon excisé dans la plaie, de l'ourlage de la lèvre postérieure de l'incision par l'iris que l'opérateur, qu'il le veuille ou non, attire et laisse dans l'ouverture sclérale. Pour appuyer notre affirmation, nous appor-tons ici une étude anatomique basée sur trois obser-vations.

La première concerne un fait clinique au sujet duquel nous avons pu faire l'examen de l'œil, et les deux autres se rapportent à des opérations que nous avons faites chez l'homme, la première sur un œil glaucomateux, les deux autres sur des yeux normaux devant être sacrifiés dans un évidement sous-périosté de l'orbite pour néoplasme malin.

Voici nos faits :

Premier fait. — M. X..., atteint d'un glaucome absolu avec perte complète de la vision, entre dans la clinique ophtalmologique de l'hôpital Saint-André, le 4 mars 1912. Il a perdu complètement toute vision de cet œil depuis longtemps et vient nous consulter parce qu'il éprouve, depuis quelque temps, de violentes douleurs péri-orbitaires ; la tension est très élevée : T + 3, la cornée dépolie, l'iris atrophié et la pupille très dilatée.

Dans le but de supprimer l'hypertension, je pratique l'iridectomie, le 5 mars, indiquant au malade que si cette opération ne réussit pas à donner la sédation demandée, il sera nécessaire de faire l'énucléation. L'iridectomie est exécutée d'une façon correcte ; elle ne suffit pas à faire disparaître les phénomènes douloureux. L'énucléation est pratiquée le 9 mars, c'est à dire quatre jours après, et nous eûmes ainsi l'occasion d'étudier une plaie sclérale récente et nous rendre compte des rapports du moignon de l'iris et de la plaie.

Ces rapports sont nettement visibles sur le dessin ci-joint (fig. 28).

La lèvre postérieure de la plaie est revêtue par l'iris ; il s'agit là d'un véritable ourlage, c'est à dire d'un enclavement très étendu de la base de l'iris dans la plaie sclérale. Nous avions cependant fait une iridectomie très régulière, en deux temps, classique, telle que nous avons depuis longtemps l'habitude de la faire dans le glaucome aigu.

Pour mieux étudier encore l'état anatomique de la plaie
sclérale, nous avons fait les deux expériences suivantes
sur deux yeux humains, normaux, devant être énucléés,

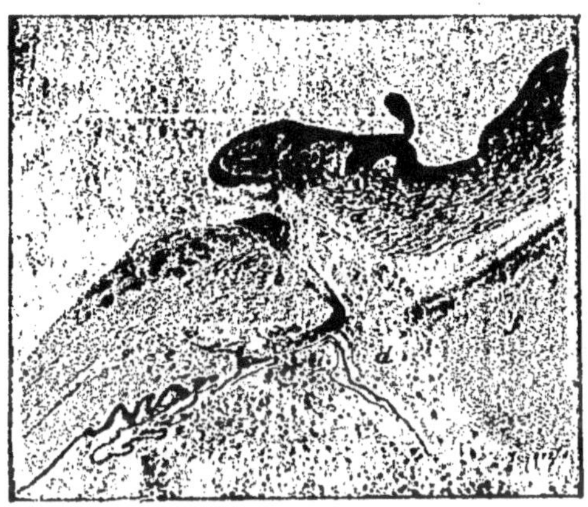

Fig. 28. — Ourlage de la lèvre postérieure de la plaie par l'iris, après l'iridectomie

l'un pour une tumeur maligne ethmoïdale, l'autre pour
une néoplasme de l'orbite.

2e *fait.* — Chez le premier de ces deux derniers malades,
j'ai encore pratiqué une iridectomie sclérale régulière,
en deux temps, en m'efforçant d'éviter tout enclavement
scléral et j'ai fait, après l'opération, avec la spatule, une
toilette soignée de la plaie.

Voici la pièce anatomique que j'ai obtenue (fig. 29),
toujours un ourlage de la lèvre postérieure de la plaie et
un ourlage tel que, si l'œil avait vécu, il se serait transformé en un enclavement très étendu.

Était-ce donc parce que je n'avais pas exercé une traction
suffisante sur l'iris que ceci s'était produit, et faut-il,
pour pratiquer l'iridectomie antiglaucomateuse, délibéré-
ment et tirer l'iris hors de la plaie et abaisser la sclérotique

avec les ciseaux, afin de ne pas laisser le moignon irien sectionné dans la plaie? C'est là ce que j'ai fait dans le second œil mis en expérimentation et voici le résultat obtenu.

3ᵉ fait. — J'ai déchiré violemment la base de l'iris et

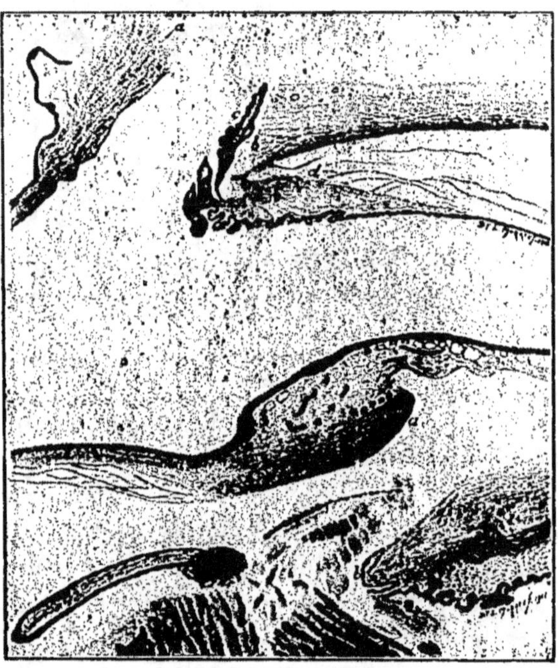

Fig. 29. — Après une iridectomie sans traction de l'iris — ourlage de la lèvre postérieure par l'iris (partie supérieure de la figure) — hémorragie abondante après traction de l'iris (partie inférieure de la figure).

cette déchirure retentissant sur le corps ciliaire, a entraîné une hémorragie abondante qui tient une grande place sur la figure (fig. 29, partie inférieure de la figure).

Que deviendrait un œil glaucomateux ainsi traumatisé?

Et n'est-il pas très dangereux de déchirer violemment l'iris à sa base? Le corps ciliaire, si prompt à la rébellion, ne serait-il pas le point de départ de phénomènes irritatifs très graves? Nous croyons qu'une pareille opération faite pour éviter l'ourlage de la plaie serait désastreuse et il en résulte ainsi que l'ourlage est la conséquence habituelle, sinon constante, d'une iridectomie sclérale faite selon les règles ordinaires.

La conséquence à tirer d'une pareille étude est donc que, dans l'iridectomie, selon DE GRÆFE, la lèvre sclérale est encombrée par l'iris, et que cette membrane est au propre par sa base enclavée dans la plaie. On ferait donc ainsi l'iridoenkléisis sans le savoir et sans le vouloir; là serait l'explication de la filtration; pendant un certain temps, pendant longtemps parfois, le tissu irien maintiendrait la plaie ouverte jusqu'au moment où sclérotique et tissu de l'iris se seraient ensemble réunis et fusionnés.

C'est là ce qui se passe dans l'iridectomie sclérotomique, l'iris est placé entre deux lèvres sclérales faites pour se rejoindre puisque l'opérateur n'a fait aucune perte de substance ; dans l'iridectomie sclérectomique, il est possible et même probable que l'iris ourle la lèvre postérieure de la plaie; mais comme la lèvre antérieure est réséquée, il n'y a pas pincement de l'iris ; en avant de lui, recouvrant la lèvre postérieure de la plaie de la sclérotique, se trouve un trou, un vide, la brèche sclérale. Il n'est pas impossible que l'iris, non coincé dans la plaie, se retire lorsque l'œil reprend son tonus dans les premiers jours après l'intervention, mais en admettant que l'iris, dans la sclérecto-iridectomie, reste à sa mauvaise place, et continue à ourler la plaie, il est évident qu'il n'est pas enclavé, qu'il n'est pas serré entre les lèvres de la plaie, puisque ces lèvres par définition ne se rejoignent pas, qu'elles sont séparées par la largeur de l'orifice produit par la résection de la sclérotique.

Les considérations anatomiques que nous venons d'exposer, montrent la bonne manière de faire une sclérectomie; il faut faire une brèche sclérale épandue le long de l'angle de filtration sur toute la lèvre antérieure de la plaie, il faut, pour faire une bonne sclérecto-iridectomie, réséquer toute la lèvre antérieure de la plaie, soit avec les ciseaux, soit avec l'emporte-pièce et, en terminant son opération, faire rentrer soigneusement l'iris au niveau des angles de l'incision.

Une sclérectomie ainsi faite donne une fistulisation sous forme d'un orifice, long de 3 à 4 millimètres environ, dans lequel on n'aura rien à redouter de l'enclavement de l'iris et qui facilitera au maximum l'écoulement des liquides intra-oculaires sous la conjonctive.

Tels sont les renseignements donnés par l'étude anatomique de la plaie sclérale dans l'iridectomie antiglaucomateuse. Cette étude démontre le mode d'action de l'enclavement irien et son utilité en faisant d'ailleurs saisir ses inconvénients. Tout ceci est bien d'accord avec la clinique et nous pourrions en donner de nombreuses preuves. L'observation suivante est un type qui suffira à démontrer le rapport étroit qui existe entre l'anatomie pathologique de la plaie et les phénomènes morbides observés sur le malade.

Obs. 7. — Mme B...., 31 ans, ménagère, Bordeaux, ne présente rien de bien saillant dans ses antécédents. Elle affirme avoir eu une vue excellente jusqu'à l'âge de 20 ans.

Il y a 11 ans, un matin, sans cause apparente, elle ressentit de violentes douleurs dans les globes oculaires et dans la tête : nausées, vomissements, fièvre, etc... Immédiatement la vue s'obscurcit et, dans

la soirée, l'acuité étant presque nulle il fut pratiqué par le D' DESPA-
GNET une double iridectomie. Le matin suivant, la vue avait réapparu
des deux côtés, O G étant cependant inférieur à O D. Quelques jours
après, le même oculiste fit une nouvelle intervention « ? » à O G.
Depuis, M⁰ᵉ B... n'a plus consulté personne.

Le 26 juillet 1909, nous voyons par hasard cette malade et voici ce
que nous constatons, 14 ans après l'intervention :

O D. — Il existe dans l'angle interne de la plaie, un léger enclavement
de l'iris, lequel, comme l'irido-enkleisis de HOLTH, a permis la
fistulisation de la chambre antérieure. A ce niveau, en effet, se voit un
volumineux boursouflement de la conjonctive, lequel résulte du
passage du trop-plein oculaire dans les mailles du tissu cellulaire; ce
soulèvement de la muqueuse permet de voir par transparence l'angle
de l'iris enclavé.

La tension est normale et l'acuité s'est maintenue à ce qu'elle était
après la première intervention, grâce à la cicatrice cystoïde.

$$\text{OD} \quad 120^\circ + 3; \text{V} = 1/2.$$

Le champ visuel mesure 50ᵒ en haut, 80ᵒ en dehors, 50ᵒ en bas et
en dedans. L'examen ophtalmoscopique montre une papille non
excavée.

Mais, par périodes, la malade souffre de douleurs de tête assez
violentes, qui occasionnent parfois des nausées ; le globe, à ces
moments, bien que non injecté, est douloureux spontanément et à la
pression, et c'est pour ces douleurs que la malade vient nous
consulter.

O G. — Au niveau de l'incision, il n'existe pas la moindre trace de
cicatrice. L'iridectomie a été exécutée d'une façon parfaite et, malgré
tout, l'œil est dur (T + 1), la vue, de ce côté est complètement abolie.
La perte de la vision s'est effectuée insensiblement en sept ou huit
ans. L'ophtalmoscope révèle une papille fortement excavée.

M⁰ᵉ B... prétend qu'au moment de la première opération, elle y
voyait aussi bien du côté gauche que du côté droit.

De la lecture de cette observation, il faut donc retenir
ce qui suit :

a) C'est grâce à la présence de la fistule, faisant
communiquer la chambre antérieure et les espaces sous-
conjonctivaux, que O D a conservé une tension normale
et une acuité relativement bonne, 14 ans après l'opération.

b) L'iridectomie n'a pas, chez cette malade, empêché

l'affection d'évoluer, à gauche, jusqu'à cécité absolue ; elle n'a pas non plus supprimé, d'une manière durable, l'hypertension primitive et il est probable qu'il en aurait été de même à droite, si l'enclavement irien accidentel n'était venu favoriser la formation d'une cicatrice cystoïde, véritable soupape de sûreté.

3° Enfin, malgré l'indéniable action de cet enclavement, il est à retenir que Mᵐᵉ B... accuse de violentes douleurs du côté droit, lesquelles sont dues, sans aucun doute, au tiraillement constant des plexus nerveux iriens.

Cet enclavement peut donc avoir de grands inconvénients ; HOLTH, dans l'irido-enkleisis, note le défaut de formation de la chambre antérieure et un certain degré d'irritation irienne ; on peut redouter beaucoup plus que cela ; l'enclavement de l'iris dans la région sclérale est particulièrement dangereux, ceux qui ont vu les malades opérés de la cataracte par la méthode dite linéaire de DE GRÆFE, savent bien que c'était là un des gros inconvénients de cette opération et que les enclavements angulaires qui en résultaient étaient pleins de dangers pour l'avenir.

Nous n'insisterons pas davantage sur les inconvénients de ces enclavements, espérant bien que tout le monde sur ce point sera de notre avis et c'est précisément pour les éviter que nous avons imaginé notre procédé personnel d'iridectomie et de sclérectomie combinées dans la cure du glaucome chronique.

Il faut obtenir l'issue facile du liquide sous la conjonctive ; il faut créer, sans enclavement de l'iris, avec une ouverture nette et assez large à la coque de l'œil, une voie artificielle permettant à la chambre antérieure de se libérer de son trop-plein et il est bon, en même temps, que cette opération intéresse les espaces choroïdiens et les fasse communiquer avec la chambre antérieure.

C'est là ce que nous croyons avoir réalisé par la méthode nouvelle que nous étudions plus loin ; avant d'étudier cette méthode, nous allons passer en revue les opérations qu'on a voulu, avant nous, substituer à l'iridectomie et bien établir à la fois la valeur réelle de l'iridectomie et de ces opérations succédanées.

B) Sclérotomie. — Nous décrirons d'abord la sclérotomie que nous diviserons en quatre variétés : *a.* la sclérotomie antérieure; *b.* la sclérotomie en T de Van Lint; *c.* la sclérotomie de Maklakoff; *d.* la sclérotomie postérieure.

a) SCLÉROTOMIE ANTÉRIEURE

En 1869, au Congrès d'Heidelberg, de Wecker exposa ses idées sur le mode d'action des cicatrices sclérales qui permettaient la filtration de l'humeur aqueuse avec réduction de l'hypertension et, en 1871, il conseilla le manuel opératoire suivant.

« On pénètre avec un étroit couteau de de Graefe à une distance de un millimètre du bord cornéen ; on dirige le couteau très lentement parallèlement à l'iris, faisant la contre-ponction exactement dans le point opposé à la ponction. En poussant le couteau en avant, on sectionne du lambeau une quantité telle que le pont inachevé équivaut comme étendue aux parties sectionnées et situées de chaque côté. Ces deux sections latérales peuvent être faites par la simple propulsion du couteau, ou, sur un œil non trop tendu, par de faibles mouvements de scie exécutés avec une extrême lenteur et sans déplacer l'iris sur lequel glisse le plat du couteau. La façon de retirer le couteau mérite la plus grande attention. Au moment de le sortir, on relient pendant l'écoulement très lent de l'humeur aqueuse, avec le plat de l'instrument, l'iris; ensuite, on abaisse à mesure que le tranchant sort de la chambre antérieure, le manche du couteau de façon à inciser encore, avec la pointe, les arcades de la rigole de Fontana, et à ne laisser du pont, qui mesure le tiers de la section, que le feuillet externe de la sclérotique. »

Ainsi que l'a exposé dans sa thèse notre élève M. Beauvieux (1), ce procédé a subi de nombreux changements. Bader (1881) sectionnait toute la coque sclérale sans se soucier du prolapsus

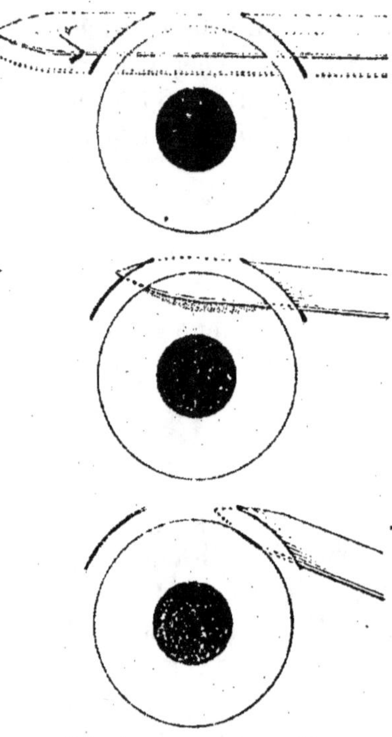

F. 30. — Sclérotomie de DE WECKER.

irien; Rochon-Duvigneaud (2) (1895, sclérotomie réduite) se contente d'exciser le feuillet interne de la sclérotique jusqu'à ce que le couteau ressorte par son étroit point de pénétration.

(1) BEAUVIEUX. Traitement du glaucome chronique. *Th. Bordeaux*, 1910.
(2) ROCHON-DUVIGNEAUD. La sclérotomie. *Gazette des hôpitaux*, 8 et 22 juin 1895.

Il fait la ponction et la contre-ponction et, en sortant son couteau, il en relève la pointe de façon à inciser, à libérer la rigole de FONTANA ; ROCHON-DUVIGNEAUD a donc fait le débridement de l'angle irien au même moment que DE VINCENTIIS et peut-être avant lui.

C'est une opinion, d'ailleurs généralement accréditée, que la sclérotomie est, dans le glaucome chronique, inférieure à l'iridectomie ; nous pourrions invoquer, à l'appui de cette manière de voir, beaucoup d'auteurs ; nous n'y insisterons pas, car, aussi bien au point de vue de l'iridectomie que des opérations succédanées par lesquelles on a voulu la remplacer, nous désirons simplement présenter une vue d'ensemble, réservant l'effort principal de notre ouvrage pour la description et la défense de l'opération nouvelle que nous voulons substituer à l'iridectomie simple.

La preuve d'ailleurs de l'insuffisance de l'iridectomie et de la sclérotomie est dans le grand nombre d'opérations qui ont été conseillées pour les remplacer ; ce sont ces opérations qu'il nous faut maintenant apprécier.

CHIBRET (1), pour modifier la sclérotomie, a conseillé une opération qui mérite d'être mentionnée : avec un couteau à arrêt, il traversait la sclérotique obliquement et pendant trois semaines, il rouvrait la plaie tous les jours au moyen du massage ou bien directement à l'aide d'un instrument mousse ; il voulait obtenir ainsi une cicatrice à filtration. Il est impossible et dangereux, au point de vue de l'infection, d'imposer au malade des manœuvres incessantes pour maintenir sa plaie ouverte, et celle-ci tend à se fermer, comme toutes les plaies de ce genre,

(1) CHIBRET. La ponction scléro-cyclo-irienne dans le traitement du glaucome. *12ᵉ Congrès de Méd.* Moscou, août 1897.

quand on l'abandonne à elle-même. L'opération de Cai-
bnet ne s'est pas répandue, mais elle témoigne d'un
effort très intelligent, en vue d'obtenir ce qui est nécessaire à la cure du glaucome, c'est à dire une cicatrice
laissant sortir les liquides de l'intérieur de l'œil.

De la sclérotomie et de l'iridectomie, il faut rapprocher aussi l'opération signalée par Knies (1) en 1893, qui
consiste à pratiquer la section périphérique de la cornée
en comprenant l'iris dans la section; cette opération est
très rationnelle. On peut ainsi ouvrir notablement les
voies de filtration, sans s'exposer à un enclavement de
l'iris, toujours à craindre après la sclérotomie un peu
large dans un œil tendu.

Après la sclérotomie, Tenson (de Toulouse) (2) a conseillé
de pratiquer de chaque côté une iridectomie, au niveau
de la ponction et de la contre-ponction; il a ainsi le
bénéfice du débridement de l'angle irien et celui de deux
petites iridectomies qui peuvent être périphériques ou
complètes; et c'est là une opération judicieuse et bien
capable de réduire pendant quelque temps la tension
anormale de l'œil glaucomateux.

b) SCLÉROTOMIE EN T (Van Lint)

Contre toutes les formes de glaucome, Van Lint (3) (de
Bruxelles) a conseillé la sclérotomie en T dont la figure
31 fait comprendre le manuel opératoire. Il obtient
ainsi de très bons résultats au point de vue de la normalisation de la tension.

(1) Knies. Ueber eine neue Behandlung des Glaukoms. Ber. über die 23.
Vers. d. opht. Ges. zü Heidelberg. S. 118. 1893.
(2) Tenson (de Toulouse). Soc. franç. d'ophtal., p. 52, 1885.
(3) Van Lint. Clin. ophtal., p. 362, 1913.

Chez les malades opérés de la sclérectomie par le procédé Lagrange ou par la trépanation d'Elliot, la tension est, dit Van Lint, souvent beaucoup inférieure à la normale.

C'est vrai en ce qui concerne la trépanation parce que le trépan touche souvent le corps ciliaire; ce n'est pas vrai en ce qui concerne mon procédé correctement exécuté parce que le corps ciliaire reste intact.

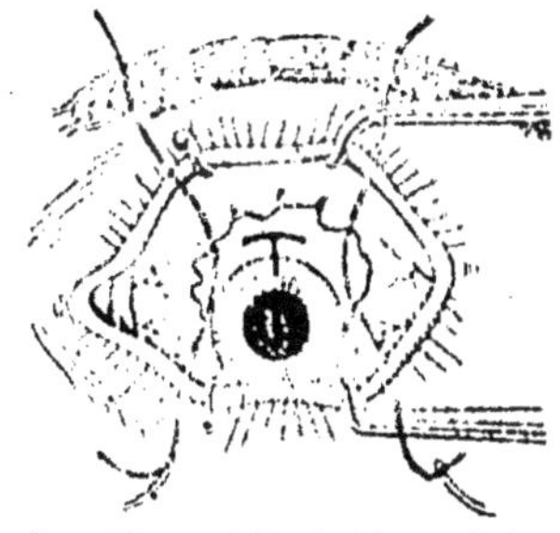

Fig. 34. — Sclérotomie en T de Van Lint.

c) SCLÉROTOMIE OBLIQUE DE MAKLAKOFF

Après la sclérotomie de de Wecker qui tient une grande place dans l'histoire de la chirurgie oculaire, nous croyons devoir parler assez longuement de la sclérotomie oblique de Maklakoff; bien qu'il s'agisse là d'une opération peu recommandable au point de vue clinique, nous nous arrêterons assez longuement sur cette opération parce que Maklakoff fils a, très courtoisement d'ailleurs, fait remarquer que son père le Professeur Maklakoff, de Moscou, avait conseillé d'exciser un petit lambeau de sclérotique dans l'une des lèvres de l'incision sclérale et il nous importe de bien montrer que cette manière de procéder n'a rien de comparable à la résection sous-conjonctivale limbique qui est à la base de la méthode fistulisante que nous exposerons plus loin.

Bien que les travaux de l'éminent oculiste qu'était le Professeur Maklakoff père nous soient en général très familiers, son procédé de sclérotomie oblique, par lequel il a cherché à obtenir la cicatrice filtrante, et même la cicatrice cystoïde (*pium desiderium*, dit-il), dans le glaucome, nous avait échappé, parce que la description en avait été donnée incidemment, dans un long travail sur l'ophtalmotonométrie ; en 1909, à Buda-Pest, le Professeur GOLOVINE en a parlé à la section d'ophtalmologie du Congrès international et depuis lors, après en avoir lu la description, j'ai pu me convaincre que cette sclérotomie oblique n'était que l'un des nombreux et mauvais procédés décrits depuis longtemps par un grand nombre d'auteurs, dans le but d'obtenir la cicatrice filtrante et cystoïde.

Je ne veux pas abuser des lecteurs, qui sont tous bien documentés à ce sujet ; ils savent que le premier auteur qui a compris le rôle de la cicatrice à filtration et qui a décrit les procédés pour l'obtenir, c'est DE WECKER (La cicatrice à filtration, *Annales d'Oculistique*, 1882).

Tout ce qui a été fait depuis dans ce sens, procède directement de lui ; la sclérotomie qu'il a si laborieusement défendue, était un procédé opératoire destiné à donner une cicatrice filtrante et, dans l'iridectomie, le résultat heureux était dû, d'après lui, à la filtration des liquides, au niveau de la cicatrice dont il a décrit soigneusement les caractères dans plusieurs publications ; après DE WECKER, un grand nombre d'ophtalmologistes ont cherché à obtenir le même résultat, en combinant la sclérotomie avec l'iridectomie (TERSON, 1885), en faisant la ponction scléro-cyclo-irienne (CHIBRET), en combinant la sclérotomie et le massage (DIANOUX, 1883), en enclavant l'iris dans la plaie [BADER, 1881, HOLTH] (1), et plus tard HERBERT] et en y introduisant un lambeau de conjonctive,

---

(1) HOLTH. Iridencleisis antiglaucomatosa. *Ann. d'ocul*, mai 1907.

etc., etc. Tous ces auteurs, et beaucoup d'autres que je ne nomme pas, ont cherché à obtenir, et la plupart d'entre eux ont obtenu, avant Maklakoff père, la cicatrice à filtration, voire même la cicatrice cystoïde; mais ils l'ont obtenue difficilement, rarement, dangereusement, dans les cas de glaucome à forte tension, faisant bâiller la plaie sclérale, ou au prix d'un enclavement fâcheux, dans le glaucome simple.

La sclérotomie oblique de Maklakoff père, n'est pas meilleure que tous les procédés qui l'ont précédée ou suivie; il nous paraît même être l'un des moins sûrs, l'un des moins réglés et des plus redoutables.

La figure ci-dessus, empruntée à l'article original de Maklakoff, fait bien comprendre sa technique opératoire.

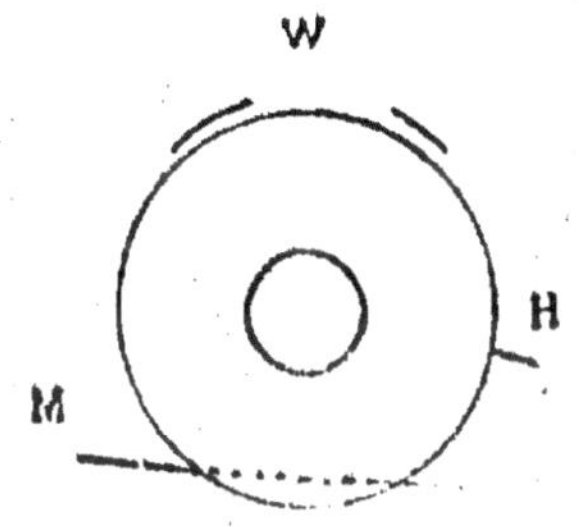

Fig. 32.
M, Sclérotomie oblique de Maklakoff;
W, Sclérotomie de de Wecker; H, Opé-
ration de Hancock.

La ligne M représente l'incision recommandée, incision ainsi décrite : « Je fais mon incision avec le couteau « lancéolaire dans la sclérotique même, entre les inser- « tions des muscles droits du globe et après avoir com- « mencé l'incision dans la sclérotique, je la termine juste « au niveau de la cornée ».

On voit que l'incision est en plein corps ciliaire et que rien n'est recommandé pour que cette incision soit recouverte par un lambeau conjonctival; en incisant la sclérotique on incise évidemment la conjonctive qui se rétracte et laisse à nu la plaie, d'autant plus qu'il n'est nullement question de suturer la muqueuse au dessus de la plaie sclérale.

A la faveur de cette incision, MAKLAKOFF fait ou ne fait pas l'iridectomie, selon les cas ; mais il obtient, dit-il, aisément une cicatrice filtrante qui « malheureusement se « transforme tôt ou tard en cicatrice ferme. »

« Pour empêcher cette cicatrisation définitive, je fais, « dit-il, avec des ciseaux de WECKER, *une incision* sur les « bords de la plaie ou bien *une excision d'un petit lam-* « *beau* triangulaire de la sclérotique. Alors la cicatrisa- « tion se fait plus difficilement et les qualités filtrantes « de la cicatrice persistent plus longtemps »

Ainsi sur le trajet de la ligne M, qui commence *entre les attaches des muscles droits*, à 6 ou 7 millimètres de la cornée, c'est à dire derrière le corps ciliaire et finit dans le limbe, MAKLAKOFF fait, soit une incision, soit une petite excision ; il ne dit pas sur quel point de la ligne il fait cette incision ou cette excision ; l'emplacement de ce temps de l'opération paraît lui être indifférent et comme la ligne M est, dans la plus grande partie de son éten- due, en plein corps ciliaire, nous pouvons dire qu'à ce niveau l'auteur ne craint pas de mettre le tractus uvéal à nu.

Il ne serait pas juste de venir dire aujourd'hui, après que j'ai démontré la valeur de la résection sclérale en face de la chambre antérieure, que MAKLAKOFF réséquait à cet endroit ; dans cette question de priorité nous n'avons à tenir compte que de ce qui est écrit et MAKLAKOFF n'a dit nulle part et en aucune façon, qu'il valait mieux réséquer la sclérotique là qu'ailleurs.

En réséquant le long de la ligne M, notre confrère a donc fait très probablement quelque chose comme l'opé- ration de la trépanation sclérale, en face du corps ciliaire, préconisée en 1876, par ARGYLL-ROBERTSON qui cherchait, lui aussi et obtenait quelquefois, bien avant Maklakoff, la cicatrice filtrante.

Une pareille opération est aussi dangereuse que possible ; elle pourra donner quelquefois la cicatrice filtrante avec ses bons résultats, mais elle donnera très souvent des mécomptes par son retentissement sur la région ciliaire. Le corps ciliaire doit être, avant tout, respecté ; j'ai eu trois insuccès opératoires dans mes nombreuses interventions pour le glaucome, je suis convaincu que, pour une large part, je les dois à ce que je ne me suis pas assez délié de cet ennemi de toutes nos manœuvres opératoires intra-oculaires, le corps ciliaire et son plexus nerveux.

Il faut sectionner la coque de l'œil en face de la chambre antérieure et pas ailleurs et le procédé Maklakoff, qui met le corps ciliaire à nu, sur une très longue étendue, est l'un de ceux qu'il ne faut pas employer pour obtenir la cicatrice filtrante.

Il est donc vrai que Maklakoff père a fait connaître en 1892, l'un des nombreux procédés capables de permettre au liquide intra-oculaire de sortir de l'œil ; mais il est loin d'avoir à cet égard droit à aucune priorité, car il a préconisé son procédé après beaucoup d'autres qui, par des moyens médiocres, mais pour la plupart meilleurs que le sien, ont cherché et obtenu, avant lui, la cicatrice filtrante et même, ce que le professeur de Moscou considérait comme l'ultime résultat (*pium desiderium*), la cicatrice cystoïde.

Je n'ai jamais, pour ma part, réclamé l'honneur d'avoir obtenu, le premier, la filtration hors de l'œil, des liquides intra-oculaires ; j'ai dit qu'il n'existait pas, jusqu'à la description de mon procédé (juin 1903), de moyen innocent, sûr et commode de l'obtenir, et laissant de côté le mot très mauvais de cicatrice filtrante, j'ai déclaré qu'il fallait fistuliser l'œil au niveau de la chambre antérieure et faire une fistulisation sous-conjonctivale, *sans enclavement dans la plaie sclérale, de quoi que ce soit.* A la conception fausse de la cicatrice filtrante, j'ai substitué la notion juste de la fistulisation.

C'est là ma méthode; elle repose sur trois données :

1° Ablation nécessaire d'un lambeau de sclérotique ;

2° Ablation de ce lambeau au niveau même de l'angle de filtration et sur une grande étendue, le long de cet angle.

3° Résection sclérale faite sous un lambeau conjonctival, aussi épais, aussi protecteur que possible.

Quels rapports y a-t-il entre cette conception opératoire et la sclérotomie oblique de Maklakoff, 1° qui fait une longue incision en face du corps ciliaire alors que je le respecte avec le plus grand soin; 2° qui conseille *indifféremment* soit un débridement, une incision, soit une petite excision de la sclérotique, sans dire exactement où il faut exciser, et qui, quand il excise, le fait très probablement en face du corps ciliaire, puisque les deux lèvres de sa sclérotomie sont, pour les 5/6, en face de lui; 3° qui traduit bien sa préférence pour le simple débridement, l'incision, en appelant son opération la *sclérotomie oblique*, alors que la mienne est, avant tout et toujours une *sclérectomie*, d'un siège très précis, une sclérectomie en avant du tractus uvéal, une sclérectomie antérieure ; 4° qui ne pense en aucune façon au lambeau conjonctival tout à fait indispensable pour protéger la plaie et pour recevoir le liquide sorti de l'œil dans les espaces cellulaires sous-muqueux.

d) SCLÉROTOMIE POSTÉRIEURE. — TRÉPANATION SCLÉRALE

La sclérotomie postérieure a été pratiquée pour la première fois par Guérin, en 1769 puis par Mackensie et plus tard, peu après les travaux sur la sclérotomie antérieure (Quaglino et de Wecker), elle fut reprise par de Luca (1) qui la décrivit comme une paracentèse de la sclérotique dans le glaucome (1872); il conseille de ponctionner à 6 millimètres du limbe entre le droit externe et le droit inférieur, dans le corps vitré. Galezowski en 1885 conseille également le débridement scléral de la région équatoriale à l'aide d'un couteau tenu à plat et introduit jusqu'à la choroïde qui ne doit pas être incisée.

C'est là l'opération conseillée par Lefort à la Société de Chirurgie en 1876, dans la communication où il insiste avec une juste raison sur la présence du liquide épanché dans l'espace supra-choroïdien des glaucomateux.

Masselon (2) avait déjà utilisé cette sclérotomie postérieure avec grand succès à la clinique de de Wecker, lorsque Parinaud (3), en 1885, décrivit la sclérotomie en forme de sangsue, manœuvre que du reste Mackensie avait déjà recommandée.

Nous signalons encore sans y insister qu'un assez grand nombre d'oculistes, presque tous anglais, ont conseillé la trépanation de la sclérotique au niveau du segment postérieur de l'œil, dans la région équatoriale.

C'est probablement cette trépanation postérieure qui

---

(1) de Luca. Sulla paracentis della sclérotica nel glaucoma. *Ann. di ottal.*, II, p. 155, 1872.

(2) Masselon. *Ann. d'ocul.*, t. XCV, p. 231, 1886.

(3) Parinaud. *Ann. d'ocul.*, XCIII, p. 120, 1885.

a donné à Elliot dont nous apprécierons plus loin les travaux, l'idée de faire la sclérectomie antérieure au tré-
an.

Au sujet des opérations portant sur le globe, en arrière du cristallin, il faut encore citer la trépanation sclérale sous-musculaire de Roemer (1) qui applique le trépan de von Appel sous le droit inférieur détaché.

La cicatrisation se fait par la formation de nouvelles couches sclérales; l'œil humain supporte bien cette opération, mais l'hypotonie n'a pas été durable dans les 15 cas où elle a été pratiquée, ce qui s'explique aisément parce que le tractus uvéal vient boucher hermétiquement le trou en s'organisant.

C) Débridement de l'angle irien. — Le mode d'action du débridement de l'angle irien, conseillé par de Vincentiis (2) et que Valude et Duclos (3) ont étudié complètement ne nous paraît à aucun degré supérieur à celui de la sclérotomie de de Wecker. C'est d'ailleurs, sauf des détails secondaires de technique, la même opération.

Dans le débridement de l'angle irien, on sectionne le tendon du muscle ciliaire. Par là ce procédé se rapproche de l'opération de Hancock (4) qui consiste dans une myotomie intra-oculaire; cet auteur croyait que la section du muscle mettait fin aux contractions du ciliaire étranglant les vaisseaux et les nerfs, mais il est tout à fait probable que ce n'est pas ainsi qu'elle a donné des résultats, c'est

(1) Roemer (de Greifschwald) Société ophtalmologique d'Heidelberg, août 1911.
(2) de Vincentiis. Incisione dell'angolo iridieo et glaucoma. Ann. di ottal., p. 510, 1893.
(3) Valude et Duclos. Ann. d'ocul., 1897.
(4) Hancock. On the division of the ciliary muscle in the glaucoma. Ann. d'ocul., t. XLIV, 1860.

en débridant le tractus uvéal et en mettant en communication les espaces supra-choroïdiens avec les chambres de l'humeur aqueuse ; la section du tendon du ciliaire a les mêmes conséquences.

Les statistiques qui ont été publiées au sujet du débridement de l'angle irien, ne sont pas nombreuses ; nous ne connaissons que celles qui ont été rapportées dans le travail de VALUDE et DUCLOS. Elles sont assez bonnes, c'est à dire qu'elles valent celles de la sclérotomie, et c'est probablement parce que les résultats cliniques obtenus n'ont pas été supérieurs à ceux que donnent les autres opérations, que l'opération du professeur de Naples ne s'est pas répandue davantage.

D) SCLÉRO-CHORIOTOMIE. — QUERENGHI (1) convaincu que l'iridectomie n'est pas nécessaire, ni utile dans la cure du glaucome (2), conseille d'intervenir en pratiquant la scléro-choriotomie. Par son opération, il met en communication les espaces choroïdiens avec l'espace rétro-irien et, par la pupille, avec la chambre antérieure. QUERENGHI croit, comme LAFONT (3), que le glaucome aigu ou chronique, est la conséquence d'une hydropisie aiguë ou chronique de l'espace supra-choroïdien. En incisant la choroïde il permet au liquide accumulé de s'écouler dans la chambre antérieure et de disparaître.

E) CYCLODIALYSE. — La cyclodialyse de HEINE est une opération qui consiste dans une incision faite à la scléro-

(1) QUERENGHI. Encore du glaucome et de son opérabilité sans l'iridectomie. *Ann. d'ocul.*, janvier 1901.

(2) QUERENGHI. La scléro-choriotomie ou sclérociliotomie pour le traitement du glaucome, *XVI* Congrès de la Soc. ital. d'ophtal.*, Florence, 1902.

(3) LAFONT. *Gazette des hôpitaux*, 1876 et *Annales d'oculistique*, t. XXV, p. 298.

tique au niveau de la partie postérieure du corps ciliaire, et dans l'introduction sous la sclérotique d'une spatule qui décolle successivement le corps ciliaire et l'attache du muscle ciliaire et qui vient apparaître dans le chambre antérieure. Les espaces supra-choroïdiens et la chambre antérieure communiquent ainsi largement.

Nous signalerons en terminant cette esquisse rapide, la scléritomie de Nicati (1) qui s'exécute de la manière suivante : la lame, le tranchant dirigé en bas, est introduite à travers le limbe scléro-cornéen, dans la partie inférieure de la chambre antérieure, conduite parallèlement à l'iris en direction horizontale et poussée, ensuite, de manière à faire une contre-ponction.

On fait alors exécuter à la lame 1/4 de tour et on incise la base de l'iris.

3° Valeur clinique de l'Iridectomie, de la Sclérotomie, du débridement de l'Angle Irien, de la Scléro-Choriotomie, de la Cyclo-Dialyse.

Nous allons, dans ce chapitre, établir dans les diverses variétés de glaucome, aigu, irritatif, chronique, ou glaucome simple, la valeur de toutes les opérations qui ont été utilisées avant notre création de la méthode fistulisante par la résection sclérale sous-conjonctivale limbique, combinée ou non à l'iridectomie.

Après avoir exposé les données anatomiques et les règles chirurgicales sur lesquelles reposent notre méthode et notre procédé, nous dirons quelle en est la valeur clinique et nous verrons que précisément notre sclérecto-iridectomie est précieuse là où l'iridectomie ne suffit pas.

(1) Nicati. *Soc. de biol.*, 1 juillet 1891.

La méthode fistulisante nouvelle n'a, certes, pas la prétention de supprimer tout ce qui a été fait avant elle, elle aspire seulement à compléter l'œuvre commencée par nos devanciers.

L'iridectomie a une grande valeur, les opérations succédanées ont aussi leur mérite, nous allons nous appliquer à les mettre à leur vraie place dans la thérapeutique du glaucome en général.

1° Valeur de l'iridectomie dans le glaucome aigu

Dans le glaucome aigu, l'iridectomie est une excellente opération dont aucun oculiste ne peut méconnaître la grande utilité. Il est permis de discuter sur le mécanisme de son action favorable ; on peut l'attribuer à une filtration plus ou moins prolongée, due à un enclavement inévitable du moignon irien dans la plaie, ou faire intervenir l'action, encore un peu mystérieuse, des théories vasomotrices ; mais quelle que soit l'explication, le fait est patent, il faut faire l'iridectomie dans le glaucome aigu.

Est-il nécessaire, pour éviter les récidives, d'ajouter quelque chose à l'iridectomie, de faire une résection sclérale comme dans le glaucome chronique? De très bons esprits le pensent, mais nous n'oserions l'affirmer, car, ainsi que nous le disons plus loin, l'iridectomie agit d'autant plus dans le glaucome que la tension est plus haute et dans le glaucome aigu cette tension est maxima.

Pour nous faire bien comprendre, nous dirons que dans la sclérecto-iridectomie les deux excisions sclérale et irienne ont des indications opposées ; la sclérectomie est d'autant plus utile que l'hypertension glaucomateuse est moins haute, l'iridectomie d'autant plus indispensable que la tension est plus élevée, si bien que, dans le glaucome aigu, il faut faire le maximum d'iridectomie et le minimum de sclérectomie, et inversement dans le glaucome chronique.

Le dosage de la sclérectomie pourra donc être proportionné en raison inverse de l'hypertension, celui de l'iridectomie en raison directe, ce qui revient à dire que dans le glaucome aigu l'iridectomie peut suffire et, en réalité, elle suffit très souvent.

La valeur clinique de l'iridectomie dans le glaucome chronique est beaucoup moins évidente.

2° Valeur de l'iridectomie dans le glaucome chronique

Il existe à ce sujet un très grand nombre de travaux dont les plus connus sont ceux de Hirschberg (1879), de Gallenga (1885), de Gruening (1890), de Hanxlöser (1896), de Coppez (1898), de Sidler Huguenin (1898), de Ackermann (1900), de Bull (1889) tous cités par de Wecker, qui a publié sur ce sujet un copieux rapport (*Soc. franç. d'ophtal.*, 1901).

Les premiers faits suivis assez longtemps pour mériter d'être retenus sont ceux de Hanxlöser ; mais comme ceux de Gayet, de Kuhnt, de Sulzer, de Sidler Huguenin, etc., etc. nous ne pouvons en faire état, parce que la distinction n'est pas soigneusement faite entre les diverses variétés de glaucome.

Pour bien juger de la valeur de l'iridectomie, nous croyons ne devoir tenir compte que des statistiques dans lesquelles on distingue le glaucome chronique en deux variétés : le glaucome chronique et le glaucome simple, variétés correspondant à celles que nous désignons dans

nos travaux sous la rubrique « Glaucome à hypertension
« constante et Glaucome à hypertension intermittente. »

Citons d'abord les statistiques des Professeurs Schoen
et Mellinger, publiées par Vettiger (Thèse de Bâle, 1901) :

	Gl. chronique	Gl. simple
Même état qu'à l'entrée..............	14,29 p. 100	25 p. 100
Amélioration visuelle................	39,28 —	" —
Aggravation.........................	35,74 —	66,66 —
Déclin rapide.......................	10,69 —	8,33 —

Et celle de Wygodsky (1) :

	Total	Améhor. p. 100	Statu quo p. 100	Aggravés p. 100	Amauroses p. 100	Résultats favorables p. 100
Gl. chronique...........	147	10,13	39,86	30,10	19,59	49,99
Gl. simple	120	0,77	11,72	18,83	35,65	15,49

Nous empruntons à la thèse d'Hallauer (Bergmann,
1903, Wiesbaden), les résultats suivants :

	Gl. chron.	Gl. simple
Amélioration...............................	35 p. 100	18 p. 100
État stationnaire..........................	26 —	28 —
Aggravation...............................	39 —	51 —

Le travail de von Hippel est plus intéressant, parce que
la période, pendant laquelle le malade a été examiné est
bien indiquée, ce qui est tout à fait capital ; chez 58
malades, dont 74 yeux étaient atteints de glaucome chronique, von Hippel a pratiqué 65 fois l'iridectomie, 6 fois la
sclérotomie, 3 fois les deux interventions. Il n'a jamais vu
se produire de diminution importante de l'acuité visuelle
aussitôt après l'opération ; 2 fois seulement l'acuité
tomba à 0,1 par le fait probablement de l'astigmatisme

(1) Wygodsky. Les suites durables de l'iridectomie dans le glaucome
primitif. *Klin. Monatsbl. f. Augenh.*, 1913, p. 177.

opératoire, une seule fois l'acuité passa de 0,2 à 0,8, 27 fois la guérison se produisit ; l'auteur entend par là que dans 27 yeux (10 p. 100), il n'y avait eu aucune diminution de la vision après une période de 2 ans au moins.

L'observation a pu être prolongée 12 fois, de 2 à 5 ans.

L'observation a pu être prolongée 9 fois, de 5 à 10 ans.

L'observation a pu être prolongée 6 fois de 10 à 14 ans.

9 yeux (14 p. 100), appartiennent encore à ce groupe, mais la durée d'observation ne s'étend ici que de 1 à 2 ans. Dans 17 yeux (26 p. 100), la diminution lente de l'acuité visuelle se produisit, malgré l'opération, sans toutefois entraîner la cécité.

8 fois, la durée d'observation a été de 1 à 5 ans.

6 fois, la durée d'observation a été de 5 à 10 ans.

3 fois, la durée d'observation a été de 10 à 13 ans.

Dans 13 yeux (20 p. 100), la cécité survint de 1 à 5 ans, après l'iridectomie. Von Hippel en conclut que ni la sclérotomie, ni les myotiques, ne sauraient se substituer à l'iridectomie qui lui a donné 40 % de résultats favorables dans le glaucome chronique.

Bossalino (1) (1906), sur 10.072 malades soignés à la Clinique Ophtalmologique de Pise (1885-1902), trouve 275 glaucomateux, dont 81 cas de glaucome simple (18,39 p. 100) et 124 cas de glaucome chronique (41,19 p. 100).

Glaucome chronique	Résultats immédiats		Résultats éloignés	
	Vision	Tension	Vision	Tension
Amélioration...................	27	92	4	4
État stationnaire ....:..........	76	18	22	24
Aggravation...................	25	6	22	15

(1) Bossalino. Glaucome primaire et ses suites après l'iridectomie. *Valenti Pisa*, p. 1-220, 1906.

Glaucome simple	Résultats immédiats		Résultats éloignés	
	Vision	Tension	Vision	Tension
Amélioration.................	24	56	5	1
État stationnaire.............	24	6	19	28
Aggravation.................	24	1	17	8

Dans sa thèse de 1906, VAN DER HILST KARREWIJ a réuni
les cas de glaucome chronique simple de la clinique de
Leyde ; ils sont au nombre de 19, traités par l'iridectomie. De ces 19 cas il a résulté :

	Résultats immédiats	Résultats éloignés
Amélioration de l'acuité..............	20 p. 100	10,5 p. 100
Statu quo............................	45 —	5,3 —
Diminution légère....................	15 —	10,5 —
Diminution	20 —	73,7 —
Normalisation de la tension..........	90 —	79,0 —

Le Professeur TURC (de Montpellier) et son élève
PERETZ (1) ont rapporté une stastique intéressante très
favorable à l'iridectomie, mais dans cette statistique nous
ne trouvons pas la séparation nécessaire du glaucome
chronique à hypertension constante et du glaucome
chronique à hypertension intermittente (glaucome simple) ; de telle sorte que nous ne pouvons ici en faire état.

En examinant de près ces statistiques et en les résu-
mant, on constate qu'elles concordent presque toutes
entre elles ; comme DE GRAEFE l'avait déjà indiqué, l'iridectomie donnerait dans le glaucome chronique à hypertension constante un résultat favorable environ dans
40 p. 100 des cas ; ce chiffre concorde avec ceux de la statistique de VON HIPPEL où les malades ont été bien suivis.

(1) PERETZ. De l'iridectomie dans le glaucome chronique. Résultats immédiats ; résultats éloignés. *Thèse de Montpellier*, 1908.

Mais dans le glaucome à hypertension intermittente, celui qui correspond au glaucome simple, les résultats sont beaucoup moins favorables et tandis que les cas heureux sont dans la proportion d'environ 40 p. 100 dans la première variété, ils sont seulement de 20 p. 100 environ dans la seconde.

Nous sommes donc tout à fait de l'avis de Tuce et Cauvin lorsqu'ils écrivent : « L'iridectomie est d'autant mieux indiquée et le résultat d'autant meilleur que l'hypertension est plus manifeste (1). »

Cette remarque absolument juste contient l'explication de la valeur de l'iridectomie ; l'iridectomie est d'autant meilleure que la cicatrisation de l'incision sclérale se fait dans un œil plus tendu ; l'écartement des lèvres de la plaie donne une cicatrice d'autant plus lâche que cet écartement est plus grand et c'est la laxité de cette cicatrice qui fait comprendre le pouvoir de filtration qu'elle garde, pendant un temps plus ou moins long, pour le grand profit du malade.

Quoi qu'il en soit de l'explication, les statistiques précédentes montrent ce que vaut l'iridectomie dans le glaucome ; je n'insisterai pas davantage et je résume ainsi ces statistiques :

Dans le glaucome avec hypertension constante, l'iridectomie a de bons effets, environ 40 fois sur 100 ; dans le glaucome à hypertension intermittente, la proportion n'est plus que d'une fois sur cinq, encore faut-il noter que nous sommes mal fixés sur la durée des satisfactions obtenues. Nous ferons plus loin toutes les comparaisons

(1) Tuce et Cauvin, Iridectomie dans le glaucome chronique, *Arch. d'ophtal.*, 1900, p. 3.

nécessaires entre ces résultats et ceux que donnent la méthode fistulisante.

Voyons maintenant ce que valent, dans le traitement du glaucome chronique, la sclérotomie dans ses diverses variétés, le débridement de l'angle irien, la scléro-choriotomie, la cyclo-dialyse.

La sclérotomie est une opération succédanée de l'iridectomie ; elle ne vaut, dit Thre, que ce que vaut la paracentèse. Beaucoup d'auteurs la considèrent comme d'un effet peu durable. Dianoux (1) a eu l'heureuse idée d'y ajouter le massage ; par ce moyen, il empêche les lèvres de la plaie de se cicatriser et il obtient une filtration plus durable, plus prolongée.

Bjerrum (2), dans le glaucome simple, recommande la sclérotomie et après la sclérotomie, le massage en insistant sur l'utilité qu'il y a à le faire sur la cornée ; on dilaterait ainsi, mieux que par le massage sur la sclérotique, les voies d'excrétion de la chambre antérieure.

La sclérotomie, surtout quand elle est suivie de massage, est une opération très rationnelle, à la condition qu'elle soit bien exécutée. Il ne faut pas oublier qu'en dehors de la ponction et de la contre-ponction, faites dans la région du canal de Schlemm, l'opérateur doit, en retirant son couteau, inciser la rigole de Fontana et débrider l'angle irido-cornéen. C'est, au propre, le débridement de l'angle irien préconisé par de Vincentiis et l'opération du professeur de Naples ne renferme absolument rien qui ne soit contenu dans la sclérotomie, telle que de Wecker nous l'a enseignée.

(1) Dianoux. *Arch. d'ophtal.*, p. 401, 1883.
(2) Bjerrum. Sur le traitement du glaucome simple. *Ophtal. provinciale*, mars 1909.

Donc la sclérotomie est une bonne opération pour la même raison que l'iridectomie, parce qu'elle ouvre les voies de filtration, et elle est moins bonne qu'elle, parce qu'elle les ouvre moins.

L'idée de Quenengui est juste pour un bon nombre de cas; je crois qu'il y a des glaucomes dus à une sorte de lymphangite choroïdienne, et il faut que, dans l'intervention, l'opérateur se préoccupe de libérer les espaces supra-choroïdiens. Mais je dois ici faire remarquer que l'opération de Hancock, la section du tendon ciliaire, la sclérotomie, le débridement de l'angle irien donnent un pareil résultat. Le tendon du muscle ciliaire sera toujours facilement atteint lorsque la rigole de Fontana sera large, quand il n'y aura pas de soudure de Knies, ainsi que cela est fréquent dans le glaucome chronique. Quand la soudure de Knies existe, on peut obtenir le même résultat en pratiquant l'irido-sclérotomie, préconisée par Knies lui-même. Cette opération, très judicieuse, et que je recommande de combiner quelquefois à la sclérectomie, consiste à introduire un couteau en avant de l'iris; après la ponction et la contre-ponction ce couteau subit un mouvement de rotation en arrière, incise la base de l'iris et sectionne la sclérotique en coupant le tendon du ciliaire. On réalise ainsi en même temps l'opération de Quenengui et celle de Hancock et il faut le faire toutes les fois que cela est possible, c'est à dire que nous devons chercher, dans la cure du glaucome, à mettre en communication les espaces choroïdiens avec la chambre antérieure; mais il faut y ajouter la résection de la sclérotique pour que le liquide intra-oculaire puisse, d'une façon permanente, passer sous la conjonctive.

Ce que nous venons de dire fait pressentir notre opinion sur la cyclo-dialyse de Heine qui se propose le même but que Querengui. L'opération de Heine est mieux réglée et paraît créer une route plus sûre et plus large entre les espaces choroïdiens et la chambre antérieure ; l'ouverture ainsi faite a peut être plus de chance de se maintenir longtemps.

Nous ne connaissons pas encore de travaux statistiques qui nous permettent d'apprécier très exactement la valeur de la cyclo-dialyse. Deux travaux récents écrits par Weekers (1) et Jardine (2) ne lui sont pas favorables ; il en est de même de l'opération de Querengui ; aucune statistique n'est venue l'appuyer. Nous croyons en savoir la raison, c'est que s'il est judicieux de faire communiquer les espaces choroïdiens avec la chambre antérieure, ce n'est pas suffisant ; il faut aussi permettre au liquide de sortir au dehors de l'œil ; il faut faire une brèche à la sclérotique, il faut, non pas *inciser* la sclérotique comme le font Querengui et Heine, mais l'*exciser* et l'exciser en un point où cette perte de substance a des avantages sans aucun inconvénient. Si nous signalons, en terminant cette analyse, la sclériritomie de Nicati (drainage de la chambre postérieure), les sclérotomies (3) et les sclérectomies postérieures, nous remarquons que tous les oculistes, désireux de guérir le glaucome chronique par une opération intra-oculaire, se sont efforcés d'obtenir la sortie, hors de l'œil, de tous les liquides qui encombrent l'organe ; tous, ou presque tous, sont hantés par cette idée, ou si l'on veut par le rêve de la cicatrice filtrante qu'a fait miroiter

<hr>

(1) Weeckers. Contribution à l'étude de la cyclo-dialyse. *Klin. Monatsbl. Augenh.*, février 1907.
(2) Jardine. Sur la cyclo-dialyse. *Wiestnik ophtal.*, avril 1908.
(3) Wicherkiewicz. *Soc. fr. d'ophtal.*, 1912.

devant nos yeux DE WECKER pendant toute sa vie ; aucun d'eux ne l'a obtenue par les opérations que nous venons de signaler. L'iridectomie et la sclérotomie, le débridement de l'angle irien n'ont donné que des résultats provisoires dans le plus grand nombre des cas de glaucome chronique et des résultats d'autant moins bons que l'œil était moins tendu et, par conséquent, la cicatrice de l'opération moins lâche. Ces auteurs n'ont pas obtenu la cicatrice à filtration ou la cicatrice fistuleuse, le nom importe peu ; de même DE VINCENTIIS en débridant l'angle irien, HERX en ajoutant à l'iridectomie la ponction vitréenne, CHIBRET par sa ponction scléro-cyclo-irienne, QUERENGHI par la scléro-dialyse, HEINE par la cyclo-dialyse, ont donné des conseils et fait des opérations utiles, ils ont permis aux liquides supra-choroïdiens de ne pas stationner sous la sclérotique et de s'écouler dans la chambre antérieure, mais ils n'ont pas donné au liquide une voie toujours libre pour sortir de l'œil et leur œuvre, bien commencée, est par là, devenue stérile.

En somme tous ces auteurs n'ont obtenu qu'une filtration momentanée, très insuffisante, des liquides intra-oculaires et cela au prix d'opérations souvent inefficaces et dangereuses, comme l'opération de HANCOCK, la ponction scléro-cyclo-irienne de CHIBRET, la sclérotomie oblique de MAKLAKOFF, le séton scléro-cornéen sous-conjonctival de WHEELOCK (1).

Les seuls opérateurs qui aient obtenu une cicatrice utile dans la cure du glaucome sont ceux qui n'ont pas hésité à enclaver l'iris ; ils ont réussi à empêcher ainsi l'union des deux lèvres de la plaie sclérale et à jeter dans les

____

(1) WHEELOCK. Séton scléro-cornéen sous-conjonctival dans le glaucome simple. *Clin. ophtal.*, 1916, p. 253.

mailles sous-conjonctivales le liquide qui encombre l'œil
et la plupart des résultats, relativement heureux, obtenus
par les procédés d'iridectomie, de sclérotomie, de ponction
scléro-cyclo-irienne, de section du muscle ciliaire, etc.,
n'étaient autre chose que des cas où l'opérateur avait fait
l'enclavement sans le vouloir et sans le savoir.

Mais tous ces opérateurs, conscients ou inconscients,
n'ont obtenu ce résultat qu'en exposant l'œil à des tiraill-
lements douloureux, à des irritations graves consécutives
à l'enclavement de l'iris.

Le moyen qu'ils ont employé est donc dangereux, mais
il mérite ici d'être rappelé, car les résultats obtenus
montrent la valeur de la fistulisation de la chambre
antérieure.

Il se produit une fistule déterminée par le pincement
de l'iris et cette fistule met en communication la chambre
antérieure avec les espaces lymphatiques sous-conjonctivaux. On obtient ainsi une fistule sous-conjonctivale de
la chambre antérieure; Holth (1) a pu faire, dans un cas de
ce genre, un examen anatomo-pathologique démonstratif.

De toutes ces considérations il résulte que l'iridectomie
correctement exécutée, pas plus que la sclérotomie ne
donnent de véritables cicatrices que lorsque, par
mégarde, ou autrement, un lambeau irien est enclavé
dans la plaie.

C'est sur ce principe que repose l'opération de Borthen,
l'iridotasis, qui aurait donné à son auteur les meilleurs
résultats; 33 cas de glaucome chronique sont restés en
observation de vingt-et-un à vingt-quatre mois après
l'opération ; dans deux cas l'iridotasis est restée sans

---

(1) Holth. Iridencleisis antiglaucomatosa, *Ann. d'ocul.*, mai 1907.

effet, tandis que tous les autres glaucomes sont guéris
avec tension normale et conservation de la vue et du
champ visuel ; 27 autres cas sont en observation de douze
à vingt et un mois après l'opération, un de ces cas ne
s'est pas amélioré par l'opération, dans les 26 autres
l'effet obtenu était satisfaisant. L'opération des autres
cas est encore plus récente ; en somme dans 91 cas sur
97, Borthen a eu de bons résultats ; il signale un cas de
panophtalmie. Nous n'avons aucune expérience personnelle de l'iridotasis et nous ne nous permettrons pas
de la juger ; disons cependant qu'à priori nous sommes
très effrayés par cet enclavement scléral de l'iris et nous
lisons dans un travail de Hannover (1) [de Worcester]
que Theobald de Baltimore a dû abandonner ce procédé
parce qu'il a, entre ses mains, provoqué l'ophtalmie sympathique.

Sur la valeur des opérations dans le glaucome chronique nous trouvons encore d'intéressants renseignements
dans le travail de Gilbert (2) [de Munich] ; l'expérience
de l'auteur est en principe favorable à l'iridotasis qui
régularise rapidement la tension oculaire, il ne lui
reproche que l'ectopie de la pupille et la formation d'une
grande vésicule ; cependant il signale, dans 12 cas d'iridotasis pour glaucome simple, deux fois une diminution
marquée de l'acuité centrale, trois fois une diminution
rapide du champ visuel, malgré une prompte régularisation de la tension. Toutes les opérations modernes
donneraient d'ailleurs, d'après Gilbert, les mêmes

(1) Hannover. Deux cas de glaucome chronique traités par l'iridodésis
(opération de Borthen). *Clin. ophtal*, 1913, p 653

(2) Gilbert (de Munich). Contributions à la doctrine du glaucome. Pathologie, Pathogénie e Thérapeutique, *Arch. f. ophtal.*, août 1912.

déboires dans le glaucome simple et il pense que pour cette forme de glaucome il y a grand danger à obtenir une normalisation rapide de la tension ; à cause de cela il redoute la sclérectomie antérieure perforante.

Les faits que nous avons recueillis sont en complet désaccord avec cette manière de voir ; dans le glaucome simple avec hypertension faible, la méthode fistulisante a donné entre nos mains d'aussi bons résultats que dans le glaucome chronique à tension élevée ; ce qu'il y a de dangereux en pareil cas, au point de vue de l'inhibition brusque ou lente de l'acuité, ce n'est pas la sclérectomie, c'est peut-être l'iridectomie ; sur 104 cas dont 45 de glaucome simple nous avons constaté trois fois seulement la diminution de l'acuité et dans ces cas nous avions toujours ajouté la résection de l'iris à celle de la sclérotique. Nous croyons que la diminution brusque ou lente de l'acuité centrale ou périphérique est surtout à craindre chez les sujets nerveux, atteints des troubles trophiques du nerf optique dont nous avons parlé. Ces troubles trophiques sont, dans une mesure encore imprécise, indépendants de l'hypertension ; en même temps que l'exagération du tonus ils caractérisent le processus glaucomateux, qui toujours, plus ou moins, présente à sa base des désordres nerveux, qui n'est peut-être qu'une maladie nerveuse à localisation oculaire, trouvant dans un œil sclérosé la raison même de sa localisation.

Sur les résultats donnés par les nouvelles opérations du glaucome, nous citerons encore les faits heureux publiés par BETTREMIEUX (1), au sujet de la sclérectomie non perfo-

(1) BETTREMIEUX. Sclérectomie dans le glaucome, *Ann. d'ocul.*, 1912, pp. 21 et 228.

rante et les observations publiées par Wicherkiewicz sur
la sclérotomie croisée superficielle (1) ; dans le travail
qu'il a consacré à cette question, notre distingué confrère
de Cracovie insiste sur les difficultés et les dangers de
la fistulisation faite selon mon procédé et il signale des
cas malheureux, notamment par infection ; de pareils cas
sont inconnus dans ma pratique et j'en conclus que
l'opération n'aura pas été bien faite ou aura été faite mal
à propos ; la sclérotomie croisée superficielle a donné à
notre confrère de bons résultats.

Sur la cyclo-dialyse nous trouvons des mémoires intéressants de Ohm (2), de de Boldt (3), d'Elschnig (4) et de
Straub (5). Ohm a publié trois cas heureux, qui nous
paraissent incomplètement suivis ; Boldt publie un total
de 37 cas favorables à la méthode ; les faits rapportés par
Elschnig sont, dans l'ensemble, moins heureux ; dans le
glaucome absolu, l'opération n'a été utile que dans la
moitié des cas ; dans le glaucome simple (glaucome
compensé), 11 fois le résultat a été bon sur 14 cas ; dans
le glaucome chronique (non compensé) 12 bons résultats
sur 16 opérations ; enfin, la cyclo-dialyse a été utile dans
2 cas de glaucome aigu. Ajoutons que Straub a également
publié un fait heureux de cyclo-dialyse.

Schmidoff (6) publie un travail sur le traitement du

(1) Wicherkiewicz. Sclérotomie croisée superficielle contre le glaucome,
Ann. d'ocul., pp. 1-8, 1912.

. (2) Ohm. Glaucom und Cyclodialyse, *Centralbl. f. prakt. Augenh.*, 1910
p. 353 ; *Ann. d'ocul.*, 1910.

(3) Boldt. Nouvelles données sur la cyclo-dialyse, *Deutschmann's Beiträge
f. Augenh*, 1910 ; *Ann. d'ocul.*, 1910.

(4) Elschnig. Cyclodialyse, *Klin. Monatsbl. f. Augenh.*, 1911.

(5) Straub. Démonstration d'un cas de glaucome chronique opéré par
le procédé de Heine, *Nederlandsch. Tijds voor Genees.*, 1912, p. 913.

(6) Schmidoff. Traitement du glaucome à la clinique de Kiel, d'avril 1907
à avril 1919, *Klin. Monatsbl. f. Augenh.*, 1919.

glaucome à la clinique de Kiel, dans lequel il conclut en faveur de l'iridectomie pour le glaucome aigu et de la cyclo-dialyse pour le glaucome chronique, parce que la cyclo-dialyse est une opération qu'on peut renouveler plusieurs fois ; la raison ne nous paraît pas excellente, il vaut mieux évidemment recourir à une opération qui n'a pas besoin d'être renouvelée.

Telle est la valeur curative, dans les divers glaucomes, de l'iridectomie et de toutes les opérations autres que la sclérectomie sous-conjonctivale limbique.

Nous les résumerons ainsi, en superposant ces opérations à la classification du glaucome que nous avons donnée :

1° Dans le glaucome aigu, l'iridectomie est l'opération de choix ; si l'œil est trop tendu, on pourra le détendre au préalable par l'usage des myotiques, ou même par une sclérotomie.

Une anesthésie bien faite par une injection rétro-bulbaire d'allocaïne adrenalinée et une cocaïnisation intense du globe, permettrait tout à la fois d'opérer sans faire souffrir le malade et de détendre suffisamment son œil pour que l'iridectomie soit sans danger.

Dans le glaucome aigu, il ne faut pas faire la sclérectomie en même temps que l'iridectomie ; plus tard, quelques mois après l'opération, si les phénomènes glaucomateux se reproduisent, il faudra rouvrir la plaie et faire la sclérectomie dans la cicatrice, c'est à dire, l'oulectomie.

2° Dans le glaucome irritatif, l'iridectomie est indiquée comme dans le glaucome aigu, mais comme il est possible par une bonne anesthésie régionale (injection rétro-bulbaire) et une parfaite insensibilisation du globe de réduire la tension, on pourra sans danger faire à la fois l'iridectomie et la sclérectomie, c'est à dire obtenir d'emblée et, sans avoir de nouveau à rouvrir la plaie, la fistulisation de l'œil.

3° Dans le glaucome chronique à hypertension constante, l'iridectomie rend encore de bons services et dans 1/3 des cas environ, on peut compter sur des résultats heureux plus ou moins durables ; ces résultats ne sont d'ailleurs pas comparables, ainsi que nous le verrons plus loin, à ceux qu'on obtient par la scléreeto-iridectomie sous-conjonctivale limbique.

La sclérotomie rend aussi des services en pareil cas, ainsi que le débridement de l'angle irien ; la cyclo-dialyse est également recommandable, bien que le décollement du corps ciliaire ne soit pas sans danger ; nous ne croyons pas dignes d'être conservées dans notre arsenal thérapeutique les opérations qui intéressent directement le corps ciliaire telle que la sclérotomie oblique de MAKLAKOFF, la scléro-choriotomie et l'opération de HANCOCK. Il ne faut pas toucher le corps ciliaire des glaucomateux.

4° Dans le glaucome chronique à hypertension inter-mittente, ou glaucome simple, l'iridectomie donne peu de résultats durables ainsi que les opérations succédanées dont nous venons de parler; il faut toujours, en pareil cas, faire la fistulisation de l'œil, en utilisant la méthode que ce livre a pour but principal de faire connaître, et dont nous allons maintenant nous occuper.

CHAPITRE III

De la Fistulisation de l'Œil Glaucomateux par la Sclérectomie sous-conjonctivale limbique. Méthode Personnelle.

Les mots ont sur le développement des idées une grande importance et nous sommes très désireux, qu'en ce qui concerne notre opération pour la cure du glaucome chronique, les termes dont nous nous servons répondent toujours à quelque chose de bien défini, ne permettant aucune ambiguïté. C'est pourquoi il convient, au début de ce paragraphe, de préciser la valeur et le sens exacts des expressions scientifiques dont nous recommandons l'emploi.

1° Définition des termes scientifiques concernant la méthode fistulisante

La fistulisation sous-conjonctivale par sclérectomie antérieure s'adresse au glaucome chronique, que ce glaucome présente une hypertension intermittente ou une hypertension constante, c'est à dire au glaucome chronique simple dans lequel la tension de l'œil n'est augmentée que de temps en temps, à intervalles irréguliers et au glaucome chronique dans lequel l'hypertension, d'intensité variable d'ailleurs, est constante.

On peut aussi pratiquer notre opération dans le cas de glaucome irritatif et nous l'avons fait souvent avec plein succès, mais cette variété du glaucome se rapproche du glaucome aigu dans lequel l'iridectomie suffit ; ce qui guérit le glaucome aigu, à vrai dire, est moins l'iridectomie que la large sclérotomie préalable que cette iridectomie nécessite, mais enfin l'expérience a montré que l'iridectomie sclérotomique suffit à la cure du glaucome aigu. Point n'est besoin par conséquent de la résection de la sclérotique dans cette variété de glaucome et dans cet ouvrage nous laissons volontiers de côté le glaucome aigu et subaigu en dehors de la question. PAGENSTECHER (1) [de Wiesbaden] et FUCHS (2) [de Vienne], ont donné à notre opération une extension qui n'est pas désirable, en la pratiquant dans tous les cas de glaucome et malgré les bonnes raisons qu'ils ont données, je désire m'en tenir ici à la cure du glaucome chronique, que ce glaucome soit à hypertension constante ou à hypertension intermittente.

Ces deux variétés de glaucome sont d'ailleurs inégalement difficiles à traiter ; quand la tension est élevée, l'iridectomie donne assez souvent des résultats heureux, la section de la sclérotique donnant naissance à une cicatrice perméable ; quand l'hypertension est intermittente, l'iridectomie donne des résultats très inférieurs parce que la cicatrisation de la plaie dans un

(1) PAGENSTECHER. *Augenh. f. Arme*, Wiesbaden, 51 Ier, *Jahresbericht*, 1909.

(2) FUCHS. In MELLER. La sclérecto-iridectomie dans le Glaucome. *Cong. de Budapest*, 1909.

œil qui n'est pas tendu se fait d'emblée hermétique et imperméable.

Quoi qu'il en soit d'ailleurs de l'explication que je donne ici, dans ces deux formes de glaucome la thérapeutique laissait beaucoup à désirer ; à vrai dire même elle était décourageante, lorsqu'en 1901 DE WECKER, pour son rapport à la Société Française d'ophtalmologie, fit une enquête attentive auprès de ses collègues, nous fûmes quinze, et avec moi, VALUDE, ABADIE, DE LAPERSONNE, CHEVALLEREAU, TROUSSEAU, etc., etc., à lui répondre que l'iridectomie, comme les autres opérations, donnaient des résultats médiocres et décevants. (Voir les lettres dans le rapport de DE WECKER.)

C'est donc pour le glaucome chronique qu'il fallait trouver quelque chose de nouveau et c'est ce que nous avons fait ; ce premier point étant posé, voyons maintenant quelle est la bonne terminologie utilisable pour désigner notre opération.

Dans le glaucome chronique avec hypertension, nous faisons à la fois la sclérectomie et l'iridectomie ; c'est donc le terme sclérecto-iridectomie qui définit le mieux l'intervention. Le mot irido-sclérectomie, dont beaucoup se sont servi est mauvais, car il ne dit pas si on fait une section ou une résection de l'iris.

Dans le glaucome chronique, sans hypertension notable, nous faisons quelquefois, très rarement, la sclérectomie simple, c'est à dire le premier temps de la sclérecto-iridectomie, mais une sclérectomie totale, comprenant toute l'épaisseur de la sclérotique.

C'est là une opération qui diffère tout à fait de celle que recommande M. BETTREMIEUX, sous le nom de sclérectomie simple. Il nous semble absolument nécessaire que l'opération de M. Bettremieux et la nôtre ne puissent pas être confondues et je crois qu'il serait bon que, par un adjectif approprié, notre confrère indique qu'il fait une abrasion partielle, externe de la sclérotique et qu'il ne perfore pas la coque de l'œil ; nous faisons une sclérectomie perforante et M. Bettremieux une sclérectomie non perforante. Il est nécessaire que nos lecteurs sachent à quoi s'en tenir.

L'opération de M. Bettremieux a d'ailleurs été proposée deux ans après la nôtre dont elle est une imitation très insuffisante, puisqu'il lui manque l'essentiel, c'est à dire l'ouverture de la chambre antérieure.

En ce qui concerne le terme de *cicatrice filtrante*, la situation est difficile ; beaucoup pensent que cette expression est vide de sens et qu'une cicatrice, par le fait même qu'elle s'est produite, ne peut rien laisser filtrer. M. Rochon-Duvigneaud estime que le liquide intra-oculaire ne peut sortir que par une véritable fistule et que la sclérectomie, pour être efficace, doit être fistulisante.

Cette opinion est exacte ; pour que la sclérectomie donne un résultat heureux, il faut qu'elle permette au liquide de la chambre antérieure de sortir plus facilement qu'à l'état normal ; c'est là aussi ce que de Wecker espérait obtenir de l'iridectomie et de la sclérotomie. Ce grand clinicien a vu juste, en ce sens qu'il a compris la nécessité de la filtration et, dans les cas où les yeux se cicatrisaient sous pression, quand il intervenait sur un œil hypertendu, il obtenait dans une certaine mesure, pour quelque temps, cette cicatrice ; il l'obtenait mieux avec l'iridectomie qu'avec la sclérotomie, parce qu'en faisant l'iridectomie, il débridait plus largement la sclérotique. Pour le dire en passant, nous ne comprenons pas qu'on tire argument de ce que l'iridectomie donne dans le glaucome chronique de meilleurs résultats que la sclérotomie, pour démontrer que la résection de l'iris est utile ; il est tout à fait vraisemblable que l'iridectomie vaut mieux, surtout parce qu'avec elle, on est obligé de faire une sclérotomie plus large que lorsqu'on fait la sclérotomie d'après les règles posées par de Wecker.

L'ouverture, ainsi faite à la sclérotique, se ferme par l'intermédiaire d'un tissu au début lâche et perméable. Le malade est guéri, sa plaie est cicatrisée ; et comme cette cicatrice, dans les cas de glaucome avec hypertension, est pendant quelque temps lâche et molle, elle laisse sortir du liquide mieux que la sclérotique normale ; il nous paraît difficile, par conséquent, de lui refuser le nom de filtrante ; le tissu cicatriciel parachevant son évolution, il arrive assez vite que la filtration ne se fait plus, mais il n'y a rien qui s'oppose à ce que cette filtration ait lieu pendant un certain temps et nous ne voyons pas pourquoi le mot ne serait pas utilisé par ceux qui considèrent la chose comme réelle.

C'est parce que la simple incision de la sclérotique ne peut pas donner de filtration durable que la sclérectomie est nécessaire ; il se fait, dans ce dernier cas, une cicatrisation spéciale qui se termine par la formation d'une petite fistule sous-conjonctivale ; M. Rochon-Duvigneaud (1) a beaucoup insisté sur la production de cette fistulisation, il a raison et nous avons toujours été de son avis. C'est bien à tort qu'il a fait état pour mettre nos doutes en évidence, d'un article intitulé : « La sclérectomie sera-t-

---

(1) Barbadault. — La sclérecto-iridectomie dans le traitement du Glaucome (Opération de Lagrange). *Th. Paris*, novembre 1908.

elle suffisante ? » paru dans la *Clinique Ophtalmologique* p. 168, 1908. Cet article n'est pas de nous, il est de M. BETHMERIEUX, notre adversaire dans l'espèce ; cet article n'était pas signé et c'est, par une confusion que M. ROCHON-DUVIGNEAUD regrette certainement tout le premier, qu'il nous a été attribué.

La cicatrice résultant de la sclérectomie présente donc cette particularité heureuse d'être incomplète et de laisser sortir le liquide par des orifices nouveaux, c'est à dire, par une ou plusieurs véritables petites fistules consécutives à l'opération. Nous ferons simplement remarquer que ces fistules peuvent être de dimensions très différentes ; une petite fistulette invisible à l'œil nu, de moins de $1/10^e$ de millimètre peut suffire et il n'est pas nécessaire de voir, sous la conjonctive soulevée, un orifice évident comme celui qu'on obtient souvent après les sclérectomies larges. C'est le seul point sur lequel nous nous séparons de M. ROCHON-DUVIGNEAUD ; nous pensons avec lui qu'il faut fistuliser la chambre antérieure, nous goûtons beaucoup le travail dans lequel il a démontré que la résection sclérale doit être placée près de la cornée, dans la région même du canal de SCHLEMM, mais nous croyons aussi que des cicatrices, sans fistules apparentes, peuvent être bonnes, parce qu'il peut exister à leur niveau un ou plusieurs orifices sous-conjonctivaux invisibles à l'œil nu.

Tels sont les faits ; maintenant quels mots conviennent les mieux pour les exprimer?

Trois termes se présentent à nous : cicatrice filtrante, cicatrice fistuleuse, fistulisation. Que valent-ils?

a) Une cicatrice ne peut être filtrante que temporairement, nous croyons volontiers que toutes les cicatrices définitives perdent le pouvoir de filtration qu'elles ont à leur début, nous le croyons sans en être absolument sûr. Car, si après les incisions de la sclérotique, la cicatrice qui réunit les lèvres de la plaie, est compacte, épaisse et dépourvue certainement de tout pouvoir de filtration (HENDERSON), personne ne sait ce qui se passe après l'excision, la résection de la sclérotique ; il n'est pas tout à fait impossible que, dans certains cas, les lèvres de la plaie soient réunies par un treillis mince séparant faiblement, comme par une membrane perméable, la chambre antérieure et le tissu conjonctival. L'anatomie pathologique des cicatrices après section est faite ; *celle des cicatrices après résection est encore à faire*. Nous ne pouvons à leur sujet raisonner que sur des probabilités ; jusqu'à plus ample informé, ces probabilités nous portent à croire que si ces cicatrices oblitèrent complètement la brèche de la sclérectomie, elles ne laissent pas passer de liquide.

b) Le terme cicatrice fistuleuse est très clair ; il signifie qu'il s'est produit une fistule par cicatrisation défectueuse. Cette variété de fistule correspond à ce que le Professeur Pozzi a appelé les fistules ostiales (de *ostium*, porte) : « On les observe, dit cet auteur, dans les régions « où la muqueuse d'un réservoir ou d'un conduit n'est « séparée de la muqueuse d'un réservoir ou d'un conduit « voisin que par une très faible épaisseur de tissu : ces « fistules n'ont que des lèvres, des bords étroits sur « lesquels les épithéliums limitrophes ont pu rapide- « ment jeter leur vernis protecteur après la perforation « initiale (1). » Au lieu de deux cavités muqueuses communiquant entre elles après la résection de la sclérotique,

____

(1) SAMUEL POZZI. *Dict. de Dechambre*, art. Fistule, t. II, 1ᵉ série, p. 337.

nous avons deux cavités lymphatiques reliées entre elles, l'œil et les espaces sous-conjonctivaux ; sur les bords de la brèche, l'endothélium de l'une et l'autre cavités vient facilement s'étaler. Il se produit ainsi une fistule par cicatrisation insuffisante et défectueuse et le liquide intra-oculaire, qui passe incessamment de l'œil sous la conjonctive, maintient ouverte cette fistule ostiale. L'expression de cicatrice fistuleuse paraît de nature à bien faire comprendre et à résumer en quelque sorte le processus pathologique qui se passe après la résection de la sclérotique.

c) Le terme fistulisation de l'œil paraît cependant une expression meilleure. Fistuliser l'œil est en somme le fait majeur, le but poursuivi et cette fistule se produit précisément parce qu'en un certain endroit de la brèche scléroticale, la cicatrisation n'a pas lieu. C'est l'absence de cette cicatrisation qui est le phénomène heureux que nous cherchons à obtenir ; ce phénomène contient tout le résultat désiré ; dès lors, il convient mal d'employer le terme cicatrice pour parler d'un état de choses dans lequel nous avons à dessein évité la cicatrisation. Il reste bien entendu, que la fistulisation de l'œil est la conséquence d'une cicatrisation défectueuse, mais il n'en est pas moins certain que la création d'orifices microscopiques ou macroscopiques, de véritables *fistules ostiales*, la fistulisation, en un mot, est à elle seule le but vers lequel tendent tous nos efforts quand nous pratiquons la sclérectomie. Par conséquent, tout en reconnaissant que les expressions : cicatrice filtrante, cicatrice fistuleuse sont très acceptables, nous préférons le mot *fistulisation* qu'on trouve dans le titre de ce paragraphe.

2° Utilité de la fistulisation. — Impossibilité de l'obtenir durable sans résection sclérale

La cicatrice filtrante ou fistuleuse est-elle utile dans la cure du glaucome? Il ne nous semble pas qu'on puisse répondre à cette question autrement que par l'affirmative, quelles que soient les idées qu'on professe sur la pathogénie de cette affection.

Si on croit que le glaucôme est la conséquence d'un apport trop considérable de liquide, on ne peut pas contester qu'il y ait utilité à le laisser sortir.

Si on pense que le glaucome résulte de la rétention des liquides sécrétés en quantité normale, on ne peut pas ne pas nous accorder qu'il y a lieu de déboucher l'orifice principal, au niveau duquel le liquide en rétention doit s'échapper.

Il est tout à fait probable, et même à notre avis, il est certain, que le glaucome a pour cause première une hypersécrétion due : 1° A un désordre nerveux (excitation du sympathique) ; 2° A une altération du sang ou des vaisseaux (sclérose). L'une des deux causes peut suffire ; en se multipliant l'une par l'autre, elles n'agissent que mieux.

C'est la cause première ; mais bientôt il s'en ajoute une autre dont l'importance est capitale ; cette seconde cause est l'oblitération des voies d'excrétion, la fermeture de l'angle irien, la soudure de Knies, l'oblitération des canaux lymphatiques entourant les *vasa vorticosa* étranglés par la sclérotique durcie des rhumatisants, des scléreux, etc...

Dans tous les cas, quelle que soit la cause du glaucome,

la cicatrice filtrante donnant issue au liquide sera curative, autant qu'une opération chirurgicale peut l'être, car enfin, s'il y a glaucome, il y a hypersécrétion ou rétention, et dans les deux hypothèses il est également utile de faire sortir le liquide qui encombre l'œil.

C'est parce qu'il en est ainsi que presque toutes les interventions imaginées pour la cure du glaucome ont pour but de faciliter l'excrétion du liquide ; l'iridectomie, la sclérotomie et toutes les opérations similaires et succédanées ont été conseillées surtout dans l'espoir d'obtenir ce résultat.

Sans doute, tous les opérateurs ne sont pas d'accord sur la façon d'agir de l'intervention chirurgicale et nous savons très bien que quelques auteurs expliquent l'action de l'iridectomie, autrement que par le rôle de la cicatrice filtrante ; nous connaissons les théories données à ce sujet par ABADIE (1), JOCQS (2), ROCHON-DUVIGNEAUD (3) et quelques autres, mais en vérité, nous ne pouvons comprendre pourquoi ils vont chercher, ailleurs que dans l'état de la cicatrice, l'explication de l'abaissement du tonus, alors que la perméabilité et l'imperméabilité de cette cicatrice expliquent tout à merveille les insuccès aussi bien que les succès.

Dans le glaucome aigu, l'iridectomie fait disparaître, par l'évacuation rapide du liquide en excès, l'œdème du tractus uvéal, à l'aide duquel NICATI (4), le premier et

---

(1) ABADIE. Nature du glaucome. Explication de l'action curative de l'iridectomie. *Arch. d'ophtal.*, 1897.

(2) JOCQS. Sur l'action de l'iridectomie dans le glaucome. *Clin. ophtal.*, nov. 1900.

(3) ROCHON-DUVIGNEAUD. *Clin. ophtal.*, p. 17, 1901.

(4) NICATI. Le glaucome, un œdème variqueux chorio-capillaire. Mécanisme de cet œdème, ses causes. *Soc. de Biol.*, 1890.

ALBERT TERSON (1) ensuite, ont heureusement expliqué cette variété de glaucome ; la cicatrice de la plaie, se faisant sous pression, devient assez ectatique pour laisser filtrer le liquide capable de constituer une nouvelle poussée d'œdème ; cette cicatrice est même d'autant plus perméable que l'opérateur laisse souvent, malgré lui, un coin de l'iris enclavé et écartant les lèvres de la plaie.

Dans le glaucome irritatif et chronique avec tension élevée, c'est la cicatrice distendue qui explique le succès plus ou moins durable de l'iridectomie ; dans le glaucome chronique à tension modérée, la cicatrice de l'incision, non distendue parce qu'il n'y a pas d'hypertension, ne tarde pas à durcir et à perdre la possibilité de laisser sortir du liquide, de telle sorte que l'effet de cette cicatrice devient rapidement nul.

Tout ceci a été très bien dit par DE WECKER (2), et lorsqu'on étudie avec attention les admirables travaux de ce grand maître, on ne tarde pas à remarquer que, tout en démontrant les avantages de cette cicatrice, il met en relief non seulement les difficultés, mais l'impossibilité même d'obtenir la filtration dans la majorité des cas, par la simple incision de la sclérotique.

Voyons, en effet, ce que contiennent ses principales publications sur ce sujet : « L'étude à la loupe faite chez « des sujets jeunes, opérés de glaucome, montre, dit-il, « constamment des différences de niveau où les parties « les moins saillantes affectent le caractère cratériforme « avec fond plus foncé et plus aminci (3). »

(1) A. TERSON. Sur la nature du glaucome aigu. *Soc. fr. d'ophtal.*, mai 1901,
(2) DE WECKER. Valeur de l'iridectomie dans le glaucome. *Soc. fr. d'ophtal.*, p. 31, 1901.
(3) DE WECKER. Rapport sur la valeur de l'iridectomie dans le glaucome. *Soc. fr. d'ophtal.*, p. 31, en note, 1901.

C'est là, pour DE WECKER, le type de la cicatrice filtrante; la cicatrice cystoïde est pour lui une cicatrice
vicieuse, parce qu'elle renferme des enclavements iriens
plus ou moins accusés et que ces enclavements entraînent, entre autres inconvénients, celui de supprimer
la filtration à leur niveau; il estime donc, avec raison, qu'il ne faut pas chercher à obtenir une cicatrice
filtrante à l'aide d'un prolapsus irien quel qu'il soit, ainsi
qu'ont voulu le faire BADER (1), HERBERT (2) HOLTH (3) de
Christiania et dernièrement, BORTHEN.

La cicatrice filtrante ainsi obtenue sans enclavement de
l'iris donne d'abord un bon résultat, et tout ce qu'en a dit
DE WECKER, tout ce qu'avant lui en avait dit DE GRÆFE,
reste vrai, mais quand on lit les travaux et les observations qui concernent cette question, deux faits capitaux
frappent l'esprit : 1° Lorsqu'il n'y a pas d'iris enclavé, il
ne se produit de cicatrice filtrante que si l'œil opéré
présente une exagération très notable de la tension;
2° Lorsque cette cicatrice se produit ainsi dans les yeux
hypertendus, elle perd vite son pouvoir de filtration à
mesure qu'elle vieillit et qu'elle durcit.

Ceci revient à dire qu'on n'obtient pas de cicatrice
filtrante du tout dans le glaucome chronique simple et
que celle qu'on obtient dans le glaucome chronique avec
hypertension, n'est pas durable.

La preuve de ce que nous avançons est contenue dans
DE WECKER (4) lui-même : « On remarquera, dit-il, que

(1) BADER. *Congr. internat. de Londres.* 1881, et *Ann. d'ocul.*, p. 91, 1881.
(2) HERBERT. Traitement du glaucome chronique par la formation d'une
fistule sous-conjonctivale. *Soc. d'ophtal. du Royaume* et *Rev. gén. d'ophtal.*,
p. 159, 1904.
(3) HOLTH. (Christiania). *Soc. fr. d'ophtal.*, 1906.
(4) DE WECKER. Traité d'ophtalmologie, t. II, p. 600.

« lorsque la cicatrisation de la plaie se fait sous une
« tension normale, il se produit une consolidation très
« rigoureuse des lèvres de la section ; c'est là ce qui se
« produit dans les cas de glaucome chronique simple, et
« l'action de l'iridectomie devient de moins en moins
« efficace. »

Comment, dans ces conditions, notre éminent confrère
n'a-t-il pas eu l'idée d'exciser un lambeau de sclérotique ?

De Wecker (1) remarque encore très justement, dans
un autre travail, que les effets de l'iridectomie diminuent
avec le temps parce que la cicatrice se resserre et devient
moins filtrante ; c'est pour cela qu'il a conseillé la cicatrisotomie ou l'oulétomie ; c'est pour cela aussi que
Dianoux (2) et Wicherkiewicz (3) ont conseillé le massage,
le premier après la sclérotomie, le second après l'iridectomie. Ce sont là de bonnes pratiques, mais le massage
n'a de prise que sur les cicatrices récentes et la section
d'une cicatrice a bientôt fatalement le même sort que
l'opération primitive.

Il a été fait d'ailleurs un grand nombre de travaux
pour démontrer que la filtration n'existait pas au niveau
des sections sclérales et cornéennes anciennes, les expériences de Schœler (4) sur les lapins, les examens histologiques de nombreuses pièces pathologiques montrent
qu'il n'y a rien à espérer d'une section sclérale quelconque pour la filtration durable des liquides oculaires.
Nous avons fait nous-mêmes sur des animaux des expé-

(1) De Wecker. La cicatrisotomie ou oulétomie. *Ann. d'ocul.*, t. CXIII,
p. 10, 1885.
(2) Dianoux. Malaxation de l'œil après la sclérectomie. *Arch. d'ophtal.*,
1883 ; *Ann. d'ocul.*, février 1905.
(3) Wickerkiewicz. *Ann. d'ocul.*, 1905, p. 131, t. CXXXIV.
(4) Schœler. *Berliner Klin. Wochenschr.*, nᵒ 36, 1881.

riences qui nous ont conduit aux résultats négatifs de nos devanciers.

Les expériences de laboratoire ne permettent pas de conclure à ce qui se passe chez un homme dont l'œil est hypertendu, parce que l'animal qu'on opère a une tension normale ; mais ces expériences montrent ce qui a lieu dans le glaucome chronique simple ; dans ce cas on obtient, comme chez le lapin, une coaptation hermétique des lèvres de la plaie.

Ce qui précède peut se résumer en deux phrases. La cicatrice filtrante qui résulte de l'iridectomie est en raison directe de l'élévation du tonus ; quand le tonus est normal, la cicatrice ne filtre pas du tout ; elle filtre plus ou moins longtemps suivant que le tonus est plus ou moins élevé.

Lorsque cette cicatrice filtrante est obtenue dans un œil hypertendu, elle perd ses propriétés à mesure que le tissu cicatriciel se resserre et durcit ; il en résulte que la valeur de l'iridectomie, nulle dans le glaucome chronique à hypertension faible et intermittente, n'a qu'une valeur passagère dans les autres formes de glaucome chronique.

La sclérotomie a une valeur nulle ou passagère, parce que les lèvres de la plaie vont l'une vers l'autre, soit immédiatement après la section, soit plus ou moins vite dans la suite. La diérèse ne suffit pas ; il faut recourir à l'exérèse ; par la diérèse il est impossible d'avoir une cicatrice filtrante définitive, par l'exérèse de la sclérotique on l'obtient au contraire facilement.

C'est là le but et la raison de notre opération.

3° Formation de la cicatrice fistuleuse.
Etude expérimentale

Il est fort utile de démontrer anatomiquement et expérimentalement qu'une cicatrice ainsi faite laisse filtrer les liquides, d'autant plus qu'on a refusé aux cicatrices cornéennes et sclérales le pouvoir de filtration dont nous parlons.

HENDERSON (1) de Nottingham a écrit un intéressant travail pour démontrer que les sections de la coque oculaire se fermaient de telle façon qu'aucune issue de liquide n'était possible à leur niveau et à propos de la communication et de l'opération que nous avons faites à la réunion ophtalmologique d'Oxford (juillet 1907), HENDERSON a insisté sur cette impossibilité.

Notre éminent confrère anglais à raison ; nous sommes d'accord avec lui au sujet de ce qui se produit après la simple section de la sclérotique et il est très vrai que DE WECKER a poursuivi, pendant 30 ans, la cicatrice filtrante sans l'atteindre et que DIANOUX, pour obtenir une issue appréciable et prolongée de liquide, est obligé de pratiquer quotidiennement le massage. Ce massage agit tant que les parois de l'incision sont encore peu adhérentes, mais après quelques semaines, quelques mois au plus, il n'a plus d'effet ; HENDERSON a raison ; par aucun des moyens connus, par aucune section de la coque oculaire on n'obtient de cicatrice filtrante persistante.

Cette cicatrice, on l'obtient en faisant, non pas la diérèse, mais l'exérèse de la sclérotique ; ce n'est pas la même chose de faire, dans la paroi d'une poche tendue

(1) HENDERSON. *The Ohptal. Review*, May 1907.

comme l'œil, une incision, ou une excision ; qu'on prenne une balle creuse de caoutchouc, qu'on y fasse une incision de quelques millimètres, la balle conservant sa forme, les lèvres de la plaie se placeront en si exacte coaptation que le tracé même de l'incision sera invisible ; qu'on fasse dans une des lèvres de la plaie une excision, une perte de substance, la tonicité même de la balle élastique fera que les bords de la blessure resteront écartés, sans coaptation possible.

C'est là ce qui se passe pour l'œil, d'autant plus que les lèvres de la plaie ne peuvent bourgeonner pour aller à la rencontre l'une de l'autre, car il s'agit d'une perte de substance faite dans la sclérotique et la sclérotique, tissu fibreux, ne prolifère pas. On comprend ainsi pourquoi, au niveau de la sclérectomie, se fait une cicatrice filtrante définitive.

Cette cicatrice filtrante n'est pas sans analogie avec la cicatrice cystoïde que les opérateurs connaissent bien, mais cette analogie n'est qu'apparente.

Ces deux espèces de cicatrices diffèrent essentiellement en ceci :

1° La cicatrice filtrante résultant de la sclérectomie et de l'iridectomie combinées est libre de toute adhérence au tractus uvéal ; il peut y avoir ourlage de la plaie, mais il n'y a pas pincement.

2° La cicatrice cystoïde est, au contraire, toujours consécutive à un enclavement de l'iris.

Cet enclavement de l'iris est même la raison d'être de la cicatrice cystoïde, et c'est parce que cette cicatrice intéresse le tractus uvéal qu'elle est, à juste titre, redoutée par les opérateurs et par les malades ; mais il faut reconnaître qu'en ce qui concerne l'hypertension, et les accès de glaucome, elle a souvent des résultats heureux. Les malades qui présentent une cicatrice cystoïde ont presque toujours une tension oculaire normale et l'intervention chirurgale qu'ils ont subie leur a été relativement favorable ; ils sont même, en général, dans une situation meilleure que ceux chez qui on a pratiqué une très régulière opération d'iridectomie ; c'est qu'après l'iridectomie parfaite, il se produit une fermeture exacte de la plaie, tandis que lorsque l'iris est enclavé, les lèvres de la section bâillent et laissent le liquide de la chambre antérieure passer facilement dans les mailles sous-conjonctivales.

Mais cet enclavement, s'il a l'avantage de faire bâiller les lèvres de la plaie, a tous les dangers des pincements iriens et des retentissements inflammatoires sur le tractus uvéal. On voit ainsi des malades qui ont à la fois de belles cicatrices cystoïdes et des névralgies ciliaires, même des accès de glaucome.

La cicatrice cystoïde, obtenue au prix d'un enclavement de l'iris, est donc dangereuse et inacceptable et il faut s'appliquer à créer une cicatrice qui soit filtrante, autant qu'elle, sans que le tractus uvéal participe en rien à sa formation.

C'est cette cicatrice que nous obtenons par notre procédé d'iridectomie et de sclérectomie combinées. Nous n'avons pas eu l'occasion d'étudier histologiquement un œil humain opéré de sclérectomie, mais nous avons réussi à faire chez le chien une cicatrice filtrante et nous donnons ici le résultat de cet examen anatomique.

Étude expérimentale de la fistulisation par la sclérectomie. — Le 6 août 1907, nous pratiquons sur un chien la sclérecto-iridectomie ; il fut fait dans ce cas une large ablation de la sclérotique et une petite iridectomie pour éviter l'enclavement qu'à cette époque nous croyions presque inévitable; l'opération ne donna lieu à aucun incident particulier; il n'y eut aucune issue du corps vitré, il ne produisit dans la suite, aucun prolapsus et la cicatrisation de la plaie se fit, normalement, en une semaine.

Nous vîmes s'établir la cicatrice filtrante qui se produit d'habitude chez nos glaucomateux; la chambre antérieure se reforma et l'animal ne parut en rien incommodé au sujet de sa vision. Pendant près d'un an, l'œil opéré conserva une tension normale. A ce moment (11 mois et 10 jours après l'opération), le chien fut sacrifié et l'œil énucléé.

En pratiquant l'énucléation, nous eûmes le tort de ne pas respecter suffisamment la conjonctive bulbaire et, à un endroit que nous avons retrouvé sur les coupes, nous déchirâmes la vésicule, le kyste sous-conjonctival résultant de la cicatrice à filtration. Ce petit incident n'enlève rien d'ailleurs à la valeur démonstrative des préparations, parmi lesquelles ont été choisies celles qui sont ici représentées.

La première (fig. 33) montre, à un très faible grossissement, la section du segment antérieur de l'œil, passant exactement par l'ampoule sous-conjonctivale et par le goulot faisant communiquer cette ampoule avec la chambre antérieure; on y voit le diverticulum créé, sous la conjonctive soulevée, par le liquide sorti de l'œil, à la faveur de ce trou; à ce niveau-là, bien qu'après la résection de la sclérotique, nous ayons fait l'iridectomie, on aperçoit l'iris à sa place. Cela tient à ce que l'iridectomie a été étroite et que le maximum de la résection scléroticale n'a pas exactement porté au niveau même de l'iridectomie. C'est à l'endroit où la brèche de la sclérotique était plus grande que s'est produite la fistulisation ; à ce niveau, l'iris, n'ayant pas été excisé, aurait pu

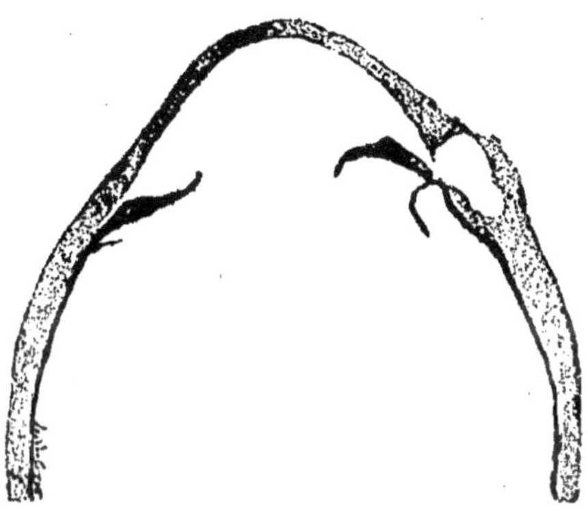

Fig. 33.

prolaber. Ce prolapsus n'a pas eu lieu ; c'est là, pour le dire en passant, un fait expérimental qui fait bien comprendre pourquoi on peut, sans craindre le prolapsus, faire, ce que nous avons fait souvent, *la sclérectomie simple ou la sclérectomie avec une étroite boutonnière irienne périphérique dans le glaucome chronique.*

Un examen rapide de cette figure, comme l'inspection à l'œil nu de la coupe histologique, démontre de la façon la plus péremptoire l'existence de la fistule sous-conjonctivale reliant les espaces sous-conjonctivaux avec la chambre antérieure.

La figure 34 représente, grossie, la partie de la coupe où se trouvent la fistulette et l'ampoule sous-conjonctivale.

Les détails de cette figure, dessinée exactement d'après

nature, montrent les particularités suivantes : la base de l'iris et le tendon du muscle ciliaire ont été sectionnés par le couteau ; à la suite de l'opération, quelques cellules pigmentaires, détachées de l'iris, se sont infiltrées dans la

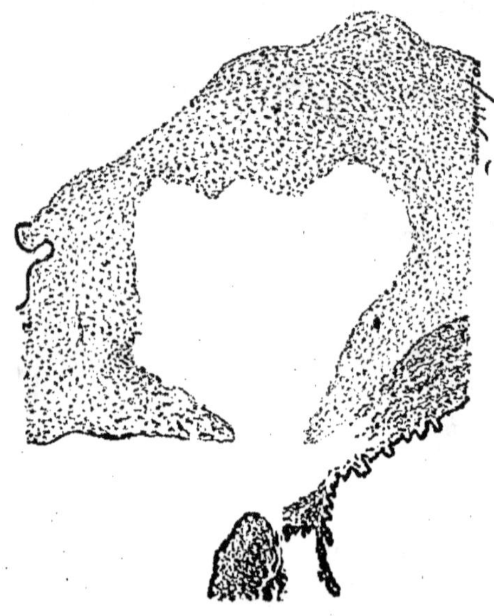

Fig. 34.

lèvre antérieure de la plaie ; les deux lèvres de cette plaie ne se sont pas réunies et une ouverture permanente a fait communiquer la chambre antérieure avec les espaces sous-conjonctivaux. On voit une vaste et large poche limitée par du tissu conjonctif lâche ; il est probable que cette poche communiquait, par des goulots plus ou moins étroits, avec des poches voisines avant l'énucléation sur l'animal vivant. On comprend que la coupe qui passe par l'orifice, faisant communiquer les espaces sous-conjonctivaux avec la chambre antérieure, n'ait porté que sur l'une de ces poches qui n'est peut-être pas la plus vaste.

Sans oser l'affirmer, il nous semble bien que l'opération a intéressé le tendon du muscle ciliaire, et que ce tendon a été incisé un peu en arrière de son insertion cornéenne ; la base de l'iris paraît même avoir été sectionnée. On sait que chez le malade c'est là l'opération de choix, celle que nous nous appliquons à faire dans tous les cas de glaucome chronique simple. Cette incision ouvre les espaces choroïdiens et les fait communiquer avec la chambre antérieure, qui elle-même communique largement, par la fistule, avec les espaces sous-conjonctivaux ; ainsi l'opération remédie à ce qu'on a appelé le glaucome postérieur, à ce que LEFORT nous a dit autrefois et à ce qu'enseigne maintenant QUERENGAL, au sujet du liquide qui s'accumule entre la sclérotique et la choroïde. Il est tout à fait nécessaire de donner issue à ce liquide pour faire une opération complète ; la sclérectomie, telle que nous la pratiquons, donne souvent ce résultat ; c'est celle qui a été faite chez l'animal dont nous étudions en ce moment la pièce anatomique.

Le goulot, l'orifice fistuleux, qui fait communiquer la chambre antérieure avec les espaces sous-conjonctivaux, est relativement étroit, les coupes voisines montrent les aréoles de la conjonctive dans lesquelles le liquide de la chambre antérieure paraît se résorber ; sur la figure 35, nous comptons, à côté de la grande poche, quatre petites cavités communiquant probablement entre elles et avec la grande. On comprend que la coupe qui les montre ne passe pas par les goulots de communication. On voit aussi sur cette coupe, comme sur celle de la figure 34, quelques débris de pigments dans la partie antérieure de l'incision ; on y remarque encore que deux des petites poches sont placées

à la partie antérieure de l'espace choroïdien évidemment
ouvert en pareil cas. Il n'y a pas, dans cette figure 35, de
communication directe entre la grande poche et la
chambre antérieure parce que la section du rasoir a passé

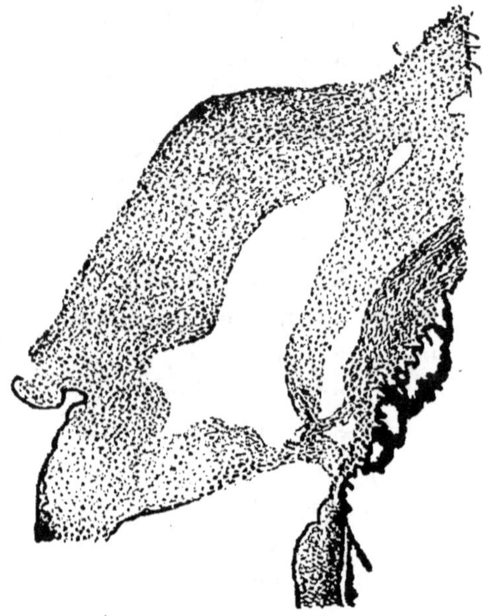

Fig. 35.

un peu à gauche ou à droite de l'ouverture faisant communiquer la cavité sous-conjonctivale avec l'intérieur de l'œil.

La figure 36 montre toujours la grande poche ne communiquant pas avec la chambre antérieure parce que la
section passe à côté du goulot de la fistule ; on y voit les
espaces choroïdiens communiquer presque librement avec
cette poche, dont ils ne sont séparés que par un treillis
analogue à celui qu'on trouve au niveau du canal de
SCHLEMM ; cette ampoule sous-conjonctivale présente en

hant une paroi très amincie, parce que, nous l'avons dit
déjà, en faisant l'énucléation nous avons, par mégarde,
détaché la conjonctive trop près de la cornée ; il aurait
fallu laisser à cette vésicule, d'ailleurs bien visible, que

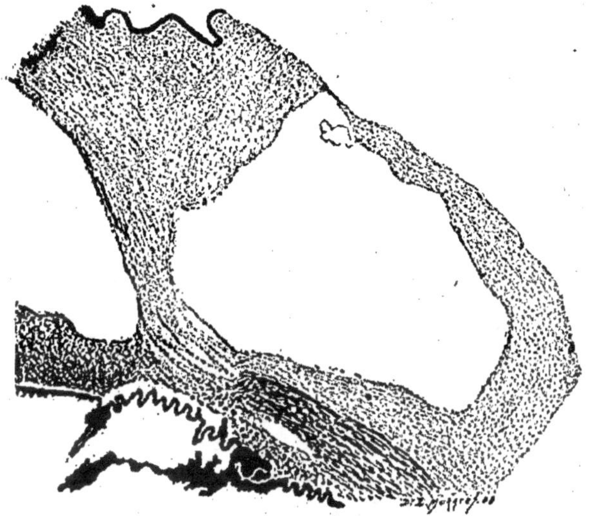

Fig. 36.

nous avions sous la main, toute sa doublure externe ;
cela n'a pas été fait et il en est résulté que la paroi de ce
kyste ne présente plus l'épaisseur de la muqueuse qui la
recouvrait à l'état normal.

C'est là, d'ailleurs, un détail qui n'enlève rien à la valeur
de notre démonstration et le lecteur nous saura gré de
publier ici et de décrire des pièces telles qu'elles sont et
telles que tout le monde peut les voir au laboratoire des
cliniques de la Faculté de Bordeaux ; le dessinateur a été
prié de les représenter avec une exactitude absolue sur
tous les points.

Sur la figure 37, on est encore plus loin du pertuis
faisant communiquer les aréoles conjonctivales avec la
chambre antérieure, une épaisse barrière scléro-cornéenne
sépare de cette chambre la cavité conjonctivale. Cette

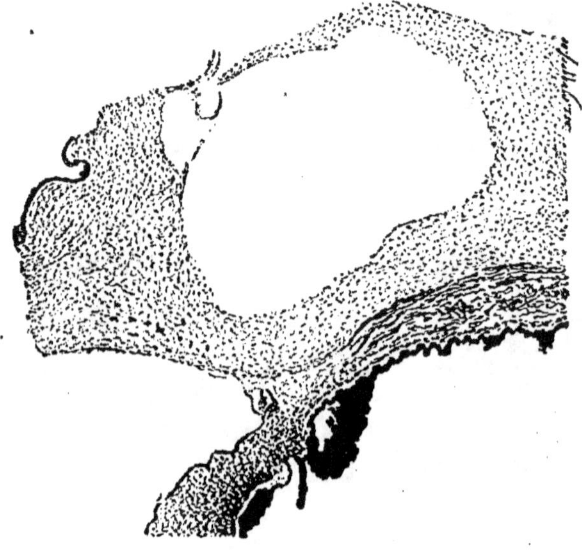

Fig. 37.

cavité n'en est pas moins très large et, sur l'animal vivant,
elle renfermait et résorbait certainement beaucoup de
liquide ; à la partie antérieure, en bas, se trouvent
encore quelques débris de pigment provenant de la base
de l'iris, touchée par le couteau ; il semble bien que, là
encore, au niveau de la base de cet iris, on voit les espaces
choroïdiens communiquer avec la chambre antérieure.

Donc, dans l'œil du chien, opéré en août 1907, et
énucléé en juillet 1908, il existait sous la conjonctive des
cavités plus ou moins larges, communiquant entre elles

et avec la chambre antérieure, par un goulot relativement très large et très évident ; en outre, les espaces choroïdiens communiquaient avec cette chambre antérieure et, si cela avait été utile, auraient ainsi permis aux liquides anormalement accumulés dans ces espaces, de s'écouler sous la conjonctive et de se résorber dans les aréoles dont l'existence est ici démontrée.

Les mailles sous-conjonctivales, ainsi distendues, présentent dans leur paroi la structure histologique des kystes séreux adventices, artificiels ; à la longue, peut-être, verrait-on ses parois s'épaissir et se couvrir d'un endothélium continu, résultant de la prolifération des cellules plates qui tapissent les tractus conjonctifs du tissu lamineux. Sur la pièce dont nous disposons, rien de pareil ne s'est encore produit, chaque cavité est le résultat de la distension exercée sur les fibres conjonctives par les flots du liquide s'échappant de l'œil, sous la pression de la tension même du globe. Il s'agit en somme, d'une injection faite dans le tissu conjonctif, par cette poire élastique pleine de liquide, qu'est l'œil vivant.

Telle est la description qui convient à notre pièce anatomique.

Qui pourrait prétendre maintenant que la sclérectomie, faite selon notre procédé, n'est pas capable de fistuliser l'œil et de jeter les liquides, qui l'encombrent, dans les espaces conjonctivaux, incessamment capables de les résorber ?

L. Weekers et Heuvelmans (1) [de Liège], ont fait un travail expérimental semblable au nôtre et comme le

____

(1) L. Weekers et Heuvelmans. Fistulisation expérimentale de la chambre antérieure, par la sclérectomie, *Arch. d'ophtal.*, 1909, p. 698.

notre, très démonstratif. Nous détacherons de leur publication les passages suivants qui se passent de commentaires :

« Le 17 octobre 1908, une sclérecto-iridectomie est
« faite sans incident, à l'œil droit d'un lapin, pesant
« 3 kgr. 01, suivant la technique décrite par LAGRANGE,
« pour son opération contre le glaucome. Un lambeau de
« sclérotique large de 1 millimètre environ et long de
« 1 millim. 1/2, est excisé tout près de la cornée, l'exci-
« sion intéressant toute l'épaisseur de la sclérotique.
« L'opération terminée, une suture est passée dans les
« paupières pour en assurer l'occlusion pendant 1 jour.
« Le lendemain, la chambre antérieure est reformée.
« Pendant quelques jours, la conjonctive est boursouflée
« au niveau et dans le voisinage de l'opération, mais après
« 5 jours, l'œdème de la conjonctive est limité à l'endroit
« de la sclérectomie ; à ce niveau, la conjonctive est
« comme légèrement soulevée, de plus, elle présente des
« tâches foncées de pigment.

« Cette saillie de la conjonctive persiste encore le jour
« de l'énucléation, qui a lieu le 29 mars 1909, c'est à
« dire 5 mois après l'opération.

« L'examen anatomique montre l'existence d'une
« véritable fistulette de la chambre antérieure. Au limbe
« cornéen, à l'endroit de la sclérectomie, on observe une
« solution de continuité dans la sclérotique, un petit
« chenal en communication directe avec la chambre
« antérieure ; du côté de la conjonctive, ce canalicule se
« dilate et débouche directement dans une cavité ampul-
« laire logée dans le tissu sous-conjonctival.

« La fistule, dans son trajet intrascléral, est nettement
« limitée par le tissu de la sclérotique, tapissé d'une

« mince couche de fibrine, dans laquelle on distingue de
« rares globules sanguins, ainsi que du pigment prove-
« nant de la section de l'iris. Quelques brides de fibrine
« passent d'une paroi à l'autre du canal, mais sans en
« obstruer la lumière. De même, la cavité ampullaire est
« tapissée d'une couche de fibrine, dans laquelle sont
« enrobés de petits amas de pigment.

« A l'embouchure de la fistule, dans la chambre anté-
« rieure, des restes de tissu irien en petite quantité pro-
« labent dans le canal et en rétrécissent un peu la
« lumière sans cependant l'oblitérer.

« Le tissu sous-conjonctival est occupé par de larges
« vacuoles dont la structure est celle des capillaires.

« Le corps ciliaire et le cristallin sont intacts.

« On reconnaît la base sectionnée de l'iris et des restes
« pigmentaires irrégulièrement répartis. Du pigment
« provenant de l'iris a émigré jusqu'à une petite étendue
« du limbe dans les couches profondes du parenchyme
« cornéen.

« Un fait intéressant est l'accumulation de pigment
« provenant de la dissociation de l'iris, dans la cavité
« ampullaire logée dans le tissu sous-conjonctival. On
« retrouve ces granulations pigmentaires non seulement
« sur tout le pourtour de l'ampoule, enrobées dans la
« fibrine, mais aussi par places dans le tissu conjonctival
« immédiatement voisin. Ce fait démontre qu'il existe
« un courant de l'humeur aqueuse vers les espaces
« conjonctivaux ; l'humeur aqueuse entraînant les gra-
« nulations de pigment, passe par la fistule scléroticale,
« arrive dans l'ampoule et est résorbée dans les espaces
« conjonctivaux ; les grains de pigment, à cause de leur
« volume sont arrêtés, et ne franchissent pas les mailles

« du réseau lymphatique sous-conjonctival. Cette obser-
« vation démontre que le but visé par LAGRANGE, c'est à
« dire l'élimination de l'humeur aqueuse dans le tissu
« sous-conjonctival peut être atteint par la sclérectomie;
« elle nous dispense de faire une expérience que nous
« avions projetée : l'injection d'encre de Chine dans
« l'humeur aqueuse ou dans le vitré d'un œil opéré de
« sclérectomie. On sait, en effet, que l'injection d'encre
« de Chine, constitue un excellent moyen de mettre en
« évidence les courants lymphatiques en général, et, en
« particulier, les voies d'élimination des liquides endo-
« culaires. NUEL et BENOIT (1) ont utilisé ce procédé pour
« montrer le rôle de l'iris dans la résorption de l'humeur
« aqueuse. »

Les travaux expérimentaux ont donc démontré la possibilité de la fistulisation oculaire par la sclérectomie faite
selon ma technique, et ils sont en cela bien d'accord avec
les observations cliniques très nombreuses qui sont
rapportées dans nos travaux.

Voyons par quel procédé, chez l'homme, on peut réaliser la fistulisation sous-conjonctivale dont la réalité est
ainsi démontrée chez les animaux.

4° Procédés opératoires personnels

a) IRIDECTOMIE ET SCLÉRECTOMIE COMBINÉES

Avant d'opérer, outre les soins ordinaires d'antisepsie
et d'asepsie, on instillera dans l'œil quelques gouttes
d'un collyre à l'ésérine; il y a tout intérêt à ce que la

______

(1) NUEL et BENOIT. Des voies d'élimination des liquides intra-oculaires. *Arch. d'ophtal.*, avril 1900.

pupille soit contractée et cela pour deux raisons : l'angle

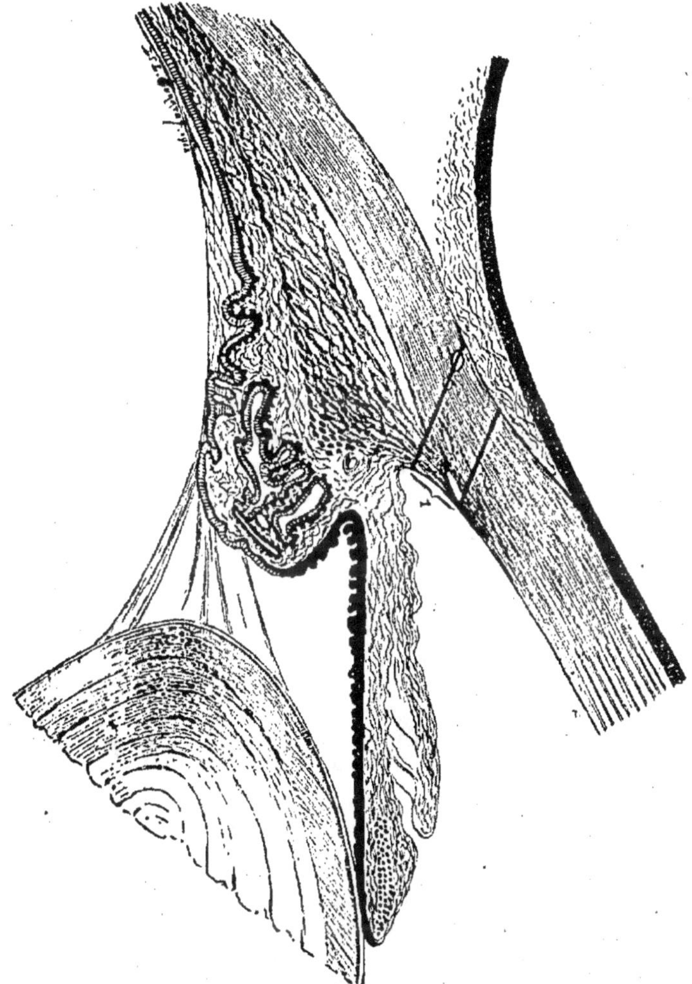

Fig. 38. — Angle irido-cornéen. En 1, bande sclérale à réséquer.

de filtration est plus libre pour le passage exact du couteau et l'iris, maintenu dans la chambre antérieure par la contraction du sphincter ne vient pas gêner, dans la plaie l'excision de la sclérotique (fig. 38) ; après cette ésérinisation, qui doit être faite assez longtemps avant l'opération, environ une demi-heure, on instille, au moment même d'opérer, de l'adrénaline et de la cocaïne, à plusieurs reprises, en quantité suffisante, pour obtenir une anémie bien évidente de la muqueuse et une insensibilité complète de l'iris.

Cela fait, avec les instruments ordinaires de l'iridectomie, auxquels on ajoute des petits ciseaux courbes, très bien aiguisés ou un emporte-pièce, on procède à l'opération.

Pour nous conformer aux usages classiques, nous la diviserons en trois temps :

Premier temps. — Ponction dans la sclérotique (fig. 39)

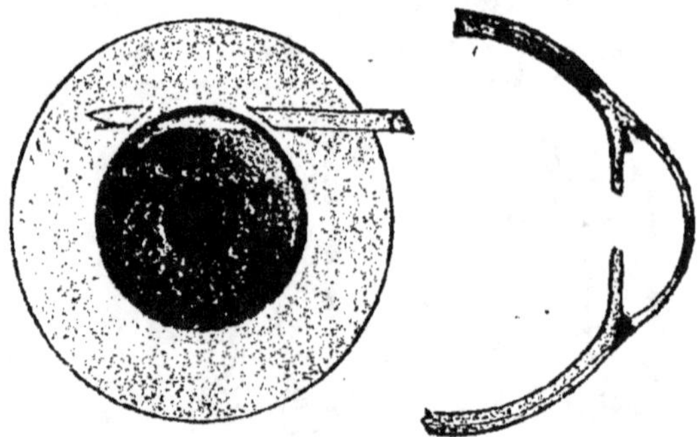

Fig. 39. — Incision au couteau. La même incision peut être faite à la pique, mais l'opérateur ne coupe pas aussi facilement le tendon du ciliaire.

à un millimètre du limbe, contre-ponction dans un point correspondant et incision de la sclérotique dans l'angle irido-cornéen ; en terminant l'incision le tranchant du couteau est dirigé en arrière de manière à couper la sclérotique en biseau, en bec de flûte ; la figure montre le tracé de l'incision et l'étendue approximative de la section sclérale; lorsque le couteau est sous la conjonc-

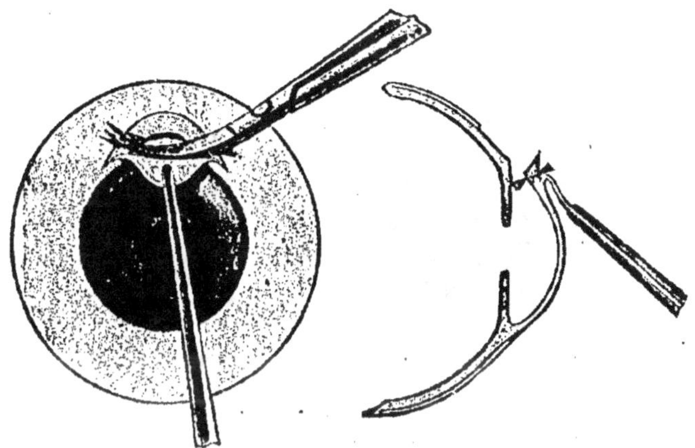

Fig. 40. — Sclérectomie avec les ciseaux.

tive, on détache un large lambeau de muqueuse, comme dans l'extraction de la cataracte à lambeau conjonctival.

Deuxième temps. — On prend le lambeau conjonctival avec de fines pinces à dents de souris, on le soulève, et avec (fig. 40 et 41) un emporte-pièce ou des ciseaux très bien aiguisés, car la sclérotique est très résistante, on réséque (fig. 40 et 41) un assez large fragment de la lèvre antérieure de l'incision. Le lambeau conjonctival est respecté. Si on désire ne faire que la sclérectomie simple, l'opération est terminée.

Troisième temps. — On fait ensuite l'iridectomie selon la méthode ordinaire, et on rabat sur la plaie le lambeau conjonctival détaché dans le premier temps ; cette iridectomie est nécessaire lorsque le degré d'hypertension fait redouter l'enclavement de l'iris.

Les figures annexées à ce travail font bien comprendre
en quoi consiste notre technique.

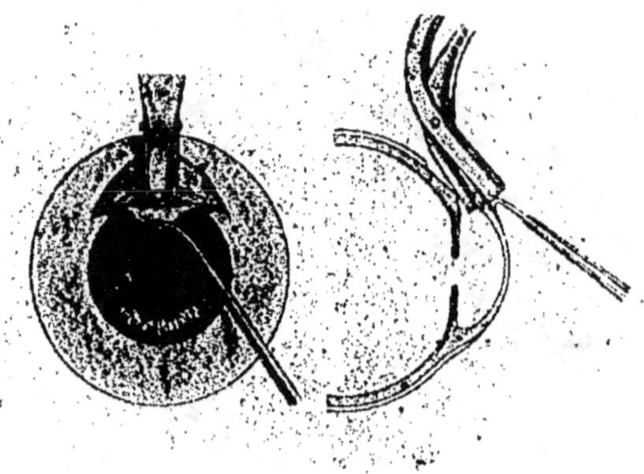

Fig. 41. — Sclérectomie à l'emporte-pièce.

Pour pratiquer la sclérectomie il est possible de remplacer les ciseaux par un emporte-pièce tel que celui qui

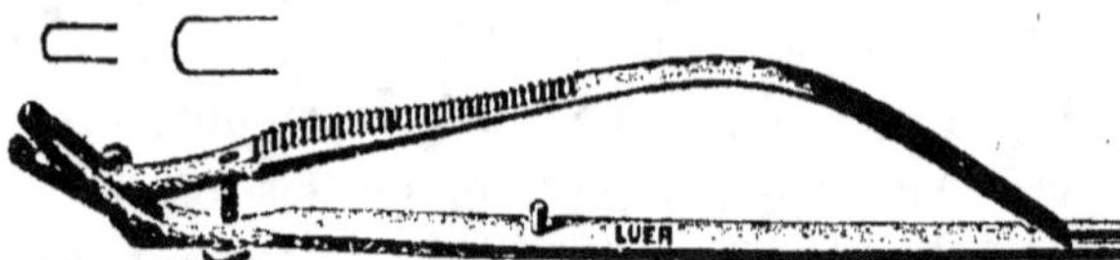

Fig. 42. — Emporte-pièce de VACHER modifié.

est représenté dans les figures ci-contre. Cet instrument
est d'un maniement commode et quelques opérateurs le
préfèrent aux ciseaux. Nous l'employons aussi très volontiers, car, avec lui, on fait très aisément une bonne sclérectomie.

Tel est notre procédé de sclérecto-iridectomie. Dans le
glaucome simple, on peut se contenter d'exécuter la

première partie de l'opération, la simple résection scléroticale ; dans ce cas, l'iris n'a pas de tendance à s'enclaver et la fistulisation sous-conjonctivale de l'œil est

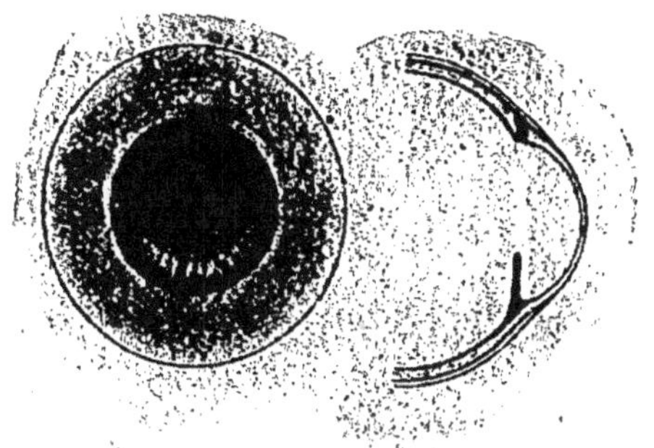

Fig. 13. — Résultat de l'opération après l'iridectomie qu'on peut faire
avant ou après la sclérectomie.

obtenue sans iridectomie ; cette deuxième manière de
procéder est la sclérectomie simple que nous allons
maintenant décrire.

b) SCLÉRECTOMIE SIMPLE — MANUEL OPÉRATOIRE

Le manuel opératoire que j'utilise est celui-là même
que j'ai décrit pour les deux premiers temps de ma sclérecto-iridectomie ; j'incise la sclérotique aussi loin que
possible de la cornée, tout en restant bien dans la
chambre antérieure ; c'est à dire que je passe le couteau
en avant de l'iris, aussi près que possible de lui ; dans ce
premier temps, il n'est pas nécessaire de tailler un grand
lambeau ; une incision de 4 millimètres peut suffire.

Après avoir fait la ponction et la contre-ponction, le
fin couteau de DE GRÆFE entame le tendon du muscle
ciliaire, le sectionne et ouvre largement les espaces cho-

roïdiens qui entrent ainsi en communication avec la chambre antérieure; après avoir sectionné le tendon du muscle ciliaire, le couteau, suivant la ligne la plus haute de la figure 38, coupe la sclérotique, puis s'engage sous

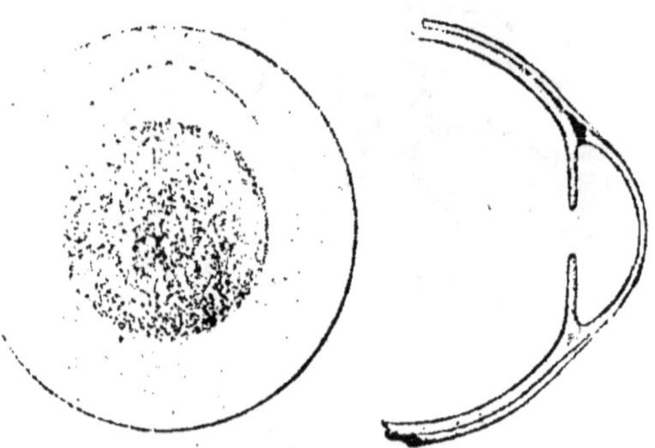

Fig. 44. — Résultat de l'opération sans iridectomie (sclérectomie simple).

la conjonctive dont il détache un large lambeau. Ce lambeau conjonctival étant soulevé avec de petites pinces, la plaie bâille et son bord antérieur est attiré en avant ; d'un coup de ciseau ou d'emporte-pièce on résèque dans ce bord antérieur un lambeau de sclérotique large à peu près comme celui qui est compris entre les deux traits scléraux de la figure 38 ; le lambeau conjonctival est ensuite rabattu sur la brèche scléroticale pour la recouvrir et la protéger.

Pour bien saisir la manière de faire cette résection, le lecteur peut se reporter à ce que nous avons écrit sur la sclérecto-iridectomie (1), dans le paragraphe précédent.

Les figures 38, 39, 40, 41, 42, 43, 44 ci-contre font

(1) LAGRANGE. Sclérectomie et iridectomie combinées dans le glaucome chronique. *Arch. d'ophtal.*, août 1906. — Sclérecto iridectomie dans le glaucome chronique. *Ann. d'ocul.*, février 1907.

comprendre notre technique mieux qu'une longue description.

La cicatrice filtrante est la même dans la résection simple de la sclérotique que dans l'iridectomie et la sclérectomie combinées. Nous l'avons fait dessiner chez de nombreux malades (voir p. 267 et suiv., fig. 64 à 73).

On remarquera que cette opération, qui a pour but d'ouvrir largement la coque oculaire sans entamer l'iris, n'est possible que si la chambre antérieure est profonde et s'il n'y a pas de soudure de Knies; si cette soudure existe, la résection simple de la sclérotique peut encore se faire, seulement le couteau, avant de s'engager dans le tendon du muscle ciliaire, coupe la soudure de Knies elle-même, c'est a dire l'iris, et il existe après l'opération une brèche irienne assez semblable à celle que donne la dialyse du grand cercle irien. Nous avons fait plusieurs fois cette section sans le vouloir, en pratiquant la sclé-recto-iridectomie; cet accident n'a rien qui nous effraie et, lorsqu'il se produit dans le cas où nous ne voulons exécuter que la sclérectomie simple, nous pratiquons cette sclérectomie et laissons l'iris en place, avec son ouverture, au niveau du grand cercle; cette ouverture n'a pas d'inconvénient, parce qu'elle est masquée par la paupière supérieure.

Il faut bien se garder de confondre cette sclérectomie simple avec l'opération que recommande Bettremieux (1). Notre confrère se contente d'amincir la sclérotique en en excisant les lames externes au niveau du canal de Schlemm; nous pensons que cet amincissement est tout à fait insuffisant et même ne peut rien donner du tout, car la cica-

(1) Bettremieux. *Clin. ophtal.*, 1907, et *Soc. fr. d'ophtal.*, 1908.

trice qui résulte de cette abrasion est peut-être mince, mais elle est certainement très dense et la filtration doit être très imparfaite ou nulle à son niveau. On voit des yeux staphylomateux dont la paroi du staphylome est très amincie et qui sont cependant très durs; ce n'est pas une question d'épaisseur, c'est une question de densité.

Dans tous les cas, quels que soient les résultats de l'opération recommandée par BETTREMIEUX, la nôtre ne lui ressemble pas; nous désirons enlever la sclérotique dans toute son épaisseur et faire à l'œil une véritable fistulette, car, avec ROCHON-DUVIGNEAUD, nous croyons que la cicatrice filtrante n'est autre chose qu'une fistulisation de l'œil; cette fistule peut d'ailleurs n'être pas visible à l'œil nu et consister dans une ou plusieurs ouvertures microscopiques, dont l'histologie nous montrera quelque jour la formation et la structure intime.

c) DE LA SCLÉRECTOMIE AVEC BOUTONNIÈRE IRIENNE PÉRIPHÉRIQUE

Avant de décrire le manuel opératoire, il importe de bien préciser les points d'histoire qui concernent cette troisième manière de faire notre sclérectomie.

a. — *Historique de la sclérectomie avec boutonnière irienne périphérique*

BEAUVIEUX et BONNEFON (1) ont soigneusement fait l'historique de ce procédé et montré sa genèse; nous leur emprunterons leur exposé dont nous avons personnelle-

---

(1) BEAUVIEUX et BONNEFON. *Gazette hebd. des Sciences méd. de Bordeaux*, 11 décembre 1910.

ment vérifié les sources. C'est en 1907 que l'iridectomie périphérique, faisant son apparition, dans la littérature ophtalmologique, est proposée comme complément utile de la sclérectomie. Dans un article de *The Ophthalmoscope*, le major Herbert (1) s'exprime ainsi : « L'iridectomie « sera autant que possible remplacée par une petite « boutonnière périphérique faite seulement afin de pré- « venir une adhérence ou un enclavement de l'iris dans « la plaie. Pour bien pratiquer cette minuscule iridectomie « et pour aider dans la suite à la rétraction de l'iris, il « faut toujours veiller, par l'instillation préalable d'ésé- « rine, à ce que la pupille soit contractée. » Et l'auteur ajoute : « Il convient de dire nettement que, par sa « technique et son but, cette opération est tout à fait sem- « blable à celle de Lagrange. » En effet, dès cette époque, j'avais plusieurs fois, au cours de la sclérectomie simple, pratiqué une boutonnière périphérique dans l'iris. Le couteau, rasant de très près la base de l'iris, l'entamait parfois sur une faible étendue. Ayant observé que cet incident opératoire avait les plus heureuses conséquences en empêchant le prolapsus irien et hâtant ainsi l'établis- sement d'une fistulisation correcte, j'eus l'idée, sans connaître le travail d'Herbert, d'en faire un usage régulier et systématique. Les travaux ultérieurs sur l'iridectomie périphérique me déterminèrent à modifier ma technique et à faire la section périphérique de l'iris en un temps distinct, immédiatement après la section sclérale.

Mais c'est sans contredit à Holth (2) de Christiania que revient le mérite d'avoir systématiquement défendu la

---

(1) Herbert. *The Ophthalmoscope*, p. 293, 1907.
(2) Holth. Sclérectomie avec la pince emporte-pièce dans le glaucome, de préférence après incision à la pique. *Ann. d'ocul.*, juillet 1909.

brèche irienne périphérique au cours de la sclérectomie.
Au Congrès de la Société française d'ophtalmologie, en
mai 1909 (mémoire reproduit dans les *Annales d'oculistique*), le professeur norvégien nous présente une technique opératoire des mieux réglées et illustrée de figures
précises. Il préconise pour l'exécution de l'iridectomie
périphérique, une pince à iris spéciale, permettant de
saisir une minime portion de la membrane et de faire la
boutonnière très étroite. « Si l'iris prolabe, écrit-il, on
« fait une iridectomie ordinaire, sans tentative de réduc-
« tion ; s'il reste en place, ce qui est la règle (pilocarpine,
« pas d'ésérine), on peut se contenter d'une petite iri-
« dectomie extra-sphinctérienne qui suffit à éviter tout
« prolapsus irien. »

La même année paraît dans *The Ophthalmoscope* un
article d'ELLIOT (1) qui, parlant de sclérectomie à la tréphine, se déclare également partisan de l'iridectomie
périphérique. « On peut aussi, dit-il, associer une iridec-
« tomie à la sclérectomie en coupant la base de l'iris au
« niveau du trou circulaire. »

A partir de ce moment, les statistiques viennent
appuyer par des chiffres et des faits précis la valeur du
procédé. Dans la statistique d'ELLIOT, publiée en juillet
1910 par *The Ophthalmoscope*, nous trouvons que sur
128 opérations, l'iridectomie fut pratiquée 65 fois. Mais
57 fois ce fut une iridectomie périphérique très petite et
8 fois seulement une iridectomie large et complète. Une
pareille disproportion indique suffisamment les préférences du chirurgien anglais qui ne pratique plus l'iridectomie ordinaire que lorsqu'il y est absolument forcé

(1) ELLIOT. *The Ophtalmoscope*, juillet 1910, p. 482.

et espère arriver « à améliorer l'opération » de façon à ne
plus pratiquer que la sclérectomie simple.

A la fin de 1909 paraît la statistique de PAGENSTECHER (1),
de Wiesbaden, partisan convaincu de l'iridectomie périphérique (6 cas sur 29 opérés de sclérectomie). Et
plus tard (2 décembre 1910), dans une lettre personnelle qu'il nous a écrite, ce même auteur s'exprime de
la manière suivante : « A mon avis, je crois que nous
« allons pratiquer surtout maintenant la sclérectomie
« avec boutonnière périphérique. Je n'hésite pas d'ail-
« leurs à vous dire que je considère votre opération
« comme le plus grand progrès que nous ayons fait
« depuis de longues années dans la chirurgie ophtal-
« mologique. »

La sclérectomie avec boutonnière périphérique a donc
été pratiquée par un petit nombre d'opérateurs, mais elle
est, de la part de tous ceux qui l'ont essayée, l'objet d'une
faveur grandissante. En même temps que PAGENSTECHER
nous écrivait ce que nous avons rapporté plus haut,
HOLTH nous confirmait aussi dans une lettre particulière
ceci que nous reproduisons textuellement : « D'après mon
« expérience, je ne puis pas considérer la sclérectomie
« avec boutonnière périphérique comme une opération
« dangereuse ; c'est au contraire la meilleure que je con-
« naisse pour la cure opératoire du glaucome simple. Je
« n'ai pas eu un seul cas de glaucome aigu après cette
« opération que j'ai faite 104 fois. »

Ceci étant établi sur la place qu'occupe la sclérectomie
avec boutonnière périphérique dans la littérature ophtalmologique, passons à la technique opératoire.

(1) PAGENSTECHER. *Augenh. f. Arme, Wiesbaden*, 54 ter, *Jahresb.*, 1909.

b. — Technique opératoire de la sclérectomie avec boutonnière irienne périphérique

On peut faire la boutonnière périphérique de deux façons : α) avec le couteau, en rasant la base de l'iris ; β) avec les ciseaux, après ou avant la sclérectomie.

α) Pour faire la boutonnière périphérique avec le couteau, il faut s'appliquer à introduire la lame du fin couteau de DE GRÆFE exactement au devant de l'iris, et, après avoir fait la contre-ponction, au moment même d'entamer la sclérotique avec le milieu de la lame, il faut tourner celle-ci en arrière ; la base de l'iris ou une région très voisine de la base est sectionnée ; on redonne à la lame sa direction première, car en continuant, on s'exposerait à intéresser la zonule, et on taille le biseau scléral ; il y a là un petit tour de main un peu particulier, peut-être faut-il le voir faire pour bien le comprendre ; d'ailleurs, il ne réussit pas constamment, mais il n'en coûte rien de l'essayer ; il est toujours temps ensuite de faire la boutonnière périphérique par l'un des moyens conseillés par ELLIOT, HERBERT ou HOLTH, ou en observant le mode opératoire que nous recommandons en β.

La petite manœuvre que nous conseillons ici expose à un danger qu'il importe de signaler : la pince à iridectomie, lorsque la base de l'iris a été sectionnée, risque de s'engager entre l'iris et le cristallin ; il faut l'introduire bien fermée et s'assurer qu'elle se trouve, en avançant dans la chambre intérieure, entre la cornée et l'iris ; s'il en est autrement, il convient de recourir au crochet de TYREL ; ce crochet peut impunément passer derrière l'iris, lorsqu'il arrive dans la pupille, on le retourne de façon à ramener l'iris en dehors de la plaie et on pratique alors une iridectomie complète.

β) Si l'on n'a pas réussi à faire la boutonnière périphérique au couteau, on peut la pratiquer avec les ciseaux de de Wecker. Lorsque la résection sclérale est faite, on se trouve en face de l'une ou l'autre de ces deux situations : ou l'iris prolabe ou il ne prolabe pas. S'il prolabe, il est bien facile de le saisir près du grand cercle et d'en exciser un petit fragment, mais nous croyons que l'excision est inutile ; pour obtenir une parfaite boutonnière périphérique, il suffit d'une section avec les ciseaux, c'est à dire d'une simple incision qu'il faudra placer le plus possible à la base de l'iris. Si l'iris ne prolabe pas, et qu'on veuille cependant faire une boutonnière irienne (et ne pas se contenter comme on peut le faire en pareil cas, de la sclérectomie simple), on ira avec les pinces chercher l'iris qu'on sortira à moitié et sur la base duquel on pratiquera la boutonnière désirée par une simple section (sans résection), avec les ciseaux. On peut se servir pour cette section des ciseaux mêmes qui viennent d'être utilisés pour la sclérectomie ; les ciseaux spéciaux de de Wecker sont également très commodes.

Nous en aurons fini avec ces détails techniques quand nous aurons étudié les modifications qu'un grand nombre d'auteurs ont conseillées pour réaliser notre méthode fistulisante.

5° Modifications apportées à la technique de notre opération

La première modification publiée est, je crois, celle de Louis Dor (de Lyon), qui recommande d'enlever le lambeau scléral, non pas sur la lèvre antérieure de la plaie; mais sur la lèvre postérieure.

Voici exactement sa technique :

« Incision de la cornée, en ayant simplement soin de
« ressortir le couteau sous la conjonctive, mais sans se
« préoccuper de faire l'incision scléroticale en biseau
« comme dans l'opération de LAGRANGE.

« Une fois le couteau sous la conjonctive, taille d'un
« lambeau conjonctival que l'on rabattra sur la cornée.

« Introduction de l'emporte-pièce de façon à mordre la
« lèvre postérieure de l'incision et non la lèvre anté-
« rieure. La branche mâle est engagée dans l'angle
« irido-cornéen et bute contre le fond de cet angle.
« Section de la languette sclérale.

« A ce moment il se produit en général une petite
« hernie de l'iris dans le trou que vient de faire l'em-
« porte-pièce; on en pratique la résection après cocaïni-
« sation. On peut, si on le désire, entamer le tendon du
« muscle ciliaire, puis on remet le lambeau conjonctival
« en place. On peut même le suturer.

« On a réalisé ainsi, de la façon la plus simple, une
« fistulisation de l'œil. »

Dans la séance de la Société française, où L. Dor (1) fit sa communication, S. Holth (de Christiana), revendiqua la priorité de l'emporte-pièce et de la résection sur la lèvre postérieure de la plaie. Il ne semble pas d'ailleurs, que Holth ait eu à se louer de cette dernière idée, car, dans la technique qu'il recommande, il fait porter l'excision sur la lèvre antérieure de la sclérotique.

Voici le procédé de Holth, tel qu'il nous l'a fait connaître à la Société Française d'ophtalmologie, en 1909.

(1) L. DOR. La sclérectomie à l'emporte-pièce. *Soc. franç. d'ophtal.*, p. 321, 1909.

« Je procède à l'opération, de deux façons :

« a) *Incision linéaire au couteau*, en haut, opération
« la plus facile, qui présente cet avantage qu'on peut se
« passer d'assistant, mais que je n'emploie que dans les
« cas de faible tension, où il existe un fort astigmatisme
« direct, l'astigmatisme inverse résultant de l'incision au
« couteau étant beaucoup plus considérable. Ponction
« et contre-ponction dans la sclérotique, à 8 millimètres
« d'intervalle, à 1 millimètre du limbe ; les points d'en-
« trée et de sortie conjonctivaux doivent être aussi
« éloignés du limbe que possible. Lambeau scléral de
« 2 à 2^{mm}5 de hauteur, lambeau conjonctival à 6 ou
« 8 millimètres du limbe. La conjonctive est libérée aux
« ciseaux, de la lèvre sclérale antérieure, avec le plus
« grand soin, sinon la conjonctive est prise dans l'em-
« porte-pièce, et la plaie sclérale découverte, se cicatrise
« comme à l'ordinaire. Soulevant le lambeau conjonctival,
« l'opérateur saisit la lèvre sclérale antérieure avec l'em-
« porte-pièce et détache un fragment de la sclérotique
« qui aura toujours 3 millimètres de longueur et devra
« avoir 1^{mm}5 de large. Si l'iris prolabe, on fait une
« iridectomie ordinaire sans tentative de réduction. Si
« l'iris reste en place, ce qui est la règle (pilocarpine
« avant l'opération, pas d'ésérine), on peut se contenter
« d'une petite iridectomie extra-sphinctérienne qui
« suffit à éviter tout prolapsus irien. Réclinaison soi-
« gneuse du lambeau conjonctival ; suture inutile dans
« la plupart des cas.

« b) *Incision sous-conjonctivale à la lance* (fig. 45) :
« longue de 6 millimètres, ordinairement en haut. Ponction
« conjonctivale à 10 millimètres du limbe, ponction sclé-
« rale à 2^{mm}5. On libère ensuite la conjonctive bulbaire

« avec des ciseaux mousses, entre la plaie sclérale et le
« limbe. On peut aussi former toute la poche sous-con-
« jonctivale avec les ciseaux : incision (longue de 6 milli-

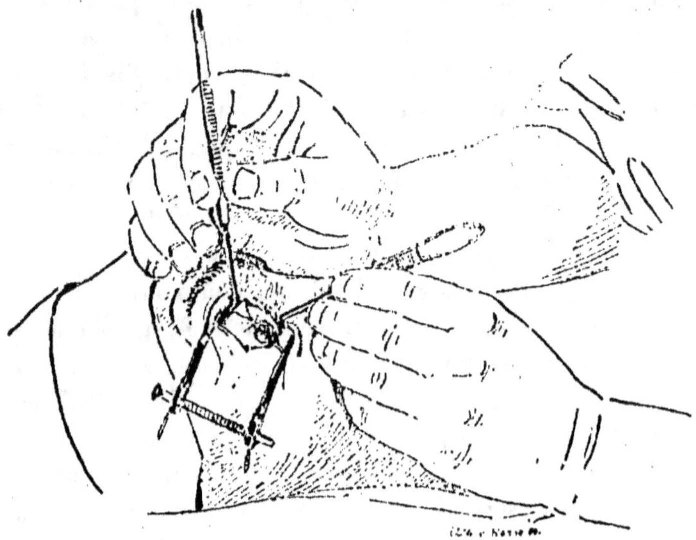

Fig. 45. — Procédé de Holth. Incision à la pique.

« mètres) conjonctivale, puis sous-conjonctivale, 19 à 12
« millimètres du limbe, libération de la sous-conjonctive
« jusqu'au limbe et ensuite incision de la sclérotique
« avec la lance ; cela est plus laborieux, mais peut-être
« préférable pour les opérations latérales où la libération
« de la sous-conjonctive jusqu'au limbe me semble plus
« difficile après l'incision à la pique. On enlève la pince
« fixatrice et la lance, l'opérateur reçoit, à l'aide de la
« pince courbe à rainures, le lambeau conjonctival et le
« charge sur le crochet en U, récline la conjonctive avec
« la sous-conjonctive, en bas, et découvre ainsi la plaie
« sclérale. On introduit le mors inférieur de l'emporte-

« pièce jusqu'à ce que l'on voie à travers le mors supé-
« rieur, 1 mm 5 de sclérotique, que l'on coupe rapidement.
« On abandonne le crochet double à l'assistant, et on
« pratique une iridectomie périphérique pour éviter la
« hernie irienne. En cas d'opacité cornéenne ou cristal-
« linienne centrale, on fait une iridectomie ordinaire ; de
« même dans le cas de cataracte au début, permettant de
« prévoir une extraction ultérieure. En cas de prolapsus
« immédiat de l'iris (ce qu'on prévient, dans la plupart
« des cas, avec la pilocarpine avant l'opération et extrac-
« tion lente de la pique), pas de replacement, mais une
« iridectomie ordinaire et dans ce cas avant la sclérec-
« tomie. Réclinaison du lambeau conjonctival avec la
« spatule irienne. L'opération n'exige que quelques
« minutes ; la description en est plus longue. La sclérec-
« tomie après incision à la lance, n'a qu'un inconvénient,
« c'est qu'elle exige un assistant sachant tenir le crochet
« conjonctival pendant l'exérèse de l'iris. Je suis d'ail-
« leurs en train d'essayer un crochet conjonctival qui
« rendra inutile peut-être, l'aide d'un assistant. »

En terminant sa communication, d'ailleurs, Holth
ajoute :

« Je crois que l'idée du Professeur Lagrange a été des
« plus heureuses et que la sclérectomie sous-conjoncti-
« vale antérieure sera, à l'avenir, la base de tout traite-
« ment opératoire du glaucome. »

On remarquera que la seule différence entre le procédé
de Holth et le mien, se trouve dans ce fait qu'il remplace
les ciseaux par un emporte-pièce analogue d'ailleurs, à
celui de Vacher ; dans ces conditions, il est bien évident
qu'une opération de Holth, n'est autre chose qu'une opération de Lagrange.

JACQUEAU (1) [de Lyon] a, de son côté, cherché à réaliser la fistulisation de l'œil par la sclérectomie en employant le procédé suivant :

« Instiller cocaïne et adrénaline d'une façon suffisante,
« ce point est important. Pratiquer d'abord une iridec-
« tomie classique avec incision cornéenne au couteau,
« en ayant soin toutefois que celle-ci se termine un peu
« en arrière du limbe dans la sclérotique. De cette façon
« il est aisé, avant de ressortir le couteau, de tailler un
« lambeau conjonctival qui est rabattu sur la cornée.
« Après l'incision de l'iris, on se munit de ciseaux droits,
« ou mieux, légèrement courbes, à extrémités mousses,
« peu épaisses, mais résistantes. Glissant alors l'une
« des branches au dessous de la sclérotique, sur une
« étendue de deux millimètres environ, on fait une sec-
« tion franche, oblique en haut et en dedans.

« Celle-ci achevée, on soulève légèrement la lèvre
« interne de l'incision sclérale à l'aide d'une petite pince
« à griffes, de façon à pouvoir, par un second coup de
« ciseaux, donné cette fois à plat, enlever une tranche
« de sclérotique.

« On obtient ainsi une petite perte de substance par-
« faitement régulière en forme de V et de la dimension
« exacte que l'on désirait obtenir. Il ne reste plus qu'à
« ramener la conjonctive sur la plaie en l'étalant le mieux
« possible, et tout est terminé.

« Il semblerait au premier abord, qu'il soit plus facile
« d'achever l'excision du lambeau en V en procédant
« pour le second coup de ciseaux de la même façon que
« pour le premier. Or cette pratique que j'ai essayée

(1) JACQUEAU (de Lyon). Procédé très simple de sclérectomie antérieure. *Soc. fr. d'ophtal.*, mai 1910.

« une fois n'est pas à recommander, d'abord parce que
« l'on n'est plus à sa main pour l'exécution de cette ma-
« nœuvre, on se trouve mal placé, gêné que l'on est par
« le nez du patient; ensuite, cela oblige à passer une
« seconde fois la branche des ciseaux au dessous de la
« sclérotique, ce qui est inutile autrement. Enfin la taille
« du lambeau est plus sûre et plus régulière en le cou-
« pant sur le plat.

« L'opération se passe vite et bien, surtout si on a pris
« soin d'instiller de l'adrénaline auparavant, comme je
« l'ai dit, pour éviter toute hémorragie gênante. Les
« suites, dans les quatre cas que j'ai opérés ainsi, ont
« été très simples et les résultats satisfaisants.

« Faut-il, au cours de l'opération faire récliner, à l'aide
« d'une pince le lambeau conjonctival ? Cette manœuvre
« est peut-être bonne, mais elle complique l'interven-
« tion et ne m'a paru nullement nécessaire. Ce lambeau
« se recroqueville suffisamment sur la cornée pour ne
« gêner ni l'iridectomie, ni la sclérectomie.

« Je ne veux faire ici aucun plaidoyer, pour ou contre
« la sclérectomie. Je crois cette opération excellente, et
« M. LAGRANGE, qui en a la paternité, l'a défendue trop
« brillamment pour que j'y insiste. J'ai tenu seulement à
« signaler une méthode simple et facile pour pratiquer
« une intervention que nous exécuterons sans doute de
« plus en plus souvent.

« Le procédé à l'emporte-pièce que nous a décrit l'an
« dernier le Dr Louis Dor et que pratique couramment
« M. Holth (1) [de Christiana], procédé que je n'ai pas
« essayé, paraît être également d'une exécution facile. Il

(1) HOLTH, Sclérectomie antérieure à l'emporte-pièce dans le glaucome,
de préférence après incision à la pique. Soc. fr. d'ophtal., p. 356, mai 1909.

« a sur celui que je viens de signaler la petite infériorité
« à mon avis, de nécessiter la présence d'un instrument
« spécial que ne possèdent pas toujours tous les arsenaux
« d'ophtalmologie et qui peut en outre ne pas couper
« d'une façon irréprochable. Enfin, avec la méthode que
« je préconise on peut tailler une perte de substance de
« l'étendue exacte que l'on désire et inciser, à son gré, le
« tendon du muscle ciliaire, pour réaliser une communi-
« cation de la chambre avec les espaces choroïdiens.

« Chacun du reste pourra, selon ses goûts, employer
« la technique qui lui paraîtra la plus commode et la
« plus favorable pour exécuter cette opération d'irido-
« sclérectomie antérieure qui est et doit rester l'opéra-
« tion de LAGRANGE ».

Le Dr HENRI COPPEZ conseille d'utiliser pour la section
de la sclérotique, non le couteau DE GRAEFE, mais le couteau lancéolaire qui permet, dit-il, de mieux doser l'évacuation de l'humeur aqueuse et d'éviter la sortie brusque
de cette dernière, amenant à la suite la hernie de l'iris, la
subluxation du cristallin ou des hémorragies spontanées.

Je ne crois pas à la supériorité du couteau lancéolaire
sur le couteau ordinaire de DE GRAEFE ; avec cet instrument
on peut faire sortir l'humeur aqueuse aussi lentement
que possible, mais la modification technique de COPPEZ
n'en est pas moins digne d'être retenue.

COPPEZ commence par mobiliser la conjonctive. Pour
cela il utilise plusieurs procédés qu'il décrit ainsi dans
son travail :

« J'ai utilisé plusieurs procédés :

« 1° J'ai d'abord décrit un lambeau adhérent au limbe
« cornéen sur une étendue d'un centimètre environ. Je
« donne à ce lambeau placé à la partie supérieure de la

« cornée, les dimensions d'un centimètre carré environ.
« Je le dissèque et je le rabat sur la cornée. Ici se pro-
« duit une légère difficulté ; dès que la pointe du couteau
« lancéolaire a pénétré dans la chambre antérieure, il
« faut que l'assistant saisisse le lambeau de la conjonctive
« et le replace vers le haut, sinon il masque la vue de la
« chambre antérieure et il est difficile à l'opérateur de
« suivre son couteau.

« L'opération terminée, le lambeau conjonctival est
« reposé et il se maintient facilement en place. Au bout
« de quelques jours, la cicatrice cystoïde est formée.

« 2° Pour éviter de toucher au lambeau conjonctival au
« cours de la ponction, j'ai imaginé de détacher le lam-
« beau au niveau du limbe cornéen et de le laisser adhé-
« rent en haut.

« De cette manière, la conjonctive ne gêne plus la sur-
« veillance de la paracentèse, mais la conjonctive se
« rétracte et deux points de suture sont nécessaires pour
« la maintenir en place. Ces points sont naturellement
« très voisins de la brèche sclérale et peuvent irriter celle-
« ci. Ce procédé n'est donc pas recommandable.

« 3° Dans ces temps derniers, j'ai recouru à la méthode
« que le Dr VAN LINT a proposée à la Société française
« d'ophtalmologie, en mai 1911, pour l'opération de la
« cataracte.

« On détache la conjonctive du limbe cornéen sur la
« moitié ou les deux cinquièmes supérieurs de la cornée,
« jusqu'à une distance de 7 à 8 milimètres de celle-ci,
« on place un point de suture à chaque extrémité de la
« conjonctive ainsi mobilisée ; les orifices d'entrée et de
« sortie des fils se trouvent environ à 8 milimètres l'un
« de l'autre. Si l'on serre les points de suture, la con-

« jonctive se tend et vient recouvrir le cinquième supé-
« rieur environ de la cornée. »

Après avoir ainsi disséqué la conjonctive, Correz fait
son incision à la pique et la résection de la sclérotique
dans la lèvre antérieure de la plaie.

Mais ce sont surtout les auteurs anglais qui, tout en
respectant l'idée fondamentale de ma méthode, se sont
ingéniés à modifier mon opération. Les Allemands
(PAGENSTECHER, AXENFELD, EVERBUSCH, VON STOCK, etc., etc.),
les Autrichiens (FUCHS, MELLER, etc.), les Italiens (ALBER-
TOTTI, PARISOTTI, ANGELUCCI, etc.), les Argentins (LAGLEYSE,
DEMARIA, DE NOCETI), adoptent, en général, ma technique,
mais les Anglais préfèrent presque tous faire la résection de la sclérotique avec un trépan et l'un d'entre eux,
HERBERT, après m'avoir emprunté l'idée de détacher un
coin de la sclérotique, a proposé de laisser ce coin *in
situ* sous la conjonctive. Nous devons nous arrêter assez
longuement sur ces diverses manières de comprendre la
sclérectomie et analyser en détails les travaux d'HERBERT,
de FERGUS, d'ELLIOT, de SYDNEY STEPHENSON, etc.

En lisant les travaux d'ELLIOT (*The Ophthalmoscope*,
1909, p. 804), nous remarquons que l'auteur attribue
à la fois la paternité de la réalisation de la fistulisation
de l'œil à HERBERT et à moi : « The underlying assumption
« is that HERBERT and LAGRANGE have established their
« contentions that it is possible to form a permanent filte-
« ring cicatrix between the anterior chamber and the
« subconjonctival space. »

La question est ainsi très inexactement posée. ELLIOT et
les autres auteurs anglais croient que mon premier travail sur la fistulisation de l'œil par la sclérectomie antérieure, est de mai 1906. Ils se trompent ; j'ai publié un

premier mémoire contenant très complètement la description de l'opération et ses indications précises dans les *Comptes rendus de l'Association française de chirurgie* (octobre 1905), et précédemment, en juin 1905, j'ai publié une courte note pour prendre date dans les *Comptes rendus de la Société de médecine de Bordeaux*.

Le premier travail de HERBERT concernant l'établissement d'une cicatrice filtrante, libre d'iris (car il ne faut pas oublier que c'est seulement de celle-là qu'il s'agit), par la mobilisation d'un lambeau scléral, la double sclérotomie est de décembre 1906. Déjà, par une sclérotomie irrégulière, en escalier (?), HERBERT avait cherché à obtenir cette fistulisation sans enclavement de l'iris et ses premières opérations remonteraient en avril 1906, bien qu'il n'ait rien publié avant la date de décembre 1906. J'accepte qu'il ait pratiqué cette opération en avril de la même année, mais mes premières sclérectomies remontent à septembre 1903 et mes premières publications, contenant toute la description de mon procédé, sont de juin et d'octobre 1905 et cette dernière publication est très détaillée.

Sans doute, avant moi, beaucoup d'auteurs, dont le plus illustre est DE WECKER, ont cherché la cicatrice filtrante ; quelques-uns l'ont réalisée en enclavant l'iris, mais je suis le premier à l'avoir réalisée sans enclavement irien, par la résection d'un large lambeau de sclérotique dans la région du limbe.

L'opération de HERBERT est une mauvaise imitation de la mienne ; sachant déjà depuis longtemps que j'avais détaché et enlevé un lambeau de sclérotique, HERBERT a donné un procédé pour détacher un pareil lambeau qu'il laisse ensuite dans la plaie. Je ne vois pas pourquoi se

donner la peine de détacher un lambeau pour le laisser
in situ. Mais je ne discute pas la valeur de l'opération, je
ne cherche ici qu'à établir la filiation des idées et à montrer que la mobilisation du lambeau scléral par HERBERT
est une imitation de ma sclérectomie, faite dès 1903 et
publiée au moins un an avant les premières tentatives
de notre confrère anglais.

Nous ne pouvons donc pas accepter que, dans la même
phrase, un homme aussi compétent en la matière
qu'ELLIOT vienne dire que « HERBERT et LAGRANGE » ont
cherché à démontrer la possibilité de l'établissement de
la cicatrice filtrante. J'avais, avant HERBERT, et *tout seul*,
démontré qu'une pareille fistulisation de l'œil était possible, sans enclavement de l'iris.

Au sujet des trépanations pour le glaucome, je pense
n'avoir pas grand'peine à montrer que FERGUS, qui le premier a fait cette trépanation et ELLIOT, qui l'a suivi, ne
font pas autre chose que mon opération en se servant
d'un instrument différent, comme d'ailleurs ROLLET (1)
qui se sert d'un trépan spécial pour la trépanation équatoriale, prééquatoriale et antérieure sous-conjonctivale.
J'ai montré deux fois à Oxford, à mes confrères anglais,
combien il était facile de faire une bonne sclérectomie
avec des ciseaux. Je ne conteste pas qu'il soit possible de
la faire avec une tréphine comme FERGUS, ELLIOT, WARDORF
et STEPHENSSON. Je sais même pourquoi nos confrères anglais
préfèrent la tréphine; c'est parce qu'ils sont tous plus ou
moins les élèves de BOWMANN qui leur a appris à trépaner
la cornée, d'ARGYLL-ROBERTSON qui leur a conseillé de trépaner la sclérotique derrière le corps ciliaire, et qu'ils pos-

(1) ROLLET. Un trépan scléral. *Clin. ophtal.*, p. 369, 1914.

sèdent tous dans leur arsenal un trépan en bon état, dont ils ont l'habitude de se servir. Je pense que leur manuel opératoire est moins bon que le mien, mais il n'y a là qu'une question d'aptitude professionnelle, d'habitude ; il s'agit toujours d'une sclérectomie antérieure destinée à fistuliser l'œil par l'ablation d'une partie notable de la sclérotique en face de la chambre antérieure. Cette idée est la mienne ; elle est la base même de ma méthode et tous ceux qui font une sclérectomie perforante limbique, par un moyen quelconque, font l'opération de LAGRANGE.

M. BETTREMIEUX me permettra de lui dire aussi que l'idée d'enlever quelques copeaux superficiels de sclérotique lui est venue lorsque j'ai eu démontré l'utilité de la sclérectomie perforante et totale. Effrayé par les dangers imaginaires qu'il a cru voir dans mon opération, notre confrère a réduit cette opération à la résection de la partie externe de la membrane sclérale. Je pense n'être contredit par personne en disant ici qu'il a ainsi conçu une opération personnelle en utilisant un morceau de la mienne. Je ne crois pas d'ailleurs que son opération soit susceptible de donner de bons résultats.

Ceci dit, entrons dans les détails de la technique préconisée par ces divers confrères; nous utiliserons, pour être complet et précis, une excellente revue critique publiée dans le *The Ophtalmoscope*, le 1ᵉʳ juillet 1910 sur « The Newer operations for glaucoma », et pour montrer à nos lecteurs ces opérations *sous un jour très impartial*, nous allons emprunter à BALLANTYNE (1) les pages suivantes.

---

(1) BALLANTYNE. The Newer operations for glaucoma. *The Ophtalmoscope* 1910.

Opération de Herbert

« La première invention d'HERBERT pour un retard dans
« l'union et la filtration ultérieure fut son opération
« d'incision déchiquetée, une forme de sclérotomie,
« datant d'avril 1906.

« Dans cette opération, il fit l'une ou les deux lèvres
« d'une petite incision scléro-cornéenne aussi déchique-
« tée et inégale que possible au moyen de mouvements
« de scie du couteau étroit de DE GRAEFE. Ayant opéré
« 60 cas, il a obtenu des résultats excellents dans l'en-
« semble, mais un peu incertains. Il a employé l'opération
« de LAGRANGE, dans sa forme originelle et combinée aussi
« à l'incision déchiquetée, mais il abandonna bientôt ces
« procédés en faveur de son opération d'isolement d'un
« coin faite pour la première fois en décembre 1906. Dans
« cette opération (fig. 45), son intention est de couper un

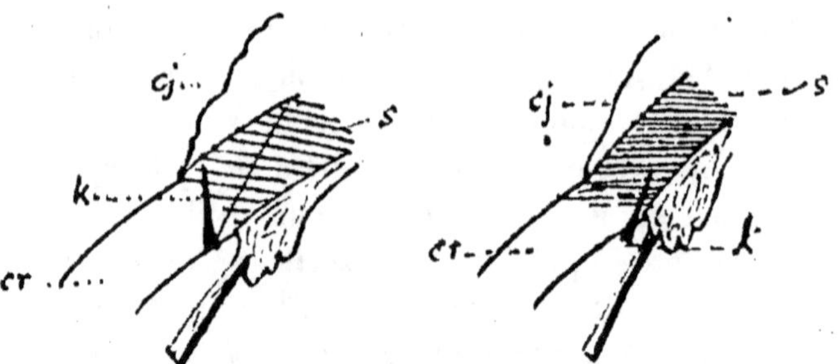

Fig. 46. — Procédé de HERBERT.

« morceau en coin ou mieux, en prisme, de la scléro-
« cornée ; ce fragment scléral doit être tangent au bord
« cornéen, la base attachée à la face inférieure de la con-
« jonctive et le bord regardant la face postérieure de la

« cornée. Le coin isolé est un peu soulevé de son lit par
« le liquide qui s'échappe et, comme il dépend mainte-
« nant, pour sa nutrition, de la conjonctive à laquelle il
« est attaché, il se ratatine suffisamment pour amener
« la filtration depuis la chambre antérieure vers le tissu
« sous-conjonctival, mais pas assez pour amener une fis-
« tule réelle. HERBERT prétend que l'opération permet
« l'établissement de divers degrés de filtration et si elle
« ne produit pas le résultat désiré, elle ne porte pas
« tort à l'exécution ultérieure des opérations usuelles.

« Il est difficile de suivre cette opération d'après une
« description verbale seule, mais la figure 46 fait bien
« comprendre les grandes lignes du procédé.

« Le grand intérêt soulevé par la sclérectomie a amené
« d'autres chirurgiens à introduire des modifications qui,
« tout en réalisant les idées de LAGRANGE, pourraient
« être plus simples à faire et plus exemptes de risques
« que son opération. La première de ces modifications
« fut proposée par HOLTH (nous l'avons décrite plus haut
p. 218 et suiv.).

Procédé de Brooksbank James

« Dans la discussion de l'exposé de LAWSON, BROOKSBANK
« JAMES relate une modification apportée par lui dans la
« méthode de LAGRANGE. Une description de son procédé
« a été plus récemment publiée dans les *Transactions
« of the Ophtal. Society* (vol. XXX, fasc. V, 1910). Il
« dissèque un lambeau de conjonctive, et alors, au moyen
« d'un couteau de BEER, fait une incision dans la chambre
« antérieure de dehors en dedans à un millimètre du
« limbe. Après iridectomie, une portion de sclérotique

« de la lèvre de la plaie est enlevée au moyen des
« ciseaux ou de la pince emporte-pièce de préférence
« avec celle-ci.

Sclérectomie au trépan

« Les dernières additions à la liste sont les deux
« opérations dans lesquelles on emploie le trépan pour
« enlever un segment de la scléro-cornée. Ce sont celles
« de FERGUS et d'ELLIOT. Toutes deux sont basées sur
« celles de LAGRANGE et, ainsi qu'on peut le voir dans
« la revue sur l'usage du trépan publiée par SYDNEY STE-
« PHENSON dans l'*Ophtalmoscope* de février 1910, elles ont
« une plus grande affinité avec l'opération de LAGRANGE
« qu'avec les anciennes opérations d'ARGYLL ROBERTSON,
« de FROELICH, etc, dans lesquelles le trépan fut autrefois
« employé.

Procédé de Fergus

« FERGUS a employé cette opération depuis janvier 1909
« et la présenta au Congrès d'Ophtalmologie d'Oxford
« et à la section d'ophtalmologie de la British Medical
« Association en juin 1909. Le seul compte-rendu publié
« était renfermé dans un résumé du *British Med. Journ.*
« jusqu'à ce que l'auteur en décrivit la genèse et la nature
« dans l'*Ophtalmoscope*, février 1910.

« La technique de l'opération est simple : un lambeau
« conjonctival est disséqué en avant vers la cornée et
« rabattu sur la surface cornéenne, tandis qu'avec le
« trépan (BOWMANN) on enlève un petit disque de scléro-
« tique à un millimètre ou deux du rebord apparent de
« la cornée. Tout d'abord, l'opération était complétée à

« ce stade en replaçant le lambeau conjonctival. Mais
« FERGUS introduisit bientôt une modification qui main-
« tenant forme une partie essentielle de l'opération, à
« savoir le passage d'un réducteur irien par le trou de
« la trépanation, dans la chambre antérieure, en le tenant
« en contact étroit avec la sclérotique et la cornée. La
« conjonctive est remise en place puis suturée.

Procédé d'Elliot

« A peu près au moment où l'on essayait cette opéra-

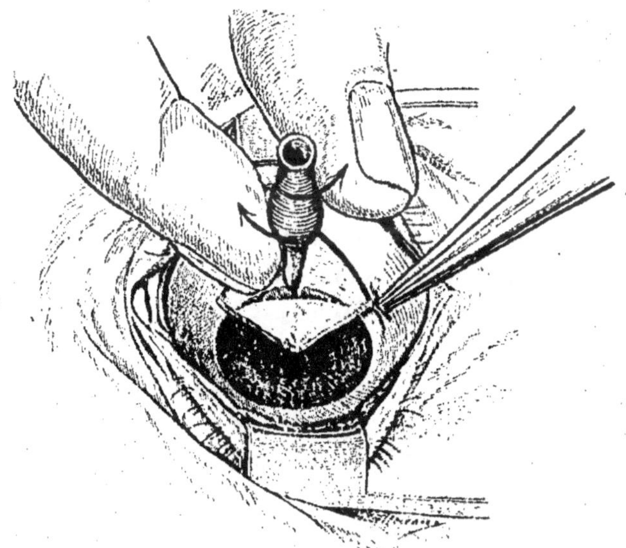

Fig. 47. — Sclérecto-iridectomie par trépanation. Le lambeau conjonctival
libéré et rabattu sur la cornée, la tréphine de 1 1/2 est appliquée sur le limbe,
à cheval sur celui-ci et la cornée. La perforation est obtenue par quelques
mouvements de rotation (d'après MORAX).

« tion, le major ELLIOT, de Bombay, et, paraît-il d'une
« manière indépendante, conçut l'idée d'employer le tré-

« pan de même façon. Il employa le trépan pour la pre-
« mière fois en août 1909, et à l'époque de sa première
« communication, il avait opéré cinquante yeux.

« Elliot soulève aussi par dissection un lambeau de
« conjonctive avec sa base au
« rebord cornéen ; sa trépana-
« tion se fait le plus en avant
« possible de façon à pénétrer
« dans l'angle de la chambre
« antérieure. Le disque scléro-
« cornéen est enlevé, on fait
« l'iridectomie si cela est néces-
« saire pour empêcher l'encla-
« vement de l'iris et on remet
« la conjonctive en place. Il

Fig. 48. — Trépan d'Elliot.

« trouva dans ses cinquante premiers cas la tension sou-
« lagée dans tous. Tandis que ces opérations ont des
« points communs, il est évident, comme le montre Syd-
« ney Stephenson, qu'ils ont des points marqués de diffé-
« rence. L'opération d'Elliot est le plus possible celle de
« Lagrange, exception faite pour le trépan employé au
« lieu des ciseaux puisque l'ouverture forme une com-
« munication entre l'angle de la chambre antérieure et
« le tissu sous-conjonctival, ce but étant atteint en tenant
« le trépan le plus en avant possible. L'iridectomie est
« ajoutée non pas comme partie intégrante de l'opéra-
« tion, mais simplement pour éviter les risques du pro-
« lapsus.

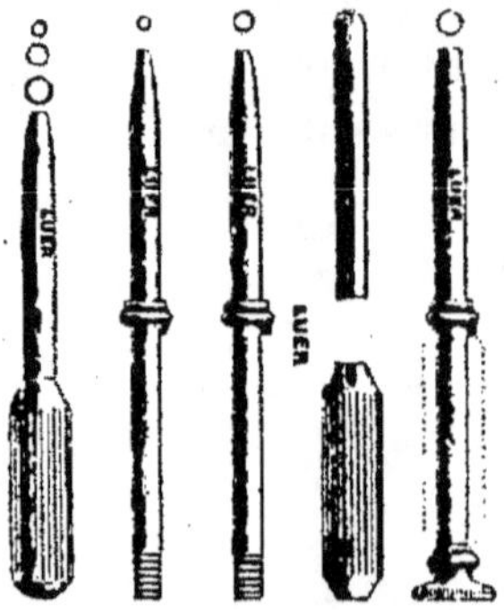

« L'opération de Fergus, d'autre part, comprend une
« ouverture de l'espace sous-choroïdien, à laquelle est
« ajoutée une cyclo-dialyse. Il est vrai que Lagrange en
« parlant des buts de son opération, parle de couper à

« travers l'insertion sclérale le tendon du muscle ciliaire
« et d'ouvrir une communication entre la chambre anté-
« rieure et l'espace sous-choroïdien, mais l'exécution heu-
« reuse de cette incision doit être difficile et on pourra
« voir à l'avenir que dans la majorité des cas l'incision est
« simplement dans la chambre antérieure. En tout cas,
« LAGRANGE, dans ses articles ultérieurs, semble insister

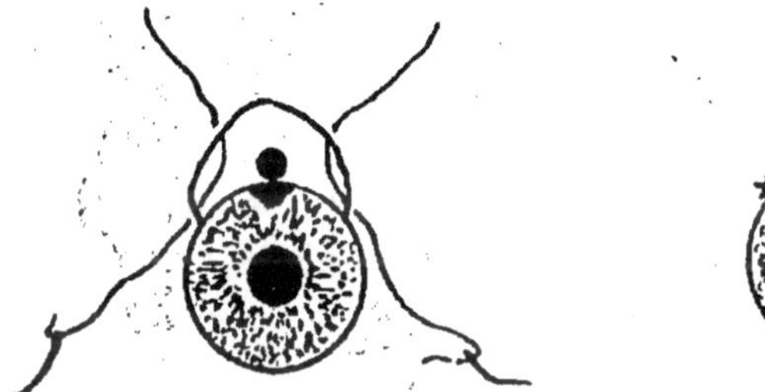

Fig. 49. — Trépanation du limbe. Procédé de DUPUY-DUTEMPS.

« surtout sur la formation d'un trajet fistuleux entre la
« chambre antérieure et les espaces sous-conjonctivaux.
« Il semblerait donc que l'opération de FERGUS aurait
« une plus étroite relation avec la cyclo-dialyse de HEINE,
« en remplaçant l'incision sclérale au couteau par la tré-
« panation.

Nous avons à faire connaître ici le procédé recommandé par DUPUY-DUTEMPS (1) au sujet de la dissection de
la conjonctive dans l'opération d'ELLIOT. DUPUY-DUTEMPS
dissèque la muqueuse autour du limbe, fait la trépanation et remet la conjonctive en place en l'attirant en bas
comme dans le recouvrement conjonctival (voir fig. 49);
c'est une manœuvre analogue qu'a recommandé GRIF-

(1) DUPUY-DUTEMPS. Modification à la technique de l'opération d'ELLIOT.
Soc. d'Ophtal. de Paris, mars 1913.

FITH (1) lorsqu'il a conseillé d'inciser la conjonctive au niveau du limbe et de la suturer ensuite sur l'ouverture faite par la résection.

Procédé de Verhœff

« La contribution de VERHŒFF à la question est le remplacement du trépan par un instrument spécial comme le dit son inventeur : il combine l'action de l'emporte-pièce et du trépan. Ayant fait une incision de 2 à 3 millimètres de long, parallèle au rebord cornéen et à 1/2 millimètre de lui, on passe l'instrument à travers la plaie et l'ayant amené à une extrémité de l'incision, on lui fait enlever un petit trou, rond, net, dont le diamètre est de 1 millimètre (fig. 51). »

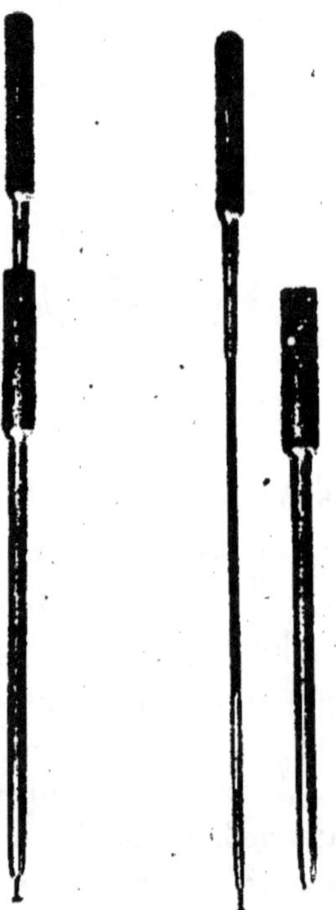

Fig. 50. — Trépan de VERHŒFF.

Nous citerons encore les opérations de STEPHEN MAYOU (2), qui a recommandé le drainage de la chambre antérieure, dans le but de faire passer, le long du fil de soie ainsi introduit, le liquide intra-oculaire dans les espaces sous-conjonctivaux et

(1) GRIFFITH. Note on Elliot's operation. *Ophtalmic Review*, janvier 1901.
(2) STEPHEN MAYOU. [An operation for glaucoma. *The Ophtalmoscope*, 1912, p. 251.

nous rappellerons la modification qu'a fait subir au procédé d'HERBERT, HARMAN (1) qui retourne le lambeau isolé sans dessus dessous de 180°.

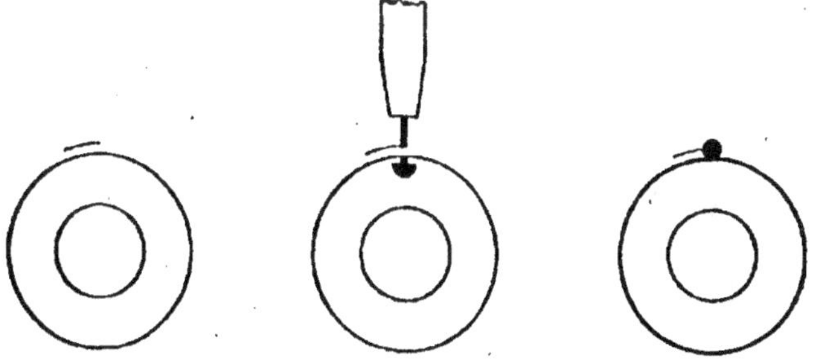

Fig. 51. — Procédé de VERHOEFF.

Nous ne signalerons qu'en passant l'opération de YOUNG, qui consiste à enlever un fragment de sclérotique en face du corps ciliaire, ainsi qu'en témoignent les dessins de sa publication. (Decompression in glaucoma, *The Ophtalmoscope*, p. 194, 1914.)

Cette opération n'a que des rapports très éloignés avec la méthode fistulisante.

A tous ces procédés ajoutons quelques tentatives récentes qui méritent d'être connues.

C'est d'abord le procédé de FORONI (2) qui consiste à disséquer, comme l'indique la figure 52, un lambeau scléral rectangulaire. Nous n'avons pas employé ce procédé, mais à priori je le considère comme très judicieux; c'est certainement une des meilleures techniques pour réaliser la méthode fistulisante.

(1) HARMAN. A variable flap operation for chronic glaucoma. *The Ophtalmoscope*, 1915, p. 628.

(2) FORONI. Sclérectomie ab-externo. *Clin. ophtal.*, 1917, p. 293, et *Ann. di ottal.*, 1913.

Perez Bufils (1), de Barcelone, fait avec le couteau triangulaire une double section ; la seconde section est évidemment faite sur un œil qui n'a plus de chambre antérieure, elle n'est pas facile et semble redoutable pour le cristallin.

Marbaix (2) (de Tournai), se sert de la trephine de 1ᵐᵐ5, et agrandit la brèche sclérale à l'emporte-pièce de Vacher.

José Moron Ruiz (3) conseille le trépan de 2 à 3 millimètres et fait systématiquement la suture du lambeau conjonctival.

Pooley (4) recommande une opération tout à fait semblable à celle que nous avons décrite sous le nom de sclérectomie avec boutonnière périphérique (p. 212) et Tristaïno (5), qui d'ailleurs,

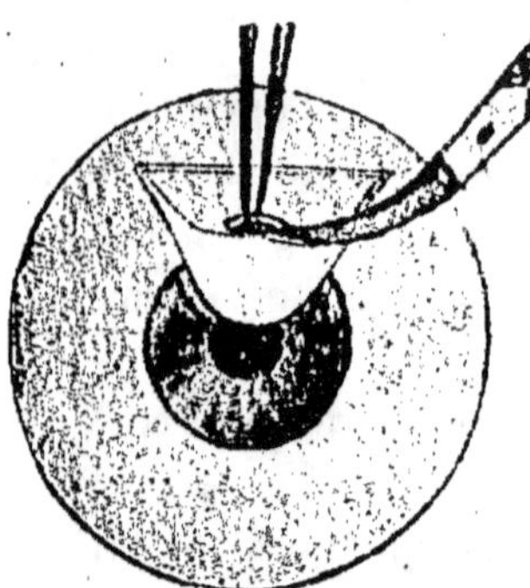

Fig. 52. — Résection de la bandelette sclérale allongée. Procédé de Foroni.

(1) Perez Bufils. Nouveau procédé de sclérectomie. *Arch. d'ophtal. hisp.-améric.*, mai 1910.

(2) Marbaix (de Tournai). Réflexions sur 35 cas de sclérecto-iridectomie. *Ann. d'ocul.*, juin 1920.

(3) José Moron Ruiz. La trépanation scléro-cornéenne d'Elliot. Étude de quelques détails de technique. *Arch. d'ophtal. hisp.-améric.*, juin 1918.

(4) Pooley. Sclérectomie. Opération antiglaucomateuse. Note préliminaire de technique. *Ophtal. Review*, août 1913.

(5) Tristaïno. Un procédé personnel de sclérecto-iridectomie. *Arch. di ottal.*, août 1917.

dans son travail, paraît mal disposé au sujet des opérations de sclérectomie, décrit un procédé personnel qu'il exécute à l'aide d'un couteau composé de deux lames très minces en forme de faucille.

Nous sommes heureux de constater les efforts faits par ces confrères pour améliorer la technique de la sclérectomie, mais nous sommes convaincu que s'ils nous avaient vu faire seulement une fois notre opération selon notre technique habituelle (voir p. 208 et suiv.), ils l'adopteraient sans hésitation.

On voudra bien reconnaître que tous ces procédés, aussi bien ceux préconisés par nos collègues français que ceux que recommandent nos confrères anglais sont dérivés du nôtre et qu'ils ont tous en vue la réalisation de notre méthode de fistulisation pour le glaucome.

En quoi ces procédés sont-ils meilleurs que celui décrit dans mes premières communications? Rendent-ils la résection de la sclérotique plus facile ? La rendent-ils plus efficace ? Nous allons répondre à ces deux questions.

La résection de la sclérotique avec les ciseaux courbes est très facile à exécuter, pour peu qu'on ait l'habitude de l'opération, mais nous croyons volontiers que l'emporte-pièce de Holth est d'un maniement plus simple et nous félicitons notre confrère d'avoir pris l'initiative de préconiser cet instrument. Nous nous en sommes souvent servi et il donne toute satisfaction. Il a d'ailleurs, comme les ciseaux, l'avantage de faire la résection d'une bandelette étroite de sclérotique, bandelette étendue le long de l'angle de filtration, en face de la chambre antérieure.

Nous n'en dirons pas autant du trépan, quoiqu'en pensent nos confrères anglais ; le trépan est un instrument défectueux en ce sens qu'il détache une rondelle de sclérotique dont la partie antérieure correspond seule au bon endroit qu'il s'agit de détacher; la partie postérieure de la couronne du trépan est trop en face du corps ciliaire et il est essentiel, quand on veut guérir un glaucomateux, de ne pas toucher au corps ciliaire. Si l'on veut se servir du trépan, il faut le choisir très petit et appliquer plusieurs couronnes le long de l'angle de filtration, mais tous les opérateurs exercés reconnaîtront qu'il vaut bien mieux recourir aux ciseaux ou à l'emporte-pièce. Peut-être l'opération par le trépan est-elle plus facile que par les ciseaux ou l'emporte-pièce, mais elle est certainement moins judicieuse et la clinique démontre qu'elle est moins efficace. Nous reviendrons plus loin sur ce sujet dans un chapitre qui sera à la fois une vue d'ensemble sur la méthode fistulisante et la conclusion même de nos travaux sur ce sujet. (Voir chap. VII, p. 314 et suiv.)

D'ailleurs, ajoutons, en terminant, que la résection de la sclérotique quelle qu'elle soit, pourvu qu'elle soit faite en face de la chambre antérieure, peut donner une cicatrice fistuleuse ou filtrante, c'est à dire guérir un glaucomateux, par ma méthode, dans la mesure où la chirurgie peut le guérir.

Étudions maintenant le mode d'action et les variétés de cette cicatrice filtrante, ou ce qui, pour nous, est synonyme, de cette fistulisation de l'œil.

CHAPITRE IV

Formation, Anatomie pathologique et Variétés
des Cicatrices fistuleuses

Dans ce paragraphe nous développerons quatre points principaux, qui sont les suivants :

1° Formation de la cicatrice fistuleuse après notre opération.

2° Diverses variétés de la cicatrice filtrante ou fistuleuse.

3° Anatomie pathologique de la fistule sous-conjonctivale.

4° Causes qui font varier la forme et l'aspect extérieur de cette cicatrice.

1° Formation de la Cicatrice fistuleuse après
notre opération

Par la résection sclérale, nous obtenons donc, quel que soit l'instrument employé, une fistulisation de l'œil et nous en aurons fini avec la démonstration de l'existence de la cicatrice filtrante quand nous aurons répondu aux observations qui nous ont été faites par M. Abadie, le seul contradicteur actif et ardent que nous ayons rencontré.

Ces objections sont les suivantes : je les résume dans l'ordre même où elles ont été faites et je tiens à les réfuter d'une façon précise, car ce confrère semble avoir présenté des critiques importantes concernant mon opération. A plusieurs reprises, il les a formulées et notre devoir est d'y répondre avec l'attention qu'elles méritent.

1° Après la sclérectomie l'œil n'est pas fistulisé, car s'il l'était, la chambre antérieure n'existerait plus.

2° La fistulisation de l'œil donnerait sous la conjonctive une boule d'œdème, analogue à celle des injections sous-conjonctivales et l'on ne constate, au niveau de la cicatrice, qu'une masse gélatiniforme, compacte et solide.

3° La sclérecto-iridectomie n'aura fait ses preuves que lorsqu'elle aura guéri des malades que l'iridectomie préalablement pratiquée aura été impuissante à guérir.

Je vais répondre d'une façon à la fois succincte et explicite à ces trois critiques.

Première objection. — Il ne faut pas confondre la fistule sous-conjonctivale, produite par mon opération avec la fistule à l'air libre, faisant communiquer la chambre antérieure avec le sac conjonctival à travers une perforation de la cornée ; la fistule produite au niveau de la sclérectomie déverse son liquide dans le tissu cellulaire sous-conjonctival. Les mailles de ce tissu recueillent le liquide et le résorbent lentement, mais là, le liquide est sous pression, sous une pression qui vient précisément de la résistance qu'oppose la conjonctive ; cette membrane contient de nombreuses fibres élastiques qui se laissent distendre en résistant ; il se forme sous la muqueuse distendue une cavité aréolaire (fig. 57 à 63, p. 259), communiquant avec la chambre antérieure ; à ce kyste qu'est l'œil s'ajoute, communiquant avec lui, un petit kyste sous-conjonctival, dont les parois sont capables de résorber le liquide qu'elles renferment.

Quand la cornée est perforée, l'œil est complètement ouvert; après la sclérectomie il y a encore une barrière; j'ai bien perforé le mur qui ferme l'œil, mais j'ai laissé l'épaisse tenture qui tapisse ce mur, j'ai laissé la conjonctive.

C'est donc une grosse erreur de M. ABADIE que la comparaison d'une pareille fistule sous-conjonctivale à une perforation cornéenne.

Deuxième objection. — La fistulisation de l'œil donne parfaitement la boule d'œdème dont M. ABADIE nie l'existence; il n'y a vraiment qu'à regarder sans parti-pris un œil ayant subi mon opération pour être convaincu; en examinant de pareils malades, on aperçoit, par transparence à travers la muqueuse, le trou qui fait communiquer les espaces sous-conjonctivaux avec a chambre antérieure et on voit très bien que les mailles de la conjonctive sont soulevées et distendues par un liquide. La distension n'est pas aussi considérable que lorsqu'on fait une injection sous-conjonctivale, pour deux raisons : la première, c'est que le liquide injecté par un opérateur est beaucoup plus abondant que celui qui sort de l'œil atteint de glaucome chronique ; la seconde, c'est que, après la sclérectomie le liquide s'épanche dans les parties antérieures feutrées et résistantes de la conjonctive, alors que l'injection sous-conjonctivale est au contraire faite assez loin de la cornée dans un tissu sous-muqueux très lâche.

Pour se convaincre qu'il s'agit bien, au niveau de la sclérectomie, d'un liquide et non d'un tissu gélatiniforme, il n'y a qu'à comprimer un instant cette boule d'œdème, car c'en est une, elle s'efface presque complètement quand la compression est suffisamment prolongée ; une autre preuve qu'il s'agit bien d'un liquide sorti de l'œil, évacuant ainsi son trop-plein, se trouve dans ce fait que chez le malade, à certains moments, la boule d'œdème est très peu marquée et à d'autres moments très saillante ; l'augmentation de la boule d'œdème correspond à une crise d'hypertension, de glaucome, qu'aurait eue le malade sans la cicatrice filtrante qu'il doit à l'opération. Ceci, que j'ai constaté souvent, est d'ailleurs tout à la fois la preuve de l'existence de la cicatrice filtrante et de son efficacité.

Enfin pour démontrer qu'il s'agit bien d'un liquide et non d'un tissu compact, il n'y a qu'à inciser avec un fin couteau, le paroi de cette boule d'œdème : immédiatement le liquide s'écoule et l'œil devient hypotone.

Toutes ces raisons ne démontrent-elles pas que M. Abadie est dans l'erreur quand il affirme, au niveau de la cicatrice, l'existence d'un tissu compact, et n'avons-nous pas le droit de lui demander sur quoi il base cette affirmation téméraire ?

Troisième objection. — M. Abadie dit que la sclérectomie aura fait ses preuves lorsqu'elle aura guéri des malades, que l'iridectomie a été impuissante à guérir. En vérité, comment M. Abadie oublie-t il que je lui ai déjà répondu à ce sujet, une fois au moins à la Société française d'Ophtalmologie, et une autre fois à la Société d'Ophtalmologie de Paris. Les malades que demande M. Abadie existent en très grand nombre, il serait superflu d'insister (1).

---

(1) Voir Lagrange. Nombreux travaux publiés dans les *Arch. d'ophtal.* ; Teulières et Pesme. De la méthode fistulisante dans la cure du glaucome chronique. *Arch. d'ophtal.*, avril 1921.

Nous avons d'ailleurs démontré plus haut, anatomiquement et expérimentalement, que la cicatrice fistuleuse est une réalité.

Cette cicatrice n'est pas sans analogie avec la cicatrice cystoïde que les opérateurs connaissent bien, mais cette analogie n'est qu'apparente.

Ces deux espèces de cicatrices, diffèrent essentiellement en ceci :

1° La cicatrice filtrante résultant de la sclérectomie et de l'iridectomie combinées est libre de toute adhérence au tractus uvéal ;

2° La cicatrice cystoïde est, au contraire, toujours consécutive à un enclavement de l'iris.

Cet enclavement de l'iris est même la raison d'être de la cicatrice cystoïde et c'est parce que cette cicatrice intéresse le tractus uvéal qu'elle est, à juste titre, redoutée par les opérateurs et par les malades ; mais il faut reconnaître qu'en ce qui concerne l'hypertension et les accès de glaucome, elle a souvent des résultats heureux. Les malades qui présentent une cicatrice cystoïde ont une tension oculaire normale et l'intervention chirurgicale qu'ils ont subie leur est relativement favorable ; ils sont même en général dans une situation meilleure que ceux chez qui on a pratiqué une très régulière opération d'iridectomie ; c'est qu'après l'iridectomie parfaite il se produit une fermeture exacte de la plaie, tandis que lorsque l'iris est enclavé, les lèvres de la section bâillent et laissent le liquide de la chambre antérieure passer facilement dans les mailles sous-conjonctivales. Mais cet enclavement, s'il a l'avantage de faire bâiller les lèvres de la plaie, a tous les dangers des pincements iriens et des retentissements inflammatoires sur le tractus uvéal.

Nous avons récemment observé une malade opérée du glaucome chronique sur les deux yeux par un confrère éminent; son histoire, que nous rapporterons brièvement, est très démonstrative, aussi bien en ce qui concerne l'insuffisance de l'iridectomie qu'en ce qui se rapporte aux inconvénients de l'enclavement irien.

Au début de son interrogatoire, cette malade se plaignit de son œil droit, dont elle souffrait beaucoup, qui était souvent rouge, presque toujours un peu douloureux et c'est pour cet œil qu'elle venait nous consulter; or de ce côté droit l'acuité était de deux tiers, à gauche seulement de un cinquième.

Comme beaucoup de malades, celle-ci ne savait exactement de quel œil elle voyait le mieux et grande fut sa surprise en constatant que l'œil douloureux, l'œil dont elle se plaignait, était le seul qui lui permît de lire, alors qu'avant d'être opérée les deux yeux étaient égaux.

L'examen objectif des deux yeux fit comprendre ce qui se passait dans ce cas : l'œil droit avait un enclavement irien et une petite cicatrice cystoïde, l'œil gauche présentait les résultats d'une iridectomie très régulière; de ce côté où l'opération avait été parfaite, la vue continuait à décliner; du côté droit où il y avait enclavement, l'acuité se maintenait bonne et la malade souffrait.

De tels exemples ne sont pas très rares; en cherchant bien dans nos registres, nous en trouverions aisément quelques autres, nous citons celui-là qui suffit à notre démonstration, parce que nous l'avons observé récemment, au cours même de nos travaux sur le glaucome, et qu'il nous a frappé.

La cicatrice cystoïde obtenue au prix d'un enclavement de l'iris est donc dangereuse et inacceptable, et il faut s'appliquer à obtenir la formation d'une cicatrice filtrante ou fistuleuse, sans que le tractus uvéal soit en aucune façon tiraillé ou distendu.

C'est cette cicatrice que nous obtenons par notre procédé d'iridectomie et de sclérectomie combinées. Elle est loin, d'ailleurs, de se présenter toujours sous le même aspect et de revêtir la même forme. C'est à décrire les diverses variétés de cicatrices obtenues que nous voulons consacrer le paragraphe suivant.

2° Diverses variétés de Cicatrices filtrantes ou fistuleuses après notre opération.

Les figures de 1 à 10 des deux planches V et VI montrent mieux qu'une description en quoi ces cicatrices diffèrent. Nous distinguerons trois variétés principales : *a*) Amincissement de la sclérotique ; *b*) Fistulette sous-conjonctivale ; *c*) Soulèvement ampulliforme de la conjonctive.

a) AMINCISSEMENT DE LA SCLÉROTIQUE. — La sclérotique est simplement amincie lorsque, au cours de l'opération, les ciseaux n'emportent qu'une partie de l'épaisseur de la membrane fibreuse, le sommet effilé du bec de flûte sclérotical, que taille le couteau dans sa marche oblique de bas en haut et d'avant en arrière. Il est possible que même, en enlevant un copeau très large de la coque oculaire, l'opérateur n'intéresse que les feuillets externes de la sclérotique et que la coaptation des lèvres de la plaie puisse encore se faire dans les parties profondes de cette membrane ; la région du canal de SCHLEMM est ainsi dépourvue de sa paroi externe, la région interne restant intacte ; il n'y a pas, dans ces conditions, libre et large communication entre la chambre antérieure et les espaces sous-conjonctivaux ; l'opération n'a eu d'autre résultat que d'affaiblir la coque sclérale au niveau même de l'angle de filtration.

Ce résultat est loin d'ailleurs d'être négligeable, et il est certain que l'issue des liquides au dehors de l'œil est, par là, facilitée dans une large mesure. Les figures 1, 2, 3 ont été prises sur des malades qui ont tous très largement bénéficié de l'opération et chez lesquels l'iridectomie et la sclérectomie combinées ont donné un succès durable.

C'est cet affaiblissement de la coque sclérale, sans ouverture de la chambre antérieure, qu'a dernièrement conseillé BETTREMIEUX (1) ; il est possible que cet évidement de la sclérotique soit utile, mais nous croyons qu'il devrait être suivi de l'ouverture de la chambre antérieure, pour être longtemps efficace ; il faut que, pendant les quelques jours qui suivent l'opération, le torrent de l'humeur aqueuse vienne balayer la plaie, empêche la conjonctive d'adhérer à la sclérotique et de combler la perte de substance en organisant à ce niveau un véritable tissu de cicatrice fibreux et résistant.

Il est nécessaire pour que la brèche scléroticale donne un effet utile que le liquide des chambres de l'œil en éloigne la conjonctive en la soulevant, en l'œdématiant ; c'est ce qu'on obtient par notre opération ; on peut l'obtenir aussi en pratiquant la résection ab-externo conseillée par BRETTEMIEUX, et en y ajoutant une perforation de la coque sur un point assez circonscrit pour que l'iris

____

(1) BETTREMIEUX. *Clin. ophtal.*, août 1907.

ne puisse s'y engager, et assez large pour que l'humeur aqueuse puisse y passer abondamment.

On pourrait obtenir ainsi une cicatrice filtrante sans iridectomie, dans les cas à faible hypertension, dans le glaucome chronique simple où l'iridectomie est assez souvent redoutable. La faible hypertension permettrait d'éviter l'enclavement de l'iris par le mince orifice produit dans la coque sclérale évidée en dehors et perforée sur un point circonscrit.

Nous avons fait d'abord sur des lapins des expériences favorables à cette pratique ; et comme on l'a vu plus haut, nous avons, dans ces dernières années, pratiqué souvent la sclérectomie simple dans le glaucome chronique simple.

Revenant à la forme définitive de la cicatrice filtrante, nous dirons que cette forme ne dépend pas seulement de la façon dont l'opération est exécutée, mais aussi de l'état de l'œil.

Dans le glaucome chronique simple, les lèvres de la plaie sclérale s'accolent dans tous les points où il n'y a pas perte de substance, l'ouverture ne bâille pas ; mais lorsque l'opération est faite chez un glaucomateux à hypertension notable, la plaie bâille, même lorsque la sclérotique n'est pas réséquée dans toute son étendue, et au lieu d'un simple amincissement sclérotical, l'opérateur assiste à la formation d'une fistulette sous-conjonctivale.

Il arrive d'ailleurs que la résection scléroticale n'est pas partout d'égale profondeur ; sur l'étendue de quelques millimètres elle peut n'intéresser que les lames externes de la sclérotique, alors que sur un point circonscrit cette membrane est enlevée dans toute son épaisseur ; il en résulte une cicatrice comme celle représentée sur la figure 5 (pl. V), dans laquelle toute la partie temporale de la section n'est qu'un amincissement de la coque de l'œil, tandis qu'à l'extrémité interne de la ligne cicatricielle existe un petit orifice fistuleux.

b) Fistule sous-conjonctivale. — Nous disons qu'il y a fistule sous-conjonctivale lorsque, sous la conjonctive transparente, on aperçoit une perte de substance de la sclérotique, un orifice plus ou moins étroit habituellement linéaire, quelquefois arrondi ; par cet orifice l'humeur aqueuse s'écoule librement dans les espaces sous-conjonctivaux et il y a vraiment une fistule au sens littéral du mot.

Comment cette fistule est-elle ouverte du côté de la chambre antérieure ? Pour le dire d'une façon positive, il faudrait avoir fait des examens histologiques qui nous manquent encore ; peut-être y a-t-il au point d'abouchement dans l'angle irien un treillis analogue à celui qui se trouve normalement dans cette région, peut-être l'endothélium de la chambre antérieure vient-il tapisser les parois de cet orifice artificiel, peut-être rien de tout cela n'existe-t-il ? Nous ne connaissons que l'aspect extérieur de l'ouverture scléroticale.

Quand cette ouverture est très étroite, elle apparaît souvent sous la forme d'un point noirâtre : cette coloration est due à la réflexion totale de la lumière qui se fait à ce niveau, et il faut bien se garder de croire qu'il existe un fragment quelconque de tractus uvéal enclavé ; pour s'en convaincre, il n'y a qu'à faire un bon éclairage oblique dans la chambre noire.

Au dessus de cette fistulette sous-conjonctivale la

muqueuse passe quelquefois en conservant sa régularité et son épaisseur (fig. 4 et 5, pl. V) ; quelquefois elle est soulevée, tomenteuse, irrégulièrement transparente (fig. 6 et 7, pl. V). Lorsque la fistule conjonctivale est recouverte d'une muqueuse régulière et mince, c'est que le liquide qui sort de l'œil est peu abondant et que ce liquide est résorbé dans les mailles sous-conjonctivales aussitôt après sa sortie ; cela tient probablement aussi à ce que le liquide sort sous une faible pression ; il est clair que la quantité de liquide et la force avec laquelle il est chassé sous la conjonctive varient avec l'état de l'œil, la forme du glaucome, le degré de l'hypertension.

D'une façon générale, c'est au glaucome chronique simple, à faible hypertension que correspond la deuxième variété de cicatrice filtrante, la fistulette sous-conjonctivale.

c) Soulèvement ampulliforme œdémateux de la conjonctive. — Ce troisième type de cicatrice filtrante est le plus commun ; il se produit toujours lorsque ces deux conditions sont réunies : 1° résection d'un fragment intéressant toute l'épaisseur de la sclérotique ; 2° hypertension de l'œil opéré.

La première condition met les chambres de l'humeur aqueuse et quelquefois l'espace péri-choroïdien en très libre communication avec les espaces sous-conjonctivaux et la seconde fait que le liquide intra-oculaire est chassé fortement hors de l'œil.

Il se produit dans l'épaisseur de la conjonctive quelque chose d'analogue à ce que les histologistes appellent la boule d'œdème et qu'ils obtiennent en poussant dans le tissu lamineux le contenu d'une seringue de Pravaz (fig. 8, 9 et 10, pl. VI); d'ailleurs la saillie de la conjonctive, son volume, son irrégularité, son épaisseur, ne sont pas toujours semblables chez un même malade. Lorsque l'œil glaucomateux, favorablement influencé par la cicatrice filtrante, n'a pas été depuis longtemps le siège de poussées d'hypersécrétion, la saillie conjonctivale tend à s'effacer; lorsqu'au contraire après une émotion, un chagrin, sous l'influence d'un trouble vaso-moteur quelconque, l'hypersécrétion se produit, l'œil se dégorge du côté de la cicatrice filtrante et la conjonctive est plus gonflée, plus irrégulière, plus tomenteuse.

Nous avons vu ainsi des malades qui présentaient une simple fistulette sous-conjonctivale, couverte tantôt d'une conjonctive plate et régulière, tantôt d'une conjonctive très saillante et très tourmentée, c'est à dire une cicatrice cystoïde.

C'est, en effet, à la cicatrice cystoïde que ressemble ce troisième type de cicatrice filtrante, mais, nous l'avons dit plus haut, c'est une cicatrice cystoïde sans enclavement irien, par conséquent sans danger.

Nous ne croyons pas, en effet, qu'on puisse, à la cicatrice filtrante de notre troisième type, attribuer le moindre inconvénient au point de vue de la nutrition de l'œil, de sa protection, de son fonctionnement. Voilà seize ans que nous opérons des malades par notre procédé et en vérité nous n'avons jamais vu qu'il en résultât le moindre dommage. Ceux qui parlent à ce sujet d'infection, d'inflammation, de douleurs, manquent de l'expérience nécessaire: nous le leur disons ici, avec la certitude que l'avenir nous donnera raison, tous les inconvénients des anciennes cicatrices cystoïdes tiennent à ce qu'elles renferment un lambeau irien enclavé; l'absence de cet enclavement explique pourquoi la cicatrice résultant de notre opération est vraiment innocente.

3° Anatomie pathologique de la Fistule
sous-conjonctivale

L'anatomie pathologique de la cicatrice fistuleuse sclérale est à la vérité très peu connue. Ce n'est qu'à l'occasion de complications oculaires et surtout d'affections générales graves intercurrentes que l'on peut être amené à faire un examen biopsique d'yeux sclérectomisés. Le nombre des auteurs qui ont pu se livrer à de telles investigations est donc des plus restreint. C'est pourquoi d'autres se sont adressés à l'expérimentation sur l'animal pour connaître les conditions anatomiques de l'établissement d'une telle cicatrice perméable. Ces recherches ont fait l'objet, en particulier, d'une étude attentive de la part des D⁰ˢ FROMAGET et BONNEFON (1) (de Bordeaux). Dans leur travail, les auteurs nous mettent en présence de deux séries de faits. Ils ont tout d'abord étudié sur des lapins, opérés dans ce but, l'évolution de la cicatrisation de la plaie opératoire et, ils aboutissent dans leur conclusion, à la fermeture hermétique de la cicatrice par le tissu fibreux néoformé, sauf les cas dans lesquels il y a interposition de l'iris entre les deux lèvres de la plaie.

On doit immédiatement remarquer que les yeux de cet animal, excellents peut-être pour l'étude du processus de réparation des plaies sclérales aseptiques, ne conviennent pas pour la recherche des conditions de formation d'une

---

(1) BONNEFON et FROMAGET : Recherches sur l'évolution histologique des résections sclérales aseptiques. *Ann. d'ocul.* sept. 1917.

cicatrice filtrante. Ce sont des yeux jeunes, dans toute leur
activité physiologique, non adultérés dans leur fonctionnement ou dans leur constitution anatomique. En particulier, ils ne présentent d'aucune façon les troubles graves,
pour le fonctionnement d'un œil, causés par l'hypertension. Les conditions du problème ne sont donc pas posées
de la même façon que chez le glaucomateux aux tissus
scléreux, à l'œil durci, à l'activité physiologique fortement diminuée par l'âge.

L'autre série de faits étudiés dans ce mémoire est pas-
sible d'une très grave objection. Les auteurs reproduisent l'examen anatomique très succint d'yeux étudiés
par MELLER ou par DEMICHÉRI et quelques autres, ne citant
exclusivement, dans leur travail, que des cas d'échec qui
concernent d'ailleurs presque toujours des malades chez
lesquels il ne fallait pas faire la sclérectomie, qui doit
être réservée au glaucome chronique. Personne n'a soutenu que la filtration s'obtenait nécessairement dans tous
les cas sans exception. Il peut y avoir quelques résultats
malheureux mais ces cas sont sans intérêt anatomique ;
ils sont l'infime minorité à côté des faits dans lesquels
la fistulisation est visible à l'œil nu, cas heureux dans
lesquels, d'ailleurs, il n'est pas possible de faire un examen histologique.

Ces yeux bien fistulisés sont des plus difficiles à réaliser parce qu'ils rendent trop de services à leur possesseur
pour qu'on puisse penser à les enlever ; il en résulte que
ce qu'on sait de l'anatomie pathologique de la cicatrice
fistuleuse, se rapporte surtout aux faits très rares dans
lesquels la fistulisation n'a pas été obtenue.

BONNEFON et FROMAGET reconnaissent d'ailleurs que la
normalisation du tonus est obtenue d'une façon indubi-

table dans un grand nombre de cas, mais ils objectent
que cela tient à l'interposition dans la cicatrice sclérale
d'un tissu hétérogène. Cette explication, déjà donnée
avant eux, ne diminue en rien la valeur du procédé, bien
au contraire. La tendance invincible de tout tissu à se
cicatriser ne peut être niée par personne. Mais il est
certain que ce processus est beaucoup moins actif et
diminue d'intensité dans les tissus âgés. Il ne faudrait
pas croire d'ailleurs, que même chez les lapins la cicatrisation sclérale se fasse toujours facilement (fig. 53 et 54).

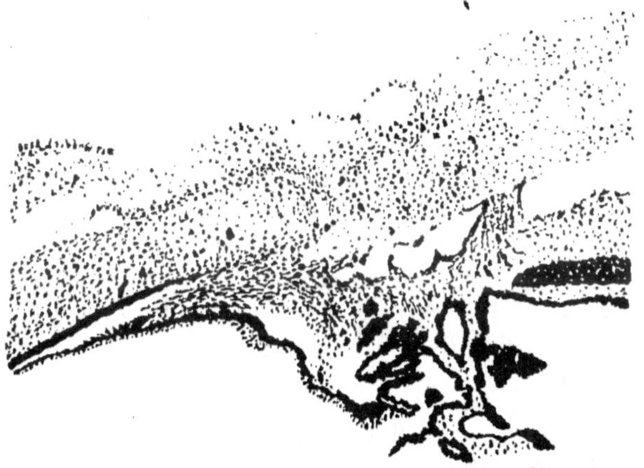

Fig. 53. — Cicatrice ancienne de sclérectomie simple chez un lapin.
Brèche sclérale bien visible.

WELCKERS et HUVELMANN ont (voir p. 201 et suiv.) constaté la
permanence de la fistule pendant plus de six mois et voici
des figures qui se reportent à des lapins chez lesquels six
mois auparavant nous avions fait la sclérectomie simple
sans iridectomie (fig. 53 et 54).

Il y a certainement chez l'homme des cas très nombreux
où le processus de réparation est si faible, que la brèche
opératoire ne se comble pas du tout, même lorsqu'il n'y

a aucun tissu interposé (fig. 55 et 56) et nous ajouterons
que, même lorsque l'iris vient ourler la lèvre postérieure
de la plaie, cet ourlage favorable à la fistulisation ne présente pas les dangers de l'enclavement ; le tissu irien est
étalé à la surface de la plaie, il n'est ni pincé, ni tiraillé.

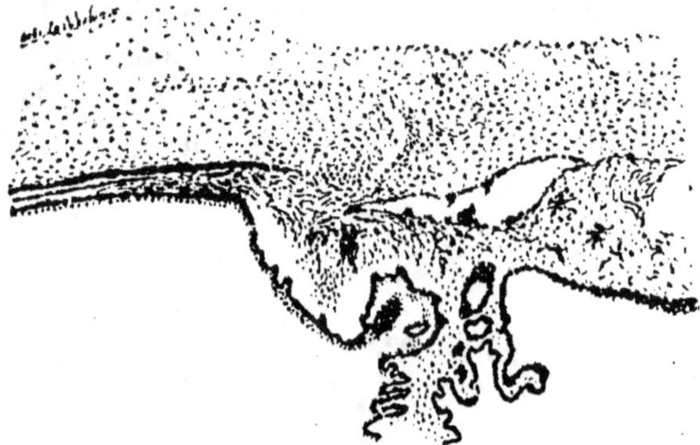

Fig. 54. — Cicatrice ancienne de sclérectomie simple chez un lapin.
Brèche sclérale bien visible.

D'ailleurs, il est possible que dans un certain nombre de
cas il n'y ait pas fistule ostiale, c'est à dire un trou suffisamment grand pour être vu à l'œil nu; dans ces cas l'ensemble de la cicatrice présente un tissu poreux perméable, criblé de mille pertuis microscopiques permettant
le passage, au dehors du globe, de l'excès de liquide au
moment de la poussée hypertensive ; cette décharge permet à l'œil de se détendre et de ne pas succomber à
l'hypertension chronique.

Du reste, l'examen sur le vivant, de cicatrices fonc-
tionnant parfaitement, à l'aide du microscope cornéen et
de l'éclairage latéral suivant la technique de GULLSTRAND
est venu confirmer ces idées.

Examinée à un fort grossissement, une cicatrice cys-

toïde présente l'aspect suivant : on est tout d'abord au
point sur une membrane brillante et transparente, présentant de nombreux vaisseaux à sa périphérie ; ces vaisseaux servent sans doute à la résorption du liquide

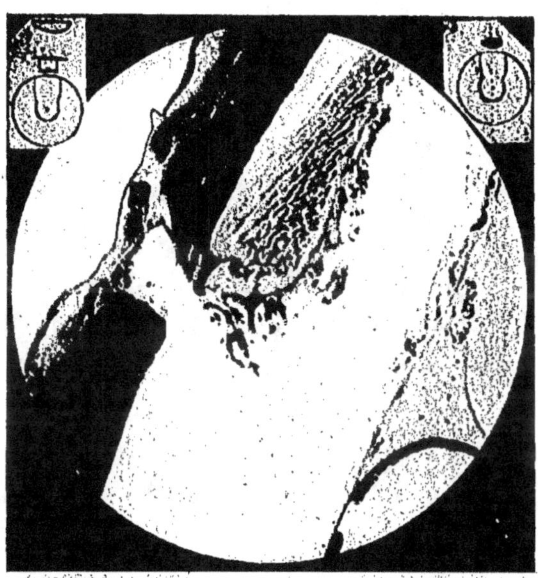

Fig. 55. — Section sagittale à travers le centre d'une cicatrice de sclérectomie
limbique perforante (Holth).

épanché dans le tissu cellulaire ; ils viennent de la conjonctive même qui est surélevée et dont les mailles sont
évidemment en communication avec les aréoles que
nous signalerons plus loin (voir fig. 57, 58, 59, 60, 61,
62, 63).

La transparence de la muqueuse conjonctivale qui
revêt l'ampoule est d'ailleurs un peu variable selon son
épaisseur et peut-être aussi selon les réactions anatomiques qui se passent à son niveau.

En augmentant la pénétration, on plonge à l'intérieur d'une masse spongieuse composée d'une série de trabé-

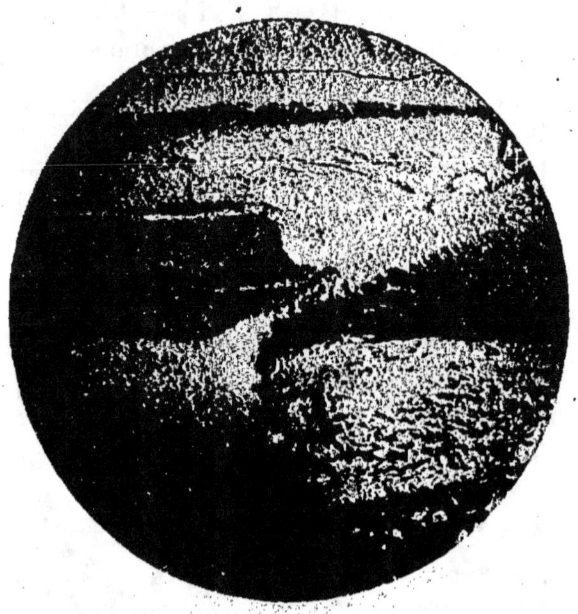

Fig. 56. — Coupe sagittale à travers la cicatrice après incision à la lance, sclérectomie faite à l'emporte-pièce de Vacher. (Holth, *An. d'ocul.*, juillet 1919, p. 13.)

cules cloisonnant la masse en petites aréoles distinctes. On aperçoit aussi dans certains cas, de véritables petites cloisons séparant des espaces cellulaires remplis d'un liquide absolument transparent et incolore. Déjà à ce grossissement on aperçoit dans le fond un trou noir, allongé transversalement et parallèle au limbe, représentant la perte de substance sclérale. Étudiée avec le plus fort grossissement de la loupe binoculaire, cette brèche montre la structure suivante :

La lèvre antérieure sclérale, dans beaucoup de cas, a conservé un aspect de section très nette. Derrière elle, on

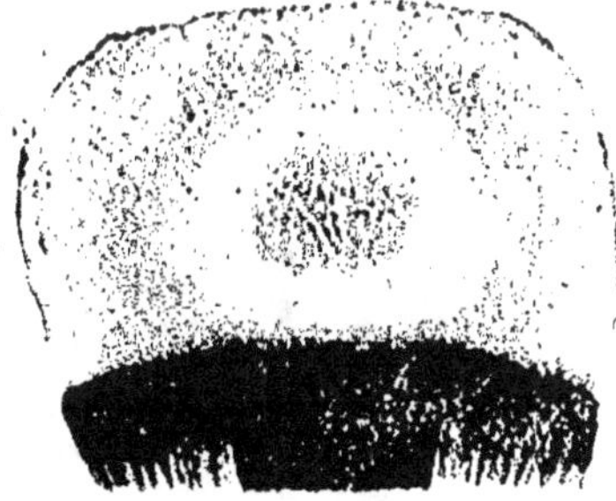

Fig. 57.

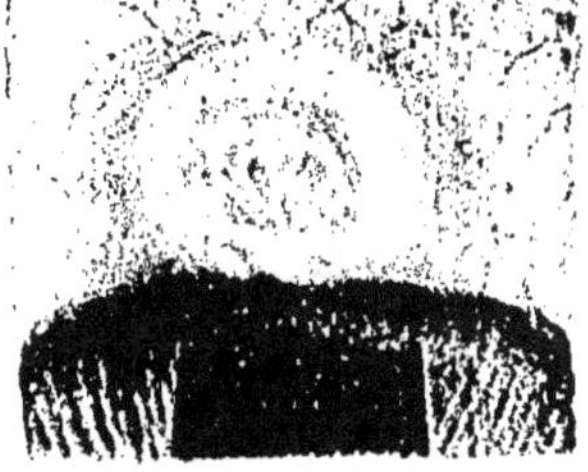

Fig. 58.

voit un trou noirâtre qui se continue avec le sommet de la chambre antérieure. Les bords du biseau postérieur sont souvent estompés, ils présentent des effilochures et

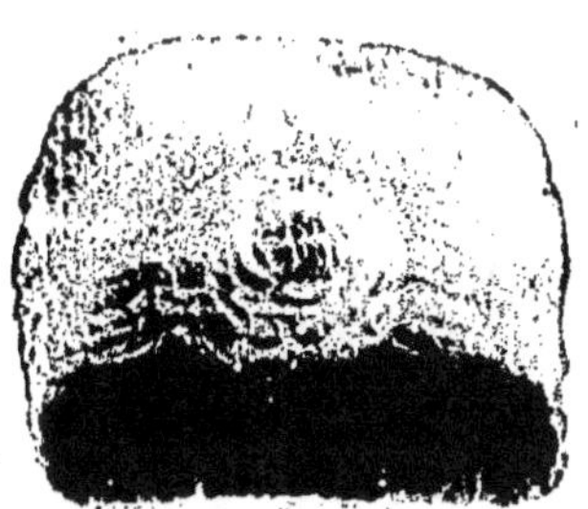

Fig. 59.

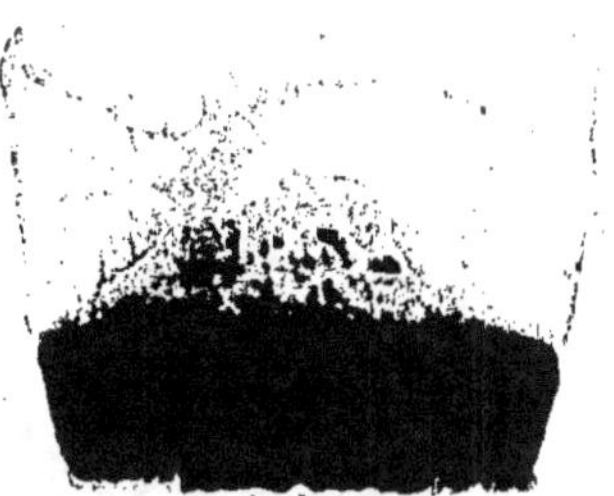

Fig. 60.

parfois des tractus fibreux, plus ou moins forts, sont jetés, comme des ponts, d'un bord à l'autre de l'orifice. Si on éclaire fortement de bas en haut la chambre antérieure à sa partie supérieure et si l'on plonge le regard à travers l'orifice scléral béant, on voit des filaments d'iris qui viennent jusqu'au niveau de la partie postérieure des bords de la fistule. Il n'y a aucun doute que dans ces cas la communication entre le contenu de l'ampoule et la

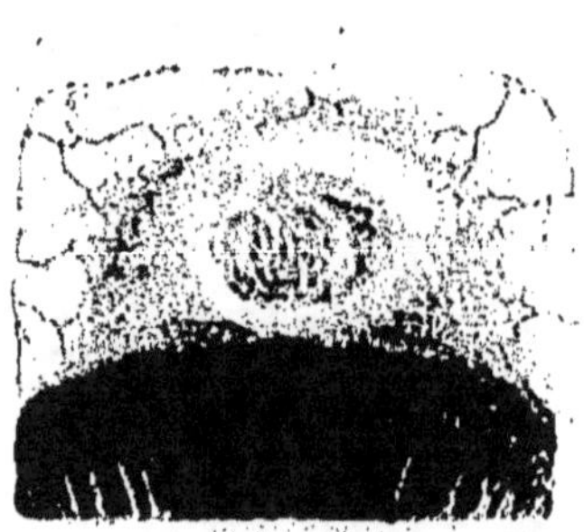

Fig. 61.

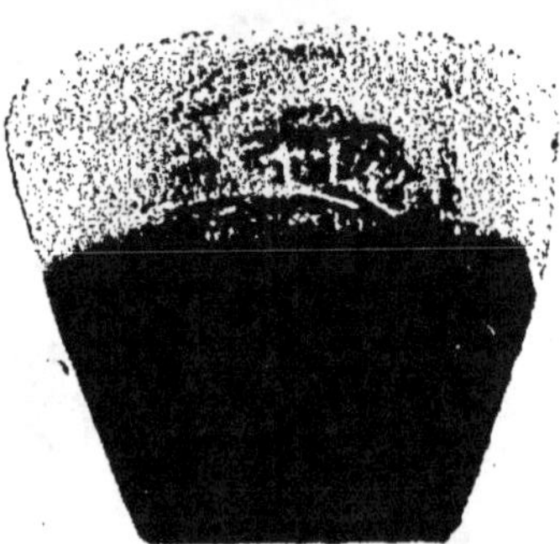

Fig. 62.

chambre antérieure se fait librement et même très largement. Cette ampoule n'est pas, comme nous l'avons vu, constituée d'une mince et unique membrane à la façon

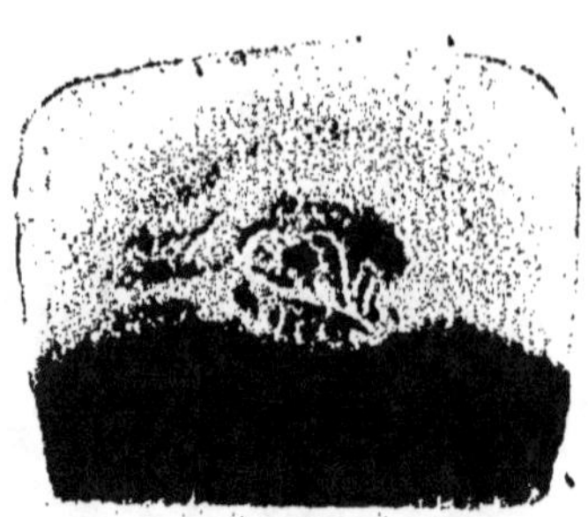

Fig. 63.

d'un ballon de baudruche gonflé de gaz. Il y a là une formation analogue à celle que l'on obtient en injectant un liquide transparent dans le tissu conjonctival; c'est une boule d'œdème. A ce point de vue les figures 57, 58, 59, 60, 61, 62 et 63, exactement reproduites d'après nature, sont très démonstratives. Il y a là des mailles spongieuses, distendues, véritables petits réservoirs communiquant entre eux, où l'humeur aqueuse peut s'emmagasiner quand elle est en excès à l'intérieur du globe et d'où elle est

évacuée lentement par le réseau vasculaire particulièrement riche et abondant qui se forme autour de ces
cicatrices cystoïdes. C'est ce qui explique pourquoi la
chambre antérieure a sa profondeur normale dans les
yeux sclérectomisés. Ceci est bien d'accord avec le fait
que nous constatons souvent en clinique chez certains
malades dont le lambeau conjonctival ne s'accole pas très
vite; pendant les premiers jours la chambre antérieure
est basse, car l'humeur aqueuse peut sourdre continuel-
lement par les bords de la plaie non réunis; lorsque la
coaptation du lambeau est faite, l'ampoule se produit.

L'examen sur le vivant et chez des sujets où la fistule
fonctionne régulièrement, démontre donc d'une manière
indubitable et avec la plus grande rigueur d'observation
l'existence d'une fistule sclérale ostiale.

Une preuve encore de la réalité de la communication de
l'ampoule avec la chambre antérieure, c'est que la trans-
fixion de cette ampoule, avec un fin couteau à cataracte,
vide immédiatement la chambre antérieure et fait tomber
dans une hypotonie complète le globe de l'œil.

Signalons enfin les expériences de Ploman (1) qui, sur
des lapins sclérectomisés, a vu la solution d'uranine,
injectée dans la chambre antérieure, passer à travers des
cicatrices unies, sans fistule apparente, et colorer les
mailles conjonctivales. Ploman ajoute que de pareils faits
sont favorables à la théorie de Holth; nous nous permettrons de remarquer que cette théorie de la filtration
à travers les cicatrices plates, est la nôtre depuis que la
sclérectomie sous-conjonctivale limbique est en usage

(1) Ploman. *Ann. d'ocul.*, octobre 1916.

et qu'à Bordeaux ont été faites les premières opérations (1903) et les premières publications (1905).

4° Causes qui font varier la forme et l'aspect extérieur de la cicatrice

Les divers types de cicatrice filtrante dépendent de la manière dont l'opération est pratiquée et du degré de l'hypertension de l'œil opéré (voir pl. V et VI).

Le premier type (amincissement de la sclérotique) résulte de ce que l'excision n'a porté que sur la pointe du biseau sclérotical, sur les lames externes de la membrane fibreuse.

Le deuxième type (fistulette sous-conjonctivale) se produit lorsque toute l'épaisseur de la sclérotique a été excisée ; la fistulette correspond, par ses dimensions, au volume du fragment enlevé ; pour que la cicatrice filtrante reste à l'état de fistule sans prendre l'aspect cystoïde, il faut que l'œil soit peu ou pas tendu au moment de l'intervention et que les poussées d'hypersécrétion y soient minimes.

Le troisième type (soulèvement ampulliforme) correspond aux opérations dans lesquelles une excision large a été pratiquée sur un œil soumis à des poussées glaucomateuses assez intenses pour chasser avec force le liquide intra-oculaire sous la conjonctive.

Il importe de remarquer que c'est surtout le degré de l'hypertension qui décide de la forme de la cicatrice ; quand l'œil est très tendu, les lèvres de la plaie s'écartent, même lorsqu'on s'est contenté de faire la sclérotomie, et c'est dans ces cas, dans ces cas seulement, que DE WECKER et ses imitateurs ont obtenu une filtration durable ;

quand l'œil est moins tendu, la coaptation des lèvres de la plaie se fait bien, surtout lorsque l'opérateur a le tort d'appliquer, après l'intervention, un bandeau compressif contribuant à fermer l'ouverture scléroticale ; dans les yeux qui sont très peu tendus et dans ceux qui n'ont qu'une hypertension légère et intermittente (glaucome chronique simple), les lèvres de la plaie, après la sclérectomie, se coaptent d'elles-mêmes. Ce sont ces malades qui ont surtout besoin d'une large sclérectomie.

Chez ces derniers patients, à cause même du faible tonus, il est possible de se passer de l'iridectomie, une bonne ésérinisation pouvant maintenir l'iris dans la chambre antérieure, ce qui paraît, en vérité, un avantage ; nous pensons cependant qu'il est plus prudent de faire une iridectomie périphérique.

En ce qui concerne l'étendue de la résection scléroticale, nous croyons pouvoir formuler ici cette proposition : l'étendue de la sclérectomie doit être en raison inverse de l'hypertension de l'œil ; qu'on opère dans un œil présentant la tension $T + 3$, la plaie bâillera suffisamment pour que la cicatrice filtrante s'établisse par la simple iridectomie ; s'il y a $T + 2$, on pourra se contenter d'une petite sclérectomie ; pour un œil ayant $T + 1$, à plus forte raison quand la tension est voisine de la normale, il faudra une sclérectomie large, très large.

Nous en avons fini avec l'étude des diverses variétés de cicatrice filtrante que pourra obtenir dans la cure du glaucome tout opérateur exécutant notre opération et nous avons fait connaître au lecteur à la fois notre nouvelle méthode de traitement du glaucome chronique ainsi que les procédés pour réaliser cette méthode.

Tout ce que nous avons dit au sujet de la cicatrice

fistuleuse se rapporte aux procédés qui consistent à enlever soit avec les ciseaux, soit avec l'emporte-pièce, soit avec un couteau à cataracte, un lambeau scléral allongé, le long de l'angle de filtration, placé en entier en face de la chambre antérieure et n'empiétant ni sur le corps ciliaire, ni sur la cornée.

On a vu que cette résection sclérale peut être faite : 1° sans iridectomie; 2° avec iridectomie périphérique; 3° avec iridectomie, ordinaire.

Nous allons dans le chapitre suivant étudier la valeur comparative de ces trois variétés d'intervention.

CHAPITRE V

Indications et valeur comparée de la Sclérectomie perforante : 1° Sans iridectomie ; 2° Avec iridectomie périphérique ; 3° Avec iridectomie ordinaire.

Cette division qui est celle adoptée par Pagenstecher (1) forme le titre des trois paragraphes qui composent ce chapitre.

1° Sclérectomie perforante sans iridectomie ou Sclérectomie perforante simple. — Ses indications

La sclérectomie perforante simple, ainsi dénommée, ne pourra être confondue avec la sclérectomie antérieure simple recommandée par Bettremieux, après d'ailleurs que nous eûmes montré l'utilité d'une large résection sclérale sous-conjonctivale. Nous considérons comme absolument essentiel de pénétrer dans la chambre antérieure et de permettre à l'humeur aqueuse de passer facilement sous la conjonctive ; une ouverture étroite pourra

(1) Pagenstecher, *Augenh. f. Arme. Wiesbaden*, 54m. *Jahresb.*, p. 18, 1903

suffire, mais une ouverture large vaut beaucoup mieux et son effet sera beaucoup plus durable, surtout s'il s'agit d'un œil à faible hypertension, ne faisant pas bâiller les lèvres de la plaie au moment où la chambre antérieure se reforme.

Cette sclérectomie doit avoir les caractères principaux que voici : elle doit être large, intéresser l'angle de filtration sans cesser d'être sous-conjonctivale, se rapprocher le plus possible de la cornée, c'est à dire qu'il faut s'éloigner du corps ciliaire et faire la résection dans la partie la plus antérieure de la sclérotique.

C'est parce que la sclérectomie doit être large que nous ne croyons pas devoir recommander les petites ouvertures faites à la tréphine dans la région de l'angle de filtration, telles que les ont recommandées FERGUS (1), le premier et après lui ELLIOT (2), STEPHENSON (3) et quelques auteurs américains (4) ou anglais ; sans doute, si l'ouverture circulaire faite à la tréphine est large, on pourra enlever un morceau de sclérotique très copieux, mais l'orifice, qui devra être toujours sous-conjonctival, empiétera nécessairement plus ou moins sur la région ciliaire, et il en résultera souvent de gros accidents. Il est nécessaire de faire une excision allongée analogue à celle que donnent les ciseaux ou un emporte-pièce, analogue à celui de VACHER.

<hr>

(1) FERGUS. Treatment of glaucoma by trephining, *Brit. med. Journ.* 2ⁿᵈ october, 1909.

(2) ELLIOT. A preliminary note on a new operative procedure for the establishment of a filtering cicatrix in the treatment of glaucoma. *The Ophtalmoscope*, 1909, p. 804. et suiv.

(3) STEPHENSON. A modified corneal trephine, *The Ophtalmoscope*, June, 1910, p. 415.

(4) VERHŒFF. *The Ophtalmoscope*, mars 1910.

La perte de substance, allongée transversalement, est ainsi faite aux dépens de l'angle de filtration lui-même, et il n'est pas douteux que ce soit là le bon endroit.

Nous croyons toujours qu'il est nécessaire de faire, autant que possible, communiquer les espaces choroïdiens avec la chambre antérieure et par conséquent avec la brèche sclérale, mais il suffit pour cela de faire l'excision de la sclérotique en face du tendon du ciliaire, c'est à dire exactement en avant de la racine de l'iris. L'espace supra-choroïdal commence là et il vaut mieux l'ouvrir en cet endroit lar-

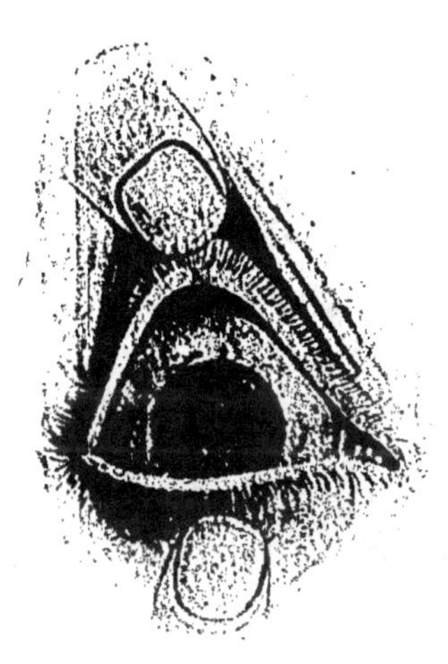

Fig. 61. — Un an après l'opération.

gement par une ouverture longue, parallèle à l'équateur de l'œil et à la base de la cornée que l'ouvrir plus en arrière en face du muscle et de la région ciliaires. Cette région mérite tout particulièrement d'être respectée, parce qu'elle joue un rôle essentiel dans la nutrition de l'œil et qu'elle est prompte à la défense quand on l'attaque de trop près.

De plus, toute ouverture sclérale faite en face du corps ciliaire n'est pas à sa place; il faut que cette ouverture soit en regard de la chambre antérieure, immédiatement en avant de l'iris, immédiatement en arrière de la cornée, et toujours sous la conjonctive, qu'il faudra conserver aussi épaisse, aussi protectrice que possible.

Ceci revient à dire qu'il faut établir un angle de fistulisation à la place de l'angle de filtration.

Un bon instrument, très simple, très sûr pour obtenir
ce résultat, nous paraît être les ciseaux courbes que nous

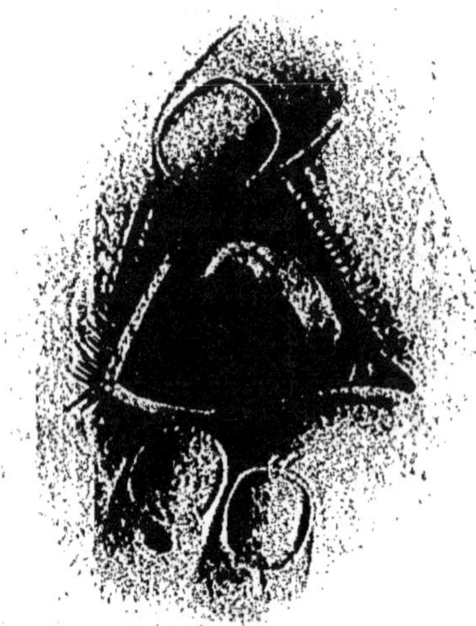

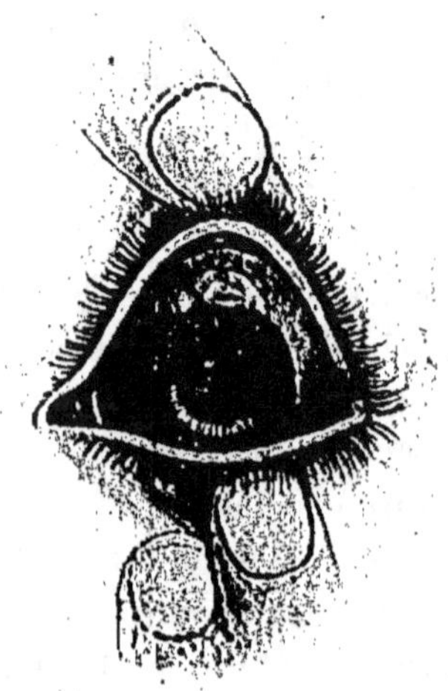

Fig. 65. — Un an après l'opération.   Fig. 66. — Deux ans après l'opération.

avons fait construire par Luer, mais nous sommes loin
de nier l'intérêt des modifications qui ont été proposées
par un grand nombre d'auteurs, tels que Holth (1), Don,
et Jacqueau ; ces modifications ont été étudiées plus haut.
L'emporte-pièce de Vacher notamment, tel que Holth
d'abord, et nous-même ensuite l'avons modifié, est un
outil très commode pour faire la sclérectomie dans la
lèvre antérieure de la plaie.

(1) Holth. Sclérectomie avec la pince emporte-pièce dans le glaucome,
de préférence après incision à la pique. *Ann. d'ocul.*, juillet 1909.

INDICATIONS. — Dans quels cas théoriquement, à priori, la sclérectomie perforante simple est-elle indiquée?

Ce sont les suivants:

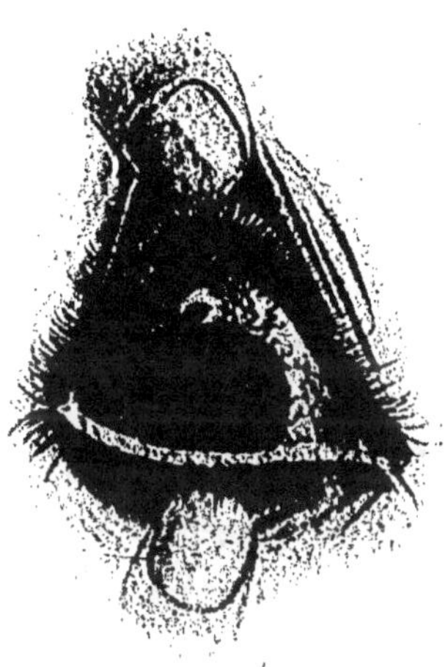

Fig. 67. — Deux ans après l'opération.

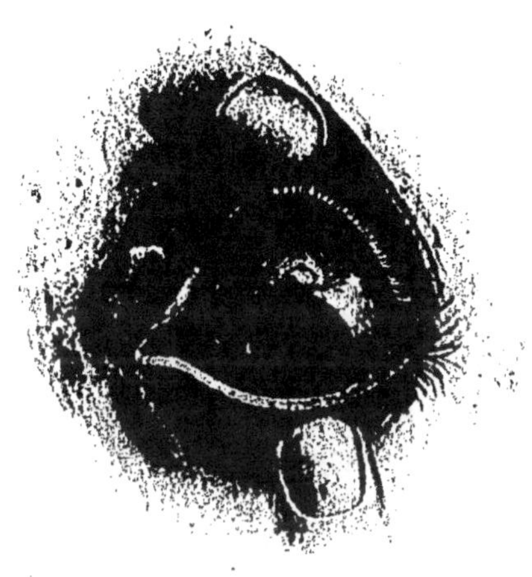

Fig. 68. — Dix huit mois après l'opération.

1° Les cas de glaucome à hypertension intermittente ou à hypertension constante très peu accusée.

2° Ceux dans lesquels l'iridectomie est reconnue comme dangereuse, c'est à dire les glaucomes dans lesquels le champ visuel avoisine le point de fixation.

3° Ceux qui se développent chez des sujets atteints d'un nervosisme très accusé, sujets chez lesquels la section de l'iris peut produire sur l'appareil de la vision des phénomènes d'inhibition encore inexpliqués, mais certains.

4° Les glaucomes hémorragiques, dans les cas rares

où on croira devoir recourir à une intervention intra-
oculaire.

5° Dans les cas de glaucome coïncidant avec une adhérence de l'iris devant nécessairement prévenir le prolap-

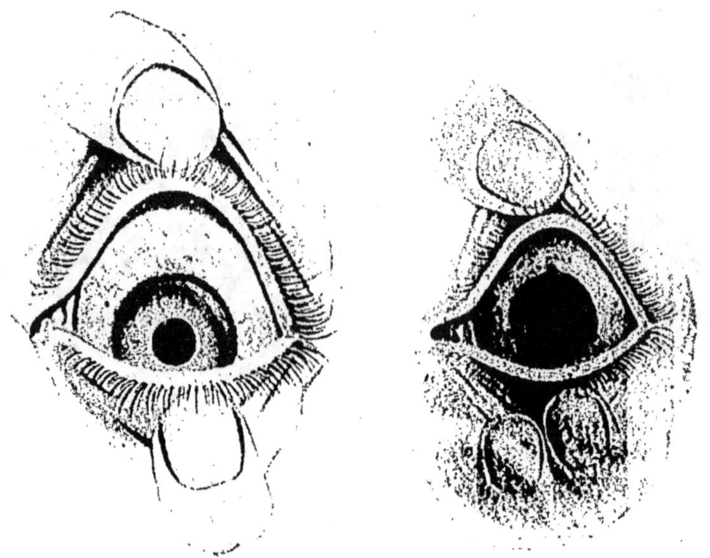

Fig. 69. — Deux ans après l'opération.   Fig. 70. — Dix huit mois après l'opération.

sus de cette membrane. TENSON (1) a dernièrement insisté
sur ce point et nous avons déjà plusieurs fois pratiqué
cette opération dans des cas semblables.

La sclérectomie perforante simple est, au contraire,
contre-indiquée toutes les fois que l'hypertension sera
assez développée pour faire redouter le prolapsus de

(1) TENSON. La sclérectomie antérieure perforante simple dans les cas où
l'iridectomie est dangereuse ou insuffisante. *Soc. d'ophtal. de Paris*, 8 juin
1910.

l'iris dans la plaie, c'est à dire dans tous les glaucomes chroniques à tension constamment égale à T + 1 et au

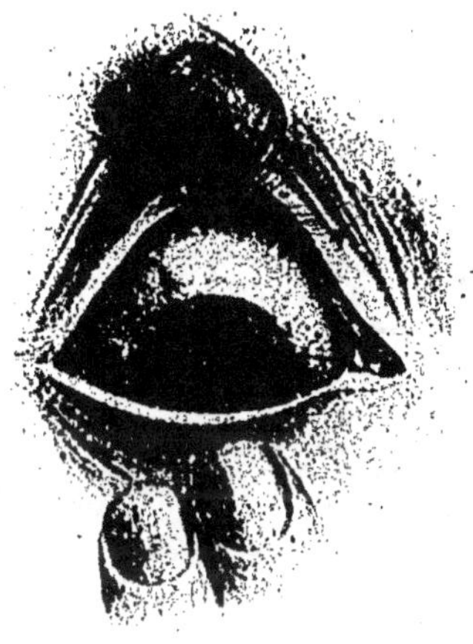

Fig. 71. — Deux ans après l'opération.

dessus, et il y a d'autant plus lieu de recourir en pareil cas à l'iridectomie que cette opération, à elle seule, a donné dans la cure du glaucome des résultats certainement inférieurs à ceux de la sclérecto-iridectomie, mais appréciés de tous les cliniciens.

Malheureusement, la tension des yeux glaucomateux est souvent inconstante, et tel œil, qui, la veille de l'opération, a une hypertension faible (T + 1/2), au moment même de l'intervention, voit la tension s'élever beaucoup et quelquefois subitement ; c'est pourquoi il ne faut pas, avant d'intervenir, faire un plan opératoire trop ferme ; au cours de l'opération, ce plan devra être modifié et, au lieu d'une sclérectomie perforante simple, on fera

une sclérectomie perforante avec iridectomie périphérique ou totale, selon les cas.

En principe, les yeux constamment au dessous de T
+ 1 seront justiciables de la seule sclérectomie simple.

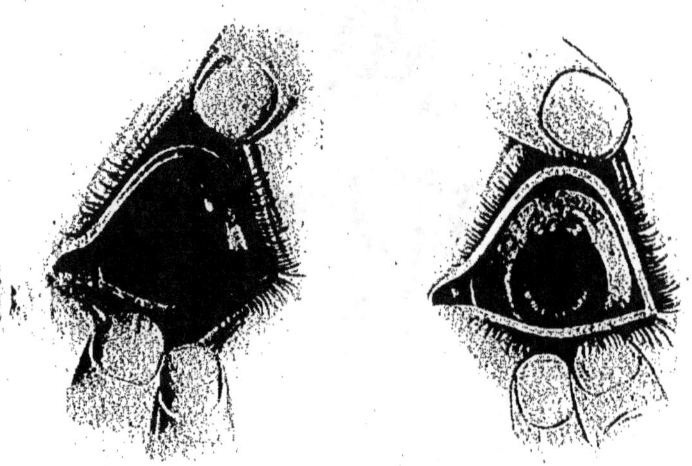

Fig. 72 — Vingt huit mois après l'opération.   Fig. 73. — Trente mois après l'opération.

C'est en nous conformant à ces règles théoriques que
nous avons fait jusqu'ici la sclérectomie perforante
simple. Tous les résultats ont été heureux, sauf un cas.
Nous ne citerons pas ici nos observations, le lecteur
les trouvera dans les *Archives d'ophtalmologie* (sept.
1910).

Que donne cette sclérectomie simple? On le voit,
d'après nos observations (1), les résultats en sont généra-

(1) V. LAGRANGE. Indications et valeur comparée de la sclérectomie perforante. *Arch. d'ophtal.*, sept. 1910.

lement excellents, si l'on en juge par la normalisation de
la tension qui est évidemment le fait capital, le seul but
que le chirurgien puisse viser. Nous reproduisons ici dix
figures qui se rapportent à nos opérations de sclérectomie
simple (fig. 63 à 73). Les praticiens, qui n'ont pas exécuté
ce mode d'intervention, ont trop peur de l'enclavement
de l'iris. Nous ne l'avons observé que 3 fois sur 28
interventions, et chaque fois la résection a été faite
sans aucune difficulté ; la sclérectomie simple a été
transformée en sclérecto-iridectomie et le résultat a été
bon.

ELLIOT a pratiqué 103 fois la trépanation. Sur ces cas,
il a pu en suivre 66, qu'il rapporte dans ses tableaux
comme des faits de trépanation simple, comparables à la
sclérectomie simple dont je viens de parler, d'autant
plus comparables que, ne l'oublions pas, l'opération d'EL-
LIOT est la même que la nôtre. La sclérectomie est faite
avec un trépan, au lieu d'être exécutée avec des ciseaux.
Sur les 66 cas qui composent cette statistique, ELLIOT
relate les détails suivants :

« La vision était nulle dans 6 cas et le succès ou l'échec
« doit être jugé par la modification de la tension : dans
« l'un d'eux, il y eut récidive d'augmentation de la ten-
« sion qui fut réduite par une deuxième opération. Chez
« les 5 autres, la tension demeura normale ou submor-
« male. Dans les 6 cas l'opération fut faite pour soulager
« la douleur et réussit dans chaque cas. A notre grande
« surprise l'un des 6 revint 4 mois après l'opération en
« pouvant voir les mouvements de la main.

« Dans un cas, la vision avant l'opération était celle de
« la lumière ; la trépanation fut faite trop en dehors : il y
« eut prolapsus du corps vitré dans la plaie durant

Du Glaucome et de l'Hypotonie.   18

« l'opération ; la tension s'éleva de nouveau, et la vision
« fut perdue.

« Dans 26 cas, la vision permettait de voir les mouve-
« ments de la main avant l'opération ; chez 15 sujets, elle
« demeura telle ; chez 2 elle empira nettement et chez 9
« elle s'améliora. Dans l'un des cas aggravés, l'état était
« bon immédiatement après la trépanation pour glaucome
« aigu ; mais, apparemment, la filtration cessa et le malade
« revint seulement quand il fut irréparablement aveugle ;
« le deuxième malade revint avec irido-cyclite et percep-
« tion de la lumière. Sur les cas améliorés, 2 pouvaient
« compter les doigts à 45 centimètres et 1 à 1 mètre : ils
« furent vus entre 7 et 9 mois après l'opération. Les 6
« autres cas étaient consécutifs à la cataracte ; nous en
« parlerons ailleurs dans un autre article. Après extrac-
« tion de la cataracte, 1 comptait les doigts à 6 inches
« (l'inch, = 2cm5), un autre à 1 pied ; chez les autres
« la vision était respectivement 5/50, 5/50, 5/70, et
« 5/20.

« Au point de vue tension, de ces 26 cas, un exigea une
« deuxième opération et perdit la vue, comme nous
« l'avions dit, par récidive du glaucome. Chez les autres,
« la tension demeura réduite. Les périodes écoulées
« entre les opérations et le nouvel examen des cas allait
« de un mois à 14 1/2. Dans 10 cas, la vision avant
« l'opération allait de la numération des doigts près de la
« face, jusqu'à 3 mètres. Chez 2, la vue diminua par
« maturation de la cataracte. Les 8 autres présentèrent
« de l'amélioration. Chez 6, la vision monta à 5/50, 5/30,
« 6/18, 6/12 et 6/9. Dans chaque cas, la tension est
« demeurée normale. Un sujet fut vu 25 jours après l'opé-
« ration ; 2, quatre mois après l'opération, un, plus de 10

« mois après. 1, un an après, 2, 16 mois après et un
« 19 mois 1/2 après.

   « Chez 23, avant l'opération, la vision allait de 2/60 à
« 6/60. De ces cas, un revint 25 jours après, 3 de 1 à 3 mois,
« 8 de 3 à 6 mois, 9 de 6 mois à un an et 2 au bout de
« 15 mois. Chez 11, la vision fut améliorée et la tension
« demeura normale ou subnormale. Pour un cas, le
« médecin du malade dit, 6 mois plus tard, que les résul-
« tats étaient excellents; mais on ne fournit pas les détails
« de la vision. Chez 3, la vision demeura telle et la tension
« basse. Chez un, qu'on savait bien aller et où la ten-
« sion demeura normale, par suite d'une négligence
« malheureuse on ne nota pas la vision. Chez un la vision
« qui était 6/6 avant l'opération devint 6/9 immédiatement
« après l'opération et était encore 6/9 6 mois 1/2 après ;
« la tension était alors 10^{mm} d'Hg (les tensions indiquées
« en millimètres d'Hg. furent évaluées au tonomètre de
« Schiötz, celles notées en millimètres simplement le
« furent au tonomètre de MAKLAKOFF). Dans un second
« cas analogue la vision : 6/12 avant l'opération tomba à
« 6/24 après et était encore 6/24, 9 mois après; la tension
« demeura basse (8^{mm} d'Hg.) chez un troisième, la vision
« tomba de 5/24 avant l'opération à 6/30 et demeura ainsi
« pendant plus de 5 mois. Chez un autre, la vision de 6/18
« avant l'opération, était de 6/36, 9 mois 1/2 après; la
« tension était subnormale, la filtration libre, l'œdème
« local bien marqué; la diminution de la vision était due
« sans doute à un progrès de l'opacité du cristallin. Chez
« 2, vus 3 à 4 mois après l'opération, les signes locaux
« indiquaient le succès, mais dans un cas, la vision était
« tombée de 5/15 à 4/30, chez l'autre de 5/20 à 5/30; les
« malades partirent malheureusement sans que je puisse

« les examiner à l'ophtalmoscope ; l'augmentation d'opa-
« cité cristalliniennes, fut la cause probable de la
« diminution de vision. Chez un, la vision, de 2/60 avant
« l'opération tomba à la vision des doigts à 0ᵐ50, 10 mois
« après: la cause de l'aggravation fut une iritis sournoise
« avec formation de synéchies. Ce dernier cas est d'autant
« plus regrettable, qu'à mon avis, l'atropine employée à
« temps eut empêché cette aggravation.

« Si on se rappelle que la marche du glaucome s'ache-
« mine vers une cécité constamment croissante et
« inévitable, on accordera, je pense, que les résultats de
« ces 66 yeux revus parlent très en faveur de la trépanation
« simple. Je laisse les tableaux in-extenso à la lecture de
« Messieurs les oculistes, avec l'espoir que ceux qui ont
« une large expérience du glaucome apprécieront ce que
« nous avons fait. »

ELLIOT a certainement obtenu de bons résultats en
employant ma méthode, mais je crois que s'il avait à la
fois utilisé ma méthode et mon procédé, ces résultats
auraient encore été meilleurs, et tout à fait comparables
aux nôtres dans lesquels la tension a toujours été
réduite à la normale.

Un reproche peut être adressé d'ailleurs à la statistique d'ELLIOT. Ces cas ne sont pas assez anciens ; presque
tous ont été suivis moins d'un an. Quelques mois ne
suffisent pas pour juger de la valeur d'une opération
antiglaucomateuse. Il est certain que la sclérotomie de
DE WECKER donne des normalisations passagères de la
tension. Si nous voulons démontrer la valeur de la résection sclérale, il faut jeter dans le débat des cas suivis au
moins un an. C'est là ce que nous avons fait constamment depuis que nous nous occupons du glaucome,

et, c'est là, ce qui n'avait jamais été fait avant nous.

La sclérectomie perforante simple a d'ailleurs d'autres indications que le traitement du glaucome. Nous l'avons également pratiquée dans un cas de staphylome antérieur avec leucome adhérent (à la suite d'une ophtalmie purulente blennorragique). La tension a été abaissée et l'œil, d'ailleurs aveugle, préservé de l'énucléation. A. Terson a écrit sur ce sujet un travail intéressant, travail dans lequel nous remarquons tout d'abord cette première phrase : « Il est désormais hors de doute que, bien faite, « la sclérectomie combinée à l'iridectomie établit ordi- « nairement l'effet durable de cette intervention, là, où « l'opération de DE Graefe n'avait pas le résultat définitif « qui la suit, par exemple dans le glaucome aigu. »

Un peu plus loin, M. Terson dit : « Il est permis d'es- « pérer que, par la sclérectomie perforante simple, on « pourra parfois obtenir une fistulisation durable. » Je dois faire remarquer que depuis longtemps nous avions réalisé cette espérance ; notre travail des *Archives d'ophtalmologie* de 1908 le démontre surabondamment.

Terson (1) appelle l'attention sur l'indication de cette sclérectomie perforante simple dans les cas de glaucome secondaire avec adhérences de l'iris retenant cette membrane dans la chambre antérieure. Nous avons fait plusieurs fois notre opération en pareille circonstance (2), et lorsque notre confrère nous invite à la faire pour des cas de staphylomes avec tendance à la buphtalmie, pour des glaucomes déjà iridectomisés sans succès, il

---

(1) A. Terson. La sclérectomie perforante antérieure simple dans les cas où l'iridectomie est dangereuse ou insuffisante. *Ann. d'ocul.*, juillet 1910.

(1) Lagrange. La sclérectomie perforante dans les affections autres que le glaucome. *Soc. fr. d'ophtal.*, mai 1912.

émet encore là une opinion qui est la nôtre depuis longtemps.

La résection de la cicatrice, ou l'oulectomie, par oppo-
sition à l'oulétomie, a été pratiquée par nous d'abord,
ensuite par VALUDE, par KALT et probablement par beaucoup d'autres. KALT en a rapporté un exemple très
remarquable à la Société française d'Ophtalmologie (mai
1911).

Les indications de la sclérectomie perforante simple
sont donc les suivantes :

1° *Glaucomes chroniques simples, à hypertension
faible et intermittente, lorsque le champ visuel affleure
le point de fixation.*

2° *Glaucomes secondaires avec iritis retenant l'iris
dans la chambre antérieure;*

3° *Staphylomes cornéens avec tendance à la buphtalmie.*

Le nombre des cas, dans lesquels cette opération a été
pratiquée, est maintenant assez grand pour démontrer
irréfutablement que, sans toucher à l'iris, on peut
réduire un processus glaucomateux, normaliser un œil
tendu et ceci jette un grand jour sur la question de la
valeur et du mode d'action de l'iridectomie.

Toutes les théories émises à ce sujet s'écroulent à la
lumière de ces observations. Puisqu'on peut normaliser
la tension de l'œil rien qu'en en perforant la coque, c'est
donc que l'iridectomie n'est pas nécessaire pour atteindre
ce but, et il est évident que ce qui agit dans l'iridectomie, c'est l'incision de la sclérotique. Mettons au grand
jour ce point capital qui avait été pressenti, exprimé
même par DE WECKER : c'est la cicatrice sclérale qui
intervient surtout dans la cure du glaucome.

Il n'en est pas moins prudent dans le plus grand nombre de cas, d'exciser l'iris, et la sclérectomie avec iridectomie complète ou boutonnière irienne périphérique, à laquelle nous arrivons maintenant, est entre toutes recommandable, d'autant plus que nous sommes disposé à croire avec Henderson que les lèvres de la plaie irienne, lorsque l'iris n'est pas atrophié, sont capables, dans une certaine mesure, d'absorber l'humeur aqueuse et d'aider par conséquent l'œil à évacuer son trop plein.

2° Sclérectomie avec boutonnière irienne périphérique

La valeur de cette opération peut être démontrée à l'aide de deux sortes d'arguments :
1° Des arguments théoriques ;
2° Des arguments pratiques.

Les arguments théoriques sont tirés : 1° des dangers que présente l'iridectomie ordinaire dans certaines variétés de glaucome ; 2° de l'utilité qu'il y a à conserver le sphincter de l'iris et l'action ordinaire des myotiques ; 3° de la possibilité d'obtenir, sans aucun danger d'enclavement, une très bonne fistulisation sous-conjonctivale ; 4° de l'innocuité absolue de cette opération à laquelle on ne peut attribuer, jusqu'ici du moins, aucune complication. Nous pourrions insister longuement sur ces diverses propositions, mais comme les détails de ces développements sont connus de tous les oculistes, nous pourrons être bref.

Au sujet des inconvénients de l'iridectomie dans certaines variétés de glaucome, il nous suffira de rappeler ici ce que DE GRÆFE a écrit des dangers qu'il y a à toucher l'iris lorsque le point de fixation est affleuré par le champ visuel, dangers qui pour nous sont d'autant plus grands que la décroissance du champ visuel a été plus rapide. Quand on intervient chez un malade qui, dans les derniers mois, a vu se rétrécir rapidement le champ de sa vision en dedans, il y a tout à fait lieu de redouter le passage brusque de ce champ de vision de l'autre côté du point central, et c'est là une conséquence tout à fait malheureuse; trois fois avec l'iridectomie nous avons été témoin d'un pareil désastre. Ce sont les glaucomes chroniques simples à hypertension intermittente qui exposent à ce genre d'accidents et c'est, à leur endroit surtout, qu'il faut être circonspect au sujet de l'iridectomie ; en pareil cas, il ne faut jamais faire la sclérectomie avec l'iridectomie ordinaire; il faut pratiquer la sclérectomie simple, si l'iris ne prolabe pas du tout dans la plaie, si la pupille reste bien ronde et, s'il y a prolapsus à un degré quelconque, se contenter de la boutonnière périphérique.

La boutonnière périphérique a, en outre, le grand avantage de conserver une pupille intacte (fig. 74) et de permettre aux myotiques de la contracter, c'est à dire de débloquer l'angle irien sur toute son étendue et aussi de conserver au sujet le pouvoir de régler la quantité de lumière qui doit entrer dans son œil; l'acuité visuelle est meilleure qu'après l'iridectomie ordinaire et la thérapeutique post-opératoire plus utile.

La sclérectomie, quelle que soit la s   . . .n faite à l'iris, est la même et la fistulisation de l'œil tout aussi complète, qu'on touche à l'iris ou qu'on n'y touche pas. Dans la sclérectomie simple, l'iris risque d'être jeté dans la plaie par l'humeur aqueuse qui s'accumule derrière lui, mais, s'il existe une boutonnière à la base, aussi petite qu'elle soit, l'humeur aqueuse passe par cette boutonnière et

trouve ainsi aisément la route de la brèche sclérale ; il ne
peut y avoir accumulation de liquide à la face postérieure
de l'iris ; il suffit de la moindre fente irienne pour que
cette accumulation soit impossible. Nous avons mia ntes

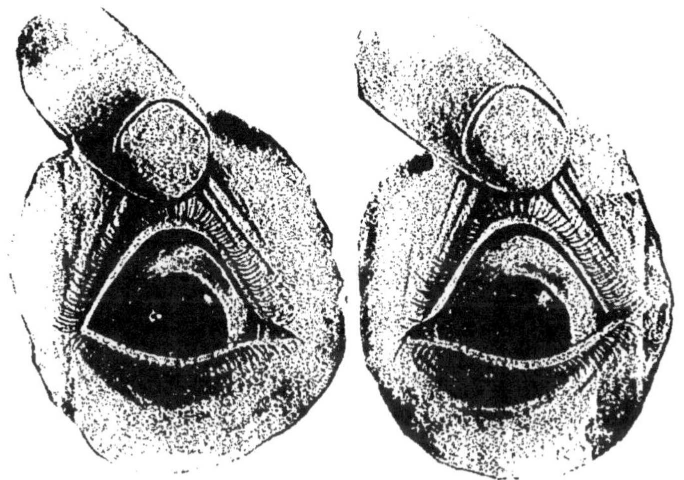

Fig. 74. — Sclérectomie avec boutonnière périphérique deux ans
après l'opération

fois fait à la pince-ciseaux une incision minuscule, une
incision qu'il était très difficile de voir après l'opération,
parce qu'elle était cachée derrière la partie sclérale de la
chambre antérieure ; cette boutonnière suffisait largement
à préserver le sujet de l'enclavement, et jamais, après une
pareille opération, je n'ai constaté l'apparition de l'enclavement de l'iris dans la plaie.

Enfin la facilité et l'innocuité de cette opération parlent
tout à fait en sa faveur. Elle n'est pas facile à faire au
couteau pour ceux qui n'ont pas l'habitude de la sclérectomie, mais elle est très facile à faire, avec la pince-ciseaux

en suivant les conseils de Holth, qui, je crois, ne l'a pas pratiquée avant moi, mais qui, le premier, a eu le mérite d'attirer sur sa valeur et sur sa grande utilité l'attention de ses confrères.

Tels sont les arguments théoriques en faveur de la sclérectomie avec boutonnière périphérique. Voyons maintenant les arguments pratiques.

Je pourrais invoquer ici à l'appui de ce qui précède beaucoup d'observations personnelles, toutes vieilles de plus d'un an et exactement suivies ; le lecteur les trouvera dans les *Archives d'ophtalmologie* (septembre 1910 et juin 1912).

La sclérectomie avec boutonnière périphérique est l'opération de prédilection de beaucoup d'auteurs, c'est celle que préfèrent actuellement Fuchs, Pagenstecher et Axenfeld. Dans le compte-rendu d'une visite qu'Ernest Thomson (1) [de Londres] a faite à Fribourg, il décrit ainsi la pratique d'Axenfeld dans la cure du glaucome :

« *Operations for glaucoma simplex.* — At the present
« time Axenfeld is operating on these cases by Lagrange's
« method. He deprecates the policy of leaving them to
« treatment with miotics, and is satisfied with the results
« of irido-sclerectomy. At the moment I am unable to
« say whether the *technique* is or is not exactly that of
« Lagrange. The eyeball is first inspected closely, and a
« situation chosen which shall, if possible, avoid the
« division of episcleral veins. The sclerectomy is perfor-
« med with a narrow Græfe knife. The fixation forceps
« are placed just beyond the position of counter-puncture

(1) Ernest Thomson. *Notes from some continental eye cliniques.* **The Ophtalmoscope**, jan. 1912.

« and enough below that point to be out of the way of
« the knife. The conjunctival flap is cut out with the
« knife as in cataract operations. The conjunctival flap is
« as much as possible manipulated with a cotton swab,
« or at any rate with nothing coarser than fine iris for-
« ceps. It is dissected off the anterior lip with fine snips
« of the spring scissors. A peripheral iridectomy if the
« iris has not prolapsed, and a complete iridectomy, if it
« has done so, is the next step. Then, the sclerectomy is
« performed with strongly-made curved scissors, the
« conjunctival flap is replaced, and the dressing and
« mask are applied. »

On voit que l'éminent ophtalmologiste de Fribourg
accepte tout de ma conception thérapeutique du glaucome
chronique, ma méthode et mon procédé ; il se sert même
des ciseaux courbes que j'ai tout d'abord préconisés.

Pagenstecher (1) pense que la sclérectomie avec boutonnière est l'opération qu'on doit le plus fréquemment
pratiquer ; il me l'a dit dans une lettre personnelle et l'a
écrit dans les termes suivants dans un travail spécial :

« Après avoir employé avec succès la sclérectomie de
« Lagrange, j'ai essayé, à la fin de 1908, l'iridectomie
« périphérique combinée à la sclérectomie dans la cure
« du glaucome. Il s'agissait d'un patient d'une quaran-
« taine d'années à fentes palpébrales très larges, à qui je
« voulais épargner le colobome total (je n'avais encore,
« pour ainsi dire, aucune expérience de la sclérectomie
« simple). Le résultat fut très satisfaisant et nous l'avons
« depuis employé dans vingt cas (opérés soit par mon
« père, soit par moi). Bien que l'expérience doive là-

(1) Pagenstecher. Ueber peripher. Iridectomie, p. 251. Augenh. f. Arme.
Wiesbaden. Jahresb. 1910.

« dessus nous instruire plus complètement, nous avons
« l'impression que la sclérectomie avec iridectomie péri-
« phérique donne dans beaucoup de cas des résultats
« meilleurs que la sclérectomie simple. L'iridectomie
« périphérique peut également donner des succès, com-
« binée à la sclérectomie dans le cas de glaucome aigu
« comme en témoigne le cas suivant :

« Opéré il y a un an et demi, le patient, au cours d'une
« longue traversée, avait déjà éprouvé des obnubilations
« fréquentes et en des sensations de brouillard. Il avait
« été opéré, il y a deux ans, de la cataracte, par mon père,
« sans iridectomie avec acuité 6/6 et nous l'avions observé
« alors pendant huit jours sans déceler le moindre signe
« d'hypertension. Un jour, je fus appelé chez ce client à
« cinq heures et me trouvais devant un glaucome aigu :
« céphalée, arc-en-ciel, forte hypertension, mauvaise
« acuité, cornée trouble. Malgré pilocarpine, ésérine et
« morphine, l'état empire et j'opère à neuf heures du
« soir : opération de LAGRANGE sous l'éther. Après l'inci-
« sion, la racine de l'iris prolaba légèrement, j'en exci-
« sais un fragment avec la sclérotique; après reposition
« de l'iris tout alla bien; la pupille était bien ronde, petit
« colobome périphérique.

« Comme jusqu'alors je n'avais observé aucun prolapsus
« après l'iridectomie périphérique, je ne cherchais pas à
« introduire la pince à iris de peur d'un prolaps du vitré.
« Le résultat se maintient excellent; acuité 6/6, pupille
« ronde sept mois après l'opération.

« Bien que nous considérions toujours l'iridectomie
« comme le remède souverain dans la plupart des cas de
« glaucome aigu, nous croyons cependant pouvoir avan-
« cer qu'on peut obtenir des résultats excellents avec la

« sclérectomie combinée à l'iridectomie périphérique et
« que cette opération est recommandable dans tous les
« cas où il importe de conserver la pupille ronde. Mais
« par contre, dans tous les cas de glaucome subaigu ou
« chronique, nous employons exclusivement la sclérec-
« tomie (depuis quelque temps combinée le plus souvent
« à l'iridectomie périphérique)car, sur l'expérience d'envi-
« ron cent-cinquante cas, nous avons pu nous convaincre
« que les résultats durables obtenus par cette opération
« sont de beaucoup supérieurs à ceux de la simple iri-
« dectomie. »

Parmi les publications récentes faites sur ce sujet
nous devons signaler le très intéressant mémoire de
MM. Teulières et Pesme (1).

De plus, dans le *Nordiske Ophtalmologmode i Helsingfors* (Juli 1911) nous trouvons des communications
de Bentzen, Lundsgaard, Holth et Grœnholm (2) qui sont
favorables à la sclérectomie avec boutonnière périphérique. Nous avons vu plus haut la grande part qu'a prise
Holth dans la défense de la section périphérique de l'iris
qu'il a pratiquée un des premiers et par communication
orale du Professeur Fuchs, nous savons qu'elle a été
l'opération de choix à la clinique de l'éminent professeur de Vienne.

Tous ces faits nous permettent donc de conclure avec
notre élève Mirtin (3), qui a écrit sur ce sujet une thèse
intéressante :

(1) Teulières et Pesme. Traitement du glaucome chronique. *Arch. d'ophtal.*,
1921.

(2) Grœnholm. Om sclerectomi ad modum Lagrange. Holth *f* *Nordiske
ophtalmologmode Helsingfors*, Juli 1911, p. 351.

(3) Mirtin. De la sclérectomie avec boutonnière irienne périphérique. *Th.
Bordeaux*, déc. 1911.

1° La sclérectomie avec boutonnière irienne périphérique est un des modes opératoires qui constituent la méthode antiglaucomateuse de LAGRANGE.

2° Que la sclérectomie soit faite avec des ciseaux (LAGRANGE), l'emporte-pièce (HOLTH) ou la tréphine (FERGUS-ELLIOT), elle est toujours la même opération, cherchant la fistulisation sous-conjonctivale par l'excision sclérale antérieure; c'est toujours la sclérectomie de LAGRANGE.

La sclérectomie avec boutonnière irienne périphérique est indiquée chaque fois que l'on constate, au moment de l'intervention, une tendance au polapsus de l'iris, ou que l'on redoute un enclavement post-opératoire.

4° Elle doit, de toute nécessité, remplacer l'iridectomie ordinaire lorsque celle-ci est dangereuse, notamment dans tous les cas de glaucome où le champ visuel avoisine le point de fixation.

5° La boutonnière irienne périphérique ne saurait avoir en soi aucune prétention anti-glaucomateuse; son rôle est purement mécanique : c'est surtout un artifice opératoire destiné à réduire ou à prévenir l'enclavement de l'iris dans la plaie.

6° Pour réaliser cette boutonnière irienne l'opérateur a le choix entre l'iritomie et l'iridectomie périphérique.

7° Notre statistique de 15 cas anciens, comprenant 14 succès et 1 insuccès relatif, prouve la valeur clinique de ce procédé; dans tous les cas la fistulisation a été obtenue et la tension normalisée; c'est là, nous le répétons encore, tout ce que peut faire le chirurgien; s'il se produit, malgré la normalisation de l'œil, une diminution de l'acuité visuelle, cette diminution est imputable à des lésions particulières contre lesquelles l'opération ne peut rien (évolution d'une cataracte, hémorragies intérieures, trouble trophique du nerf optique).

3· Sclérectomie avec iridectomie ordinaire

C'est l'opération qui jusqu'ici a été la plus pratiquée. En dehors des travaux que nous avons publiés sur la question, nous avons à mentionner ceux de Rochon-Duvigneaud, de Weeks, de von Stock, de Meller, de Greenwood, pour ne rappeler que les principaux.

Ces travaux, ajoutés à ceux déjà cités plus haut de Don, Jacqueau, Coppez et aux observations de Valude, de Kalt, de Albert Terson, etc., établissent à la fois la valeur de la sclérectomie et la place qu'elle a prise dans la thérapeutique.

Dans la thèse de son élève Barbadault (1) et dans quelques communications à la Société d'Ophtalmologie de Paris et dans les *Archives d'Ophtalmologie*, Rochon-Duvigneaud (2), a apporté une très utile contribution à l'étude du manuel opératoire et des indications de la sclérecto-iridectomie ; il insiste sur l'utilité qu'il y a à exciser toute l'épaisseur de la sclérotique de façon à établir une fistule à l'aide d'une perte de substance transclérale.

Il est donc pour lui indispensable d'obtenir une fistule visible avec boursouflure de la conjonctive à ce niveau et il traduit son opinion par cet aphorisme : « La sclérecto-« iridectomie sera fistulisante ou elle ne sera pas ».

Avec son élève Barbadault dans une très intéressante

----

(1) Barbadault. L'opération de Lagrange dans le glaucome. *Th. Paris*, 1907.

(2) Les conditions d'efficacité de l'irido-sclérectomie (opération de Lagrange). *Arch. d'ophtal.*, mars 1908.

communication, Rochon-Duvigneaud (1) à la Société d'Ophtalmologie de Paris (juillet 1908) montre en outre que l'incision de la sclérotique doit être périphérique, mais pas au point de mettre à nu le corps ciliaire et surtout que l'excision de la sclérotique doit être faite au ras de la cornée, à la base cornéenne. Toutes ces précisions ont paru nécessaires à Rochon-Duvigneaud parce qu'il croyait que j'étais disposé à me contenter d'un amincissement de la sclérotique, trompé qu'il avait été par la lecture d'un article de la *Clinique Ophtalmologique*, non signé. Cet article que Rochon-Duvigneaud croyait sorti de ma plume était l'œuvre de M. Bettremieux dont je ne partage pas du tout les idées. C'est dire que j'approuve en tout point les observations de M. Rochon-Duvigneaud et que j'ai toujours et, dès la première heure, pratiqué et recommandé la sclérectomie telle qu'il la pratique et la recommande.

Notre confrère, d'ailleurs, a jeté dans la question de la sclérectomie autre chose que des raisonnements, il a apporté des faits heureux ; il a montré notamment le premier que la sclérectomie avait une action hypotonisante telle que l'excavation papillaire pouvait disparaître ; nous avons fait depuis la même remarque et, dans un travail communiqué à la Société d'Ophtalmologie d'Heidelberg, Axenfeld (2) a reconnu que de toutes les opérations faites pour le glaucome et capables de diminuer l'excavation, la sclérecto-iridectomie était celle qui donnait à ce point de vue les plus évidents résultats. Holth a signalé de pareils faits (*The Ophtalmoscope*, July 1911, p. 494).

(1) Rochon-Duvigneaud et Barbadault. Conditions anatomiques de la fistulisation sclérale par la sclérectomie.

(2) Axenfeld (de Fribourg). Ueber Rückbildung der glaucomatösen Exkavation. *Ophtalm. Gesellschaft*. Heidelberg, 1910.

A la séance de la Société d'Ophtalmologie de Paris où Rochox-Duvigneaud a communiqué ses observations concernant la disparition de l'excavation, Morax s'exprime ainsi : « J'ai pratiqué dans un certain nombre de cas « l'opération de Lagrange et mon impression est jusqu'ici « très favorable. » Et il insiste sur la nécessité de faire une incision sclérale en biseau remontant assez loin du limbe.

A ces observations ou opinions favorables nous pourrions ajouter celles de Valude (1), de de Lapersonne (2).

Après les travaux écrits en France sur notre opération, nous devons citer les travaux écrits par les étrangers. Weeks (3) a présenté quatre cas à la section d'ophtalmologie de l'Académie de Médecine de New-York, déclarant que l'opération a fait sur lui une impression excellente et von Srock de Fribourg, dans une étude très complète sur tous les procédés opératoires du glaucome, conclut que, pour le glaucome simple, l'opération de Lagrange est celle qui donne les meilleurs résultats (4). Egana (5) a également publié sur ce sujet un travail très favorable et Noceti (6) a fait connaître les résultats obtenus à Buenos-Aires par le Professeur Lagleyze.

(1) Valude. A propos de l'irido-sclérectomie (opération de Lagrange). *Ann. d'ocul.*, p. 316, 1908.

(2) De Lapersonne. Opération de Lagrange. Présentation de malade. *Soc. d'ophtal. de Paris.* 4 févr. 1908.

(3) Weeks. *Section d'ophtal. de l'Acad. de Méd. de New-York*, 1908

(4) Von Srock. Résultats obtenus avec le tonomètre de Schiötz sur les yeux normaux et glaucomateux, spécialement avant et après les opérations destinées à abaisser la tension. *Klin. monatsbl. f. Augenh.* 1909.

(5) Félix Egana (Bilbao). La operacion de la sclerecto-iridectomica en el glaucoma cronico (operacion de Lagrange). *Arch. de ophtal. Hisp.-Americ.*, Agosto de 1908.

(6) Noceti. Estadistica de la clinica oftalmologica (Pr Lagleyze), Buenos-Aires, 1911.

Meller (1), élève du Professeur Fuchs, a écrit un travail très attentif destiné à faire connaître le résultat des sclérectomies pratiquées par son maître à la clinique de Vienne.

Après avoir décrit le manuel opératoire employé qui est absolument le notre, Meller adopte les indications opératoires que j'ai données ; il a observé, comme nous, trois types de cicatrices ; sur les 32 opérations qu'il fait connaître il signale 12 fois le premier type (simple amincissement de la sclérotique), 8 fois le deuxième type (fistule sous-conjonctivale), 12 fois le troisième type (soulèvement ampullaire de la conjonctive) ; il pense que la forme de la cicatrice dépend surtout de l'incision et il croit, avec Rochon-Duvigneaud, que l'état antérieur de la tension de l'œil n'y est pour rien ; il pense aussi que l'aspect gélatineux du soulèvement ampullaire n'est autre chose qu'une altération hyaline du lambeau conjonctival.

Meller nous paraît ici dans l'erreur, mais, en matière d'opérations, les considérations techniques pèsent peu en regard du fait brutal des résultats obtenus et ce qui importe c'est, dit-il, qu'aucune opération n'abaisse comme l'opération de Lagrange la tension d'un glaucomateux. Parmi les observations de Meller, nous noterons en particulier l'obs. 10, où il s'agissait d'un malade iridectomisé aux deux yeux, plusieurs années auparavant et qui avait repris une tension de 55 millimètres ; la sclérectomie dans la cicatrice réduisit cette tension à 20 pour un œil et 30 pour l'autre.

(1) Meller. La scléro-iridectomie dans le glaucome (opération de Lagrange). *Cong. Internat. de Budapest*, août 1909.

Cette observation est à rapprocher de celle de Valude (1), dans laquelle l'iridectomie et la sclérectomie faites comparativement et successivement sur les deux yeux glaucomateux d'un même malade, démontrent la supériorité de la sclérectomie.

Meller conclut, sans se prononcer sur le mode d'action

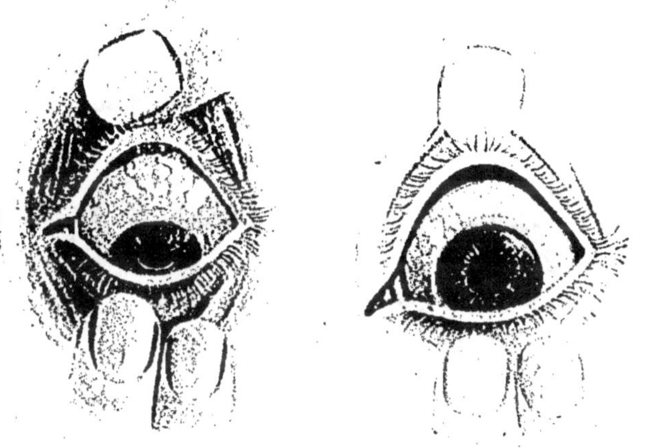

Fig. 75. — Un an après l'opération.   Fig. 76. — Un an après l'opération.

de l'opération, que pratiquement l'opération de Lagrange donne des abaissements de tension que ne donne pas l'iridectomie et que, par conséquent, la sclérectomie doit entrer dans la pratique chirurgicale et que chacun doit apprendre à recourir à cette intervention dans les cas qui lui conviennent, en suivant les indications que j'ai posées.

La sclérectomie avec iridectomie ordinaire s'adresse à

(1) Valude. A propos de l'irido-sclérectomie de Lagrange, *Soc. d'ophtal. de Paris*, 10 mars 1901

un grand nombre de cas, à tous les glaucomes chroniques
dans lesquels la tension est accusée.

L'iridectomie est d'autant plus utile que l'œil est plus
tendu ; ailleurs, nous avons dit pourquoi. Selon nous,

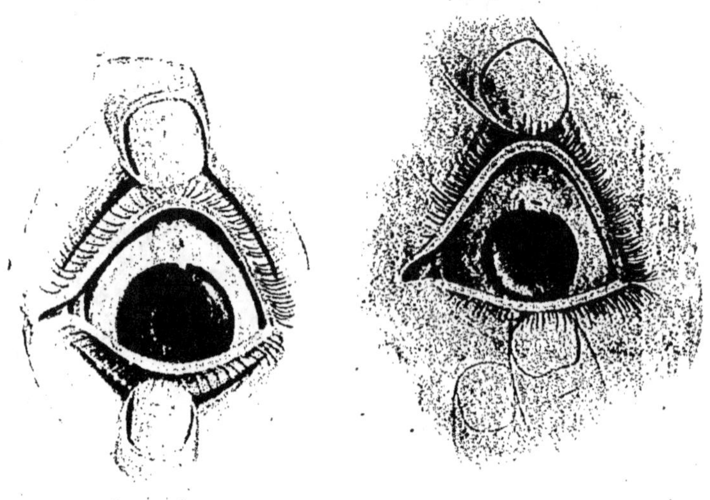

Fig. 77. — Trente mois après l'opération.   Fig. 78. — Trois ans après l'opération.

quand l'œil est tendu, la section sclérale se cicatrise sous
pression et il en résulte une cicatrice ectatique, lâche,
mince, perméable et filtrante pendant assez longtemps
pour faire croire à une guérison durable du glaucome. En
somme, l'iridectomie est probablement pour peu de chose,
peut-être pour rien du tout, dans l'heureux résultat,
mais, dans les cas de glaucome à hypertension assez
accusée, cette iridectomie devra être faite pour deux
raisons : la première, c'est qu'elle n'a pas d'inconvénient,
la deuxième, c'est qu'elle met, mieux encore que la

boutonnière de Holth, à l'abri de l'enclavement à redouter après la sclérectomie dans un œil tendu.

Si la sclérectomie perforante simple ou avec iridectomie périphérique est une opération recommandable dans les cas signalés plus haut, la sclérecto-iridectomie reste, selon moi, l'opération de choix dans un grand nombre de cas ; c'est en particulier, celle qui convient dans les glaucomes chroniques avec hypertension constante : égale ou supérieure à T + 1.

L'iridectomie, par la large section sclérale qu'elle nécessite, est déjà une intervention très utile ; en y ajoutant la sclérectomie, on obtient une cicatrice filtrante, durable, voir même définitive, une véritable fistulisation de l'œil (fig. 75, 76, 77, 78).

Sur la valeur de la sclérectomie avec iridectomie ordinaire, ALLEN GREENWOOD (1), de Boston, a écrit un travail très précis et très documenté dans lequel il établit la valeur de la résection sclérale que nous préconisons et dans lequel aussi, il montre que toutes les opérations imaginées après la nôtre, par HERBERT, FERGUS, ELLIOT, VERHOEF, ont notre opération pour base et pour principe. Après avoir étudié dans leurs détails toutes les variantes préconisées par nos confrères anglais ou américains, ALLEN GREENWOOD est resté fidèle à notre technique, à l'aide de laquelle il a obtenu les meilleurs résultats ; après avoir fait de la question un historique très complet, cité à peu près tout ce qui a été publié à ce sujet, toutes les objections qui m'ont été adressées et toutes les réponses

(1) ALLEN GREENWOOD (de Boston). La cicatrice filtrante dans le glaucome chronique, avec compte-rendu de cas opérés par la méthode de LAGRANGE, *Section d'ophtal. de l'Assoc. méd. amérie.*, Saint-Louis, juin 1910 (Traduit dans la *Gaz. des sc. méd. de Bordeaux*, septembre 1910).

que j'ai faites, il aboutit à une conclusion qu'on nous permettra de citer ici, textuellement :

« Mes lectures, associées à mon observation person-
« nelle, me donnent une certitude raisonnable que l'opé-
« ration de Lagrange, ou une de ses modifications, est
« destinée à rester, car c'est un progrès évident dans
« notre traitement opératoire du glaucome chronique,
« en ce sens qu'elle rend l'effet d'une iridectomie plus
« marqué d'abord et, ultérieurement, plus durable, conser-
« vant ainsi la vision existant au moment de l'interven-
« tion, plus longtemps qu'on ne pourrait espérer la
« conserver avec les myotiques, l'iridectomie simple, la
« sclérotomie ou la cyclo-dialyse. »

Weeks (1), dans son travail intitulé : « Les nouvelles
« opérations du glaucome, » conclut ainsi :

« Mon expérience est entièrement favorable à l'opéra-
« tion de Lagrange, je l'ai pratiquée 60 fois :

Glaucome chronique simple	29 fois.	
— subaigu	30	—
— aigu	5	—
— absolu	2	—
— secondaire	4	—

« 30 de ces yeux opérés ont été suivis dans des périodes
« variant de 2 semaines à 6 mois. Dans les cas de
« glaucome chronique, au nombre de 16, tous avaient
« conservés une vision aussi bonne ou avaient une
« vision meilleure qu'avant l'opération, excepté 4, et
« sur ces 4, 2 fois il s'était produit une cataracte
« nucléaire.

(1) Weeks. The newer operations in glaucoma. *Read before the Clinical Congress of Surgeons of north America, Philadelphia*, novembre 1911.

« J'ai observé les 3 formes de cicatrices décrites par
« Lagrange, la forme cystoïde prédominait dans tous les
« cas chroniques. »

Et plus loin, Weeks ajoute : « Je suis favorablement
« impressionné par les résultats de l'opération, que je
« pratiquerai jusqu'à ce qu'on m'en offre une meilleure.
« Il ne me reste plus qu'à savoir s'il vaut mieux se servir
« de l'emporte-pièce de Vacher ou de la tréphine pour
« enlever la sclérotique dans l'opération de Lagrange. »

A côté du travail de l'éminent maître de New-York, il
convient de placer celui de Wood-Casey (1) qui, après
avoir fait un long exposé de tous les procédés imaginés
pour la cure du glaucome chronique, conclut ainsi :

« Quel que soit son *modus curandi*, l'opération de
« Lagrange est plus efficace que l'iridectomie et la sclé-
« rotomie, c'est une opération plus simple que toutes
« celles qui ont été préconisées dans la cure du glau-
« come chronique; dans cette affection il n'y a qu'à
« choisir entre l'usage intelligent des myotiques et
« l'opération de Lagrange. »

Pour démontrer le bien fondé de leurs conclusions, Meller, Weeks, von Stock, Greenwood, rapportent un grand
nombre d'observations à côté desquelles mériteraient de
prendre place nos nombreuses observations personnelles ;
le lecteur les trouvera dans la thèse de Beauvieux, Bordeaux
1910, et dans les *Archives d'ophtalmologie*, septembre 1910.

Sur la valeur de la méthode fistulisante en général et
respectivement celle des trois procédés dont nous venons

(1) Wood-Casey. The operative treatment of glaucoma with special refe-
rence to the Lagrange method. *Canad. med. Assoc. Journ.*, novembre 1911.

de parler dans ce chapitre V, nous ne pourrons donner d'indication plus précise que la statistique qui termine notre rapport au Congrès de Londres en 1913.

En faisant le dénombrement de nos observations, nous obtenons les chiffres suivants :

104 cas ont été observés.

	9 ans...................	1 cas.
	8 ans...................	2 —
	7 ans...................	2 —
	6 ans...................	8 —
Durée de l'observation........	5 ans...................	3 —
	4 ans...................	17 —
	3 ans...................	17 —
	2 ans...................	27 —
	1 an...................	27 —
		101 cas.

Pourcentage des succès et des insuccès selon le groupe de Glaucome et la variété de sclérectomie pratiquée

1° Glaucomes chroniques à hypertension constante (T + 1 et au dessus), 59 cas.

1° Sclérecto-iridectomie..... 29
- 25 succès.
- 4 insuccès (2 cataractes sur le même malade, toutes les deux opérées avec succès), 1 cas d'inhibition, 1 cas d'hémorragie irienne récidivante.

2° Sclérectomie avec boutonnière 15
- 13 succès.
- 2 insuccès (1 cas de glaucome aigu, 1 cas d'inhibition).

3° Sclérectomie simple 15
- 13 succès.
- 2 insuccès (1 cataracte spontanée, opérée plus tard avec succès, 1 cas de résection trop petite).

TOTAL............ 59 cas.

2° Glaucomes chroniques à hypertension intermittente, glaucome simple (au dessous de T + 1), 45 cas.

1° Sclérecto-iridectomie..... 25 { 22 succès.
3 insuccès (cataractes sponta-nées dont l'une opérée avec succès).

2° Sclérectomie avec bouton-nière .... 4 { 3 succès.
1 insuccès (cas d'inhibition).

3° Sclérectomie simple...... 16 { 13 succès.
3 insuccès (2 cataractes, 1 cas d'hémorragie rétinienne).

TOTAL............ 45 cas.

En résumé, sur 104 malades, 15 cas n'ont pas été heu-reux ; sur ces 15 cas, 8 fois l'acuité visuelle a diminué par l'apparition d'une cataracte spontanée, venue long-temps après l'intervention ; jamais la cataracte n'a été la conséquence du traumatisme opératoire. 4 de ces cata-ractes ont été, dans la suite, opérées avec succès. Ces insuccès ne peuvent être mis au passif de la méthode fistulisante.

Les 7 insuccès véritables se décomposent ainsi : 1 glaucome aigu, 2 pertes lentes de la vision par conti-nuation des troubles trophiques du nerf optique, 1 cas d'inhibition rapide après une sclérecto-iridectomie, 1 hémorragie rétinienne, 1 hémorragie récidivante de la chambre antérieure chez un sujet très sclérosé ; enfin 1 cas infructueux parce que j'ai fait une sclérectomie trop petite.

Analysons ces insuccès : je ferai d'abord remarquer que je n'ai pas eu un seul cas d'infection, pas un cas de perte du vitré, pas une hémorragie expulsive, pas une cataracte traumatique, et cela sur 240 faits ; je n'en fais connaître que 104 parce que ceux-là seuls ont été suivis et suivis plus d'un an.

Parmi les 15 insuccès, on me permettra de détacher les 8 cataractes qui ne peuvent être aucunement imputées à mon opération ; 4 d'ailleurs sur l'œil normalisé par la sclérectomie, ont pu être opérées avec succès.

Sur les 7 opérations non favorables qui restent, je me permettrai encore d'éliminer les cas dans lesquels je n'ai pas normalisé la tension parce que j'ai fait une trop petite excision sclérale ; ce jour-là, j'ai mal fait mon opération et je m'en accuse. Il reste donc au passif de ma pratique spéciale 3 cas de perte lente de la vision, 1 glaucome aigu, 1 hémorragie rétinienne et 1 hémorragie de la chambre antérieure ayant laissé d'ailleurs une acuité de 1/3.

Je demande qu'on compare impartialement cette statistique avec celles des auteurs qui n'ont pas adopté ma pratique et qu'on lui oppose des faits dignes de lui être comparés, c'est à dire des faits suivis au moins un an, parmi lesquels on aura séparé le glaucome simple du glaucome chronique à tension élevée.

Disons encore qu'un des caractères majeurs de ma statistique, c'est que dans les cas de glaucome simple, le pourcentage des cas heureux est aussi élevé que dans les cas où il y a une forte tension oculaire.

J'ajouterai en terminant, que cette statistique a été faite au grand jour de ma clinique par mes assistants, MM. les Dʳˢ BEAUVIEUX, BONNEFON, DELORME, PIEROLA, LACROIX, PESME, DUTHIL, etc., qui ont écrit ce qu'ils ont vu.

Je demande à mes lecteurs une comparaison impartiale

avec la statistique des opérateurs qui n'ont pas encore
adopté dans les cas de glaucome ma méthode fistulisante
et mes procédés opératoires personnels par lesquels il
est si facile de la réaliser.

CHAPITRE VI

La Sclérectomie antérieure perforante
pour les affections autres que le Glaucome

La fistulisation de l'œil a été jusqu'ici appliquée presque exclusivement à la cure du glaucome à proprement parler; je ne connais que quelques auteurs, A. Terson (1), Elliot (2), Gonin, Morax, Poulard, Balphin Lloyd, Puscariu, Domec, Webster Fox qui aient fait connaître des faits de sclérectomie perforante antérieure se rapportant à des hypertensions autres que le glaucome ordinaire.

A. Terson a rapporté un très beau cas de sclérectomie antérieure perforante ayant normalisé un œil atteint d'irido-cyclite et très hypertendu et il estime qu'une telle opération est indiquée : 1° dans certains cas d'uvéite ou d'iritis pigmentaire très ancienne à pupille en trou d'épingle; 2° dans les staphylomes scléraux progressifs, où l'œil arrive à la buphtalmie secondaire; 3° dans le glaucome avec subluxation du cristallin; 4° dans les hypertonies après extraction de la cataracte; en somme,

(1) A. Terson. La sclérectomie perforante antérieure simple dans les cas où l'iridectomie est dangereuse ou insuffisante. *Ann. d'ocul*, juillet 1910.

(2) Elliot. Sclero-corneal trephining for glaucoma secondary to cataract and for certain other conditions. *The Ophtalmoscope*, may 1912.

dit-il, dans la grande majorité des glaucomes secondaires.

ELLIOT, dans un article du *The Ophtalmoscope*, nous apprend qu'il a pratiqué 14 fois la trépanation de la sclérotique pour réduire un staphylome et 3 fois la même opération pour un glaucome consécutif à l'opération de la cataracte ; c'est à dire que 17 fois cet auteur a mis en œuvre, à l'aide du trépan, ma méthode de sclérectomie perforante pour des hypertonies à proprement parler non glaucomateuses.

Je laisse de côté d'ailleurs en ce moment la question d'historique et de priorité, je désire simplement appeler l'attention sur l'utilité de la sclérectomie perforante antérieure, dans les cas où il ne s'agit pas de glaucome, mais où il y a avantage cependant à abaisser la tension de l'œil. Je rapporte ici 10 observations personnelles, savoir :

    1° 3 cas de buphtalmie congénitale ;
    2° 1 cas de staphylome antérieur ;
    3° 1 cas de kératoglobe ;
    4° 4 cas de kératocône ;
    5° 1 cas d'hypertension secondaire à l'opération de la cataracte.

Tous ces cas sont favorables, sauf un cas de buphtalmie dans lequel, sous l'influence d'une pression excessive exercée sur l'œil par mon assistant, j'ai perdu un peu de vitré. Cette perte de vitré a peut-être été la cause d'une infection qui a entraîné l'apparition d'une irido-cyclite ayant abouti à la phtisie du globe.

Voici d'ailleurs, avec tous leurs détails utiles, mes 10 observations :

OBS. 8. — *Buphtalmie double: sclérectomie simple bilatérale.* — Lagr...
Madeleine, 5 ans, Saint-Paul-en-Born (Landes), est une enfant chétive
née à terme, nourrie au sein, qui n'a marché que vers l'âge de 18 mois;
elle présentait alors des signes certains de rachitisme : *genu valgum,*
thorax en carène, etc.

Les parents se sont aperçu, vers l'âge de 5 mois, de l'augmentation
du volume des yeux. La buphtalmie aurait lentement progressé jusqu'à l'âge de 18 mois et à partir de cette époque jusqu'à maintenant
serait restée stationnaire.

4 mai 1909. — L'aspect extérieur des yeux de la petite malade est
celui de la buphtalmie classique. L'enfant voit d'une manière suffisante pour se conduire dans une salle où elle entre pour la première
fois.

Le 7 mai 1909, après ésérinisation intensive, je pratique du côté
droit une sclérectomie simple. Résection d'un large lambeau de sclérotique. Il se produit un abondant écoulement d'humeur aqueuse,
mais pas de perte de vitré. Suture du lambeau conjonctival par dessus
la brèche sclérale.

Suites opératoires normales; pas d'enclavement de l'iris. Je continue toujours l'usage de l'ésérine.

Huit jours après, je pratique la même opération à gauche. Écoulement abondant d'humeur aqueuse, mais le vitré ne pointe pas dans
la brèche produite par la sclérectomie.

4 juin. — État très satisfaisant. Pilocarpine. Les pupilles sont très
rondes; il n'existe aucun enclavement de l'iris, la brèche sclérale est
bien visible sous la forme d'un gros point noir, surmonté de chaque
côté par une volumineuse ampoule conjonctivale.

La tension est très diminuée, et les yeux semblent avoir un volume
moins considérable.

15 juin. — L'iris n'a aucune tendance à s'enclaver. Pilocarpine.

17 janvier 1910. — La tension des deux côtés est inférieure à la
normale. Les pupilles sont très contractées, les myotiques ayant été
employés d'une façon continue. Les fistules sont très larges; à droite,
le pertuis mesure 2 millimètres et demi de diamètre environ; à
gauche, la perte de substance est un peu moins grande, mais en
revanche le soulèvement ampulliforme est beaucoup plus accusé.

L'enfant déclare y voir beaucoup mieux, surtout de l'œil droit.
Elle va à l'école et commence à lire. Cet état se maintient le 3 octobre 1910, soit 17 mois après l'intervention. La jeune malade accuse
un peu de photophobie, qui doit être mise sur le compte d'une légère
conjonctivite. Pas d'enclavement de l'iris, pupilles bien rondes, à
réflexes normaux. Brèches sclérales très évidentes, tension oculaire
toujours inférieure à la normale des deux côtés.

Obs. 9. — *Buphtalmie double. Sclérectomie avec iridectomie périphérique O D.* — Raoul R..., un an et demi, né à terme, dans d'excellentes conditions, ne présentait rien de particulier du côté des yeux à la naissance. Ce n'est que vers l'âge de 6 mois que les parents remarquèrent que les globes oculaires devenaient démesurément volumineux, et davantage du côté droit.

Soigné pendant un certain temps par les myotiques sans aucun résultat, les parents viennent me consulter et je propose, en mars 1911, la sclérectomie à l'œil droit, côté le plus malade.

Sous chloroforme, après ésérinisation intensive, je pratique une large brèche dans la sclérotique. Aucune issue du corps vitré. Suture d'un lambeau conjonctival au dessus de la fistule sclérale. L'iridectomie périphérique est faite volontairement, un peu avant l'excision du lambeau scléral à l'emporte-pièce. Suites opératoires normales.

Sort de la maison de santé 8 jours après l'opération, en très bon état.

26 avril 1912. — Treize mois après je revois l'enfant. Les parents sont très affirmatifs pour dire que le volume de l'œil droit a notablement diminué. L'enfant joue, marche comme ses petits camarades et il semble que depuis un an, l'acuité soit restée stationnaire des deux côtés.

Je suis surpris de la diminution de volume de l'œil droit, qui offre une tension un peu inférieure à la normale. La cornée est bien transparente : l'iris n'a aucune tendance à s'enclaver et la pupille est très ronde.

Dans la région supéro-externe, se voit la petite brèche irienne périphérique. Immédiatement au dessus, dans la région du limbe, je note que la brèche sclérale persiste très visible, sous la forme d'un petit orifice, de la dimension d'une tête d'épingle ordinaire, et surmonté d'un léger soulèvement ampulliforme de la conjonctive. L'acuité est impossible à prendre à cause de l'âge de l'enfant.

Obs. 10. — *Buphtalmie bilatérale. Sclérecto-iridectomie O D.* — Mlle Andrée ..., 28 mois, Bordeaux, est une enfant née quinze jours avant terme. L'accouchement fut normal. La petite malade pesait à sa naissance 2kg500. Les parents affirment que, pendant les premiers jours, les yeux paraissaient normaux comme volume. Ce n'est que vers l'âge de 8 mois que les globes devinrent lentement et progressivement buphtalmes. Dès cette époque, je prescris un collyre à la pilocarpine.

Jusqu'en juillet 1909, l'état de santé est resté stationnaire, l'enfant marchait seule et semblait avoir une acuité satisfaisante.

Depuis lors, la mère a remarqué un accroissement rapide dans le volume des globes oculaires et une diminution très accentuée de la vision O D G ; T + 1 fort. Je propose alors la sclérecto-iridectomie, en faisant toutes les réserves nécessaires sur la difficulté de l'opération en pareil cas.

Le 9 décembre 1909, sous chloroforme, je pratique à droite (œil paraissant le plus atteint) la sclérectomie après ésérinisation. Écoulement abondant d'humeur aqueuse. L'iris prolabe avec force dans la plaie. Iridectomie. Au moment de la section de l'iris, le vitré pointe dans la plaie. Néanmoins, les suites opératoires furent assez bonnes.

Mais quelques semaines après, il se déclara une cyclite chronique, qui, lentement et malgré tous les traitements institués, évolua vers la cataracte régressive et l'atrophie complète du globe.

Obs. 11. — *Cataracte zonulaire bilatérale opérée; double séclusion pupillaire. Hypertension secondaire. Double sclérectomie simple.* — I...., Léon, 16 ans, Bordeaux, a été opéré, en 1899, d'une double cataracte zonulaire, aux Quinze-Vingts. Après l'opération, le malade jouissait d'une bonne acuité.

Apparition à l'œil gauche d'une cataracte secondaire, que j'ai traitée en 1909.

Depuis quelques temps, I.... remarque une baisse lente et progressive de la vision : douleurs légères oculaires et périorbitaires, cercles colorés, brouillards intermittents.

T + 1,5, fait explicable par la constatation d'une double séclusion pupillaire, le malade ayant été opéré par extraction simple de sa cataracte zonulaire.

Il existe une excavation considérable des papilles, plus prononcée à gauche. Les disques optiques sont blanchâtres, en voie d'atrophie.

$$O\ D + 10 \quad V = 1/2$$
$$O\ G + 10 \quad V = 1/4 \text{ faible}$$

acuités non améliorables par les verres cylindriques.

Champ visuel O D : 10° en haut et en dedans, 65° en dehors, 45° en bas, 30' en dedans.

Champ visuel O G : 10° en haut, 10' en dedans, 50' en bas, 60° en dehors.

11 décembre. — Je pratique à gauche une sclérectomie simple à l'emporte-pièce. L'iris ne prolabe pas, à cause des adhérences cristalliniennes. La tension est normalisée pendant 5 ou 6 jours, puis le tonus s'accroît lentement, phénomène explicable par la complète séclusion de la pupille de ce côté.

22 décembre. — Sclérectomie à droite. Pas d'enclavement irien ; il se forme une volumineuse ampoule conjonctivale, due à ce fait que les synéchies sont moins nombreuses qu'à gauche et que la circulation des liquides intra-oculaires s'effectue plus rapidement.

29 décembre. — La tension égale :

O ⋅   [illegible] Hg. au tonomètre de Schötz.
O ;   [illegible] Hg.   —   —

21 mars 1912. — L'acuité et le champ visuel n'ont pas bougé. A gauche, la perte de substance sclérale est à peine visible. Il n'existe aucun soulèvement de la conjonctive. La tension est manifestement augmentée. A droite, au contraire, la brèche est très nette, recouverte d'un petit soulèvement conjonctival, indiquant qu'il y a filtration ; du reste, la tension est normalisée. Le malade accuse encore quelques douleurs à gauche. Nous nous proposons de faire de ce côté une iridectomie pour rétablir le passage de l'humeur aqueuse dans la chambre antérieure.

Ce n'est évidemment qu'à cette condition que la fistulisation sclérale peut donner des résultats ; cette observation montre que :

1° La sclérectomie simple suffit si la pupille n'est pas en séclusion complète,

2° Que l'iridectomie est nécessaire s'il y a séclusion.

Obs. 12. — *Staphylome antérieur ; sclérectomie à l'emporte-pièce.* — Bern..., charpentier, 36 ans, Arcachon, a été soigné au mois d'août 1910, dans mon service à l'hôpital Saint-André, pour une ophtalmie blennorragique à l'œil gauche. Lésions cornéennes très accentuées. Il sort de la clinique porteur d'un leucome central adhérent consécutif à une perforation de la cornée.

Il revient un mois après, se plaignant de douleurs assez vives au niveau du globe. Je note la formation d'un staphylome antérieur, d'une ectasie cornéenne de la grosseur d'un pois environ, au niveau de l'ancien leucome. L'œil est injecté, en attaque d'hypertension secondaire manifeste.

La tension est très augmentée : T + 1,5.

Je fais une iridectomie le 28 décembre, il se produit une amélioration évidente de tous les symptômes. L'œil recouvre une tension normale qui se maintient telle pendant trois ou quatre jours.

Puis les douleurs recommencent ; le staphylome, qui s'était légèrement affaissé, augmente de volume, la tension s'accroît, tous ces phé. nomènes sont dus à la cicatrisation de la plaie opératoire.

Je me trouve donc en présence du dilemme suivant : énucléation ou sclérectomie pour lutter contre l'hypertension.

7 janvier 1911. — Sous chloroforme, après oulétomie, j'enlève à l'aide de l'emporte-pièce, un fragment de sclérotique assez volumineux, dans la lèvre antérieure de l'incision.

Dans les jours qui suivent, je constate la disparition de toute douleur, l'affaissement du staphylome ; au niveau de la plaie, il s'est formé une fistulette avec léger boursouflement conjonctival, indice d'une filtration à ce niveau.

La tension est tout à fait normalisée.

13 mars 1911. — La brèche sclérale est peu visible sous la forme d'une petite ligne noire, sans ampoule de la conjonctive. La tension est un peu plus forte qu'il y a un mois. Le staphylome n'a pas progressé.

25 octobre 1911. — Même état de la plaie opératoire, le staphylome reste stationnaire. Il n'y a pas d'hypertension manifeste. L'acuité du malade n'a pas décliné depuis l'intervention. V = 1/100.

Cette observation établit après beaucoup d'autres :

1° L'insuccès de l'iridectomie;

2° Le succès de l'oulectomie, c'est à dire la grande utilité sinon la nécessité de la fistulisation.

Obs. 13. — *Kératoglobe bilatéral; sclérectomie à l'emporte-pièce.* — Casr....., 40 ans, manœuvre, aurait depuis sa naissance été affligé d'un kératoglobe bilatéral. Mais, à gauche, les troubles de la vision se sont accrus il y a environ 11 ans. En 1906 le Professeur Bidal fit, à cet œil, une opération (probablement une sclérotomie).

L'acuité de O G est nulle depuis 6 à 7 ans. De ce côté, je constate un kératoglobe considérable; déjà quelques staphylomes scléraux se dessinent au pourtour de la cornée, principalement en haut et en dedans.

Le cristallin, cataracté, est totalement luxé et se présente derrière la pupille à chaque mouvement du globe oculaire; la cornée est en voie d'opacification.

A droite, l'acuité avait considérablement baissé depuis trois mois environ (mars 1911). Le malade n'a jamais souffert, mais il a des obnubilations fréquentes (cercles colorés, sensation de brouillard, etc.). La cornée est transparente, le cristallin en place, mais léger iridodonésis. La tension est manifestement augmentée $(T + 1)$, la papille très excavée.

$$O\ D \quad -1 \quad V = 1/6$$

Le champ visuel mesure 28° en haut, 40° en bas et en dehors, 48° en bas et en dedans.

Après ésérinisation intensive, je pratique, le 7 juin 1911, une sclérectomie à l'emporte-pièce.

Malgré la forte tension l'iris ne prolabe pas.

Suites opératoires normales.

9 juillet. — Bien que le volume apparent du globe oculaire n'ait pas varié, la tension a très notablement diminuée. Elle est normalisée. La brèche sclérale est bien visible sous la forme d'un point noir de la grosseur d'une tête d'épingle, recouverte d'une petite ampoule conjonctivale. L'acuité est meilleure.

$$O\ D \quad 120° - 1,50 \quad V = 1/3$$

Le champ visuel s'est agrandi, il mesure 55° en haut, 60° en dedans, 90° en dehors, 65° en bas. Même aspect de la papille, toujours très blanche et à vaisseaux filiformes.

29 juillet. -- Même aspect de la brèche, l'acuité demeure à 1/3 et le champ visuel ne se rétrécit point.

15 juillet 1912. — Le malade est dans le même état.

Obs. 11. -- *Double kératocône ; sclérecto-iridectomie bilatérale.* — (1) Mlle D....., 22 ans, ne présente rien de bien saillant dans ses antécédents personnels ou héréditaires. Les troubles oculaires ont commencé à se manifester vers l'âge de 17 ans; la jeune malade remarqua que la lecture et le dessin devenaient impossibles, parce que Mlle D..... était obligée de rapprocher énormément les objets.

Consulté à cette époque, je note l'existence d'un astigmatisme myopique très accusé, pour lequel je prescris une correction optique appropriée.

Pendant six ans l'état des yeux se maintient satisfaisant.

En novembre 1909, les mêmes phénomènes se produisent à nouveau, je constate l'apparition d'un kératocône bilatéral, que je traite pendant un mois à la pilocarpine, sans aucun résultat appréciable.

La malade eut l'occasion de voir le Professeur DE LAPERSONNE qui confirma le diagnostic.

17 décembre. — L'état s'aggravant, je propose une sclérecto-iridectomie qui est acceptée. A cette date, la tension pour O D G égalait 32 ^{mm} Hg au tonomètre de SCHIÖTZ; l'acuité était de:

$$\text{O D} \quad 105° - 2,3 \quad V = 1/20$$
$$\text{O G} \qquad - 3,50 \quad V = 1/20$$

18 décembre. — Sclérecto-iridectomie à l'œil droit. Suites opératoires des plus simples. Je fais la même opération à gauche, le 7 janvier 1910.

Voici l'état de Mlle D....., le 26 mars 1912:

Il existe encore un astigmatisme irrégulier très accusé, surtout du côté gauche. Les rayons de coubure de la cornée sont très courts; ils égalent 5^{mm}5 environ. Mais il est certain, cependant, que la déformation conique de la membrane cornéenne ne s'est pas accentuée, au contraire, elle paraît avoir diminué.

L'acuité égale :

$$\text{O D} \quad - 6 \quad V = 1/7$$
$$\text{O G} \quad - 6 \quad V = 1/5$$

La correction cylindrique n'apportant aucune amélioration évi-

____

(1) Voir : « Du traitement du kératocone par la sclerecto-iridectomie », par le Dr CARBONI. *Th. Bordeaux*, 1920.

dente. Avec les fentes sténopéïques, l'acuité égale presque l'unité des deux côtés. Sans les fentes, cette acuité est suffisante pour permettre à Mlle D..... de lire les fins caractères à la distance de 10 centimètres environ.

Les plaies opératoires offrent l'aspect d'une ligne noire de 3 à 4 millimètres de long au niveau de la brèche sclérale, sans soulèvement ampulliforme de la conjonctive.

La tension est tout à fait normale (O D G = 22 ^mm Hg au tonomètre de Schiötz); elle a donc baissé de 10 millimètres après la sclérecto-iridectomie.

La malade, qui ne se met plus de myotiques depuis un an environ, se déclare enchantée du résultat obtenu.

Obs. 15. — Mlle de Ber..., 18 ans, habitant Gardoqui-Bilbao.

Rien à noter dans ses antécédents, sauf une croissance très rapide dans le cours de l'année 1912.

Un kératocône bilatéral survenu en septembre 1912, évoluant rapidement, s'accentue très nettement en octobre. Examinée pour la première fois le 10 novembre 1912, la malade présente un kératocône bilatéral, plus accentué à droite qu'à gauche. A cette époque, l'acuité visuelle était :

à droite, avec 0° — 6 — 10   V = 1/4 (faible)
à gauche, avec 15° — 7   V = 1/5

Champs visuels normaux.

Le 11 novembre 1912, une sclérecto-iridectomie est pratiquée à droite (sclérectomie moyenne, large iridectomie). Suites opératoires normales malgré l'indocilité de la malade.

Le 20 novembre 1912, sclérecto-iridectomie à gauche.

Examen de la malade après intervention :

Le 2 décembre 1912 :

O D   60° — 6 — 1,25 V = 1/4
O G   120° — 10 — 2   V = 1/3

L'on prescrit des fentes sténopéïques orientées à 40° à droite, et à 160° pour l'œil gauche.

Le 8 avril 1913, nous revoyons la malade : pas d'ampoule; brèche linéaire des deux côtés; tension normale.

A cette époque, acuité :

O D   0° — 6 — 10 V = 2/10
O G 165° — 7 — 8   V = 3/10

Malade revue en mars 1919 : même acuité visuelle, que lors du dernier examen, il y a six ans. La malade est très satisfaite de son état; sa famille nous témoigne toute sa reconnaissance.

Examinée à nouveau le 29 mars 1920, on note l'absence d'ampoule : à l'œil droit, au niveau de la cicatrice sclérale, se trouvent trois petites taches noires punctiformes ; un point noir très petit existe au niveau de la cicatrice sclérale de l'œil gauche. — L'astigmatisme est immesurable.

$$O\ D\quad 160^{\circ} - 2 - 6, \quad V = 1/10$$
$$O\ G\quad 120^{\circ}\qquad - 8, \quad V = 1/10$$

L'on prescrit :

Pour l'œil droit, un verre sphérique de — 7 et fente à 150°, qui donne $V = 1/3$;

Pour l'œil gauche, une fente sténopeïque à 75°, qui donne $V = 1/3$.

En résumé : Chez cette jeune malade, atteinte de kératocône bilatéral, à évolution rapide, qui en deux mois avait abaissé l'acuité visuelle à 1/4 et 1/5, une sclérecto-iridectomie bilatérale a enrayé à ce point l'évolution de l'affection, que 7 ans après, l'acuité visuelle était encore de 1/3 avec un verre sphérique associé à la fente sténopeïque.

Obs. 16. — Mme Ard..., habitant Narbonne.

Quand la malade nous consulte pour la première fois, en juin 1914, elle se plaint d'un abaissement de l'acuité visuelle de l'œil droit datant de 10 ans, de photophobie, de picotements, sans douleurs véritables. Pour se débarrasser d'une mauvaise image, elle ferme habituellement cet œil. Elle raconte en outre, que depuis 18 mois environ, des phénomènes analogues ont apparu à l'œil gauche, elle y accuse une photophobie légère, du larmoiement. L'acuité visuelle est devenue si basse que la lecture est impossible.

Le 17 juin 1914, on note : O D kératocône avancé ; O G kératocône au début. Astigmatisme irrégulier ± 4 d. — Acuité visuelle non améliorable par les verres.

V O D = 1/40.
V O G = 2/3. Tension : 18 ^m/^m.

Une sclérecto-iridectomie bilatérale est pratiquée.

Le 13 juillet 1914. — Kératométrie : O D non mesurable ; O G 90° ± 2.

V O D = 1/50 non améliorable.
V O G = 1/10 fort avec 90° — 2 + 0,50.

Le 10 novembre 1914. — Kératométrie : O D non mesurable, images très déformées ; O G 90° ± 2 d.

V O D = 1/50 non améliorable.
V O G = 8/10 faible avec 0° + 1,50.

Le 21 octobre 1915. — Pas d'ampoule, tension oculaire normale.

V O D = 1/50 non améliorable.
V O G = 7/10 avec 90° — 2.

Le 21 juin 1916. — Kératométrie : O D, astigmatisme non mesurable ; O G, astigmatisme irrégulier 90' ± 2.

V   O D = 1/50 non améliorable.
V   O G = 2/3 avec 90' — 2.

Le 10 juillet 1918 :

V   O D = 1/50.
V   O G = 2/3 avec 90' — 1,75.

En résumé, la sclérecto-iridectomie pratiquée sur un œil (œil gauche) atteint de kératocône au début, a arrêté l'évolution de la lésion ; 4 ans après l'intervention, l'acuité visuelle est de 2/3 avec un verre cylindrique 90° — 1,75.

Obs. 17. — Lar... Marie, 28 ans.
Entrée le 16 juin 1919 ; sortie le 19 juillet 1919.
A. H. — Père et mère bien portants.
A. Collat. — Six frères et sœurs bien portants.
A. P. Femme naine (1 m. 10). — Aurait bien marché jusque vers 7 ans. A ce moment crises douloureuses dans les jambes, ayant entraîné des ankyloses articulaires et des rétractions tendineuses. Un doigt de la main gauche est également en flexion et contracture. Impotence fonctionnelle des deux jambes (marche avec deux béquilles).
Vue bonne pendant l'enfance. — Aurait eu une baisse de l'acuité vers 15 ans, baisse assez marquée, légèrement progressive. Voyait de près beaucoup mieux que de loin (apparition de la myopie). N'a pas porté de lunettes.
Depuis 3 mois, nouvelle chute de l'acuité, cette fois plus marquée, surtout à O G. Mouches volantes. Un médecin général consulté aurait diagnostiqué de l'iritis et prescrit de l'atropine.
Vient nous consulter à Saint-André le 17 juin.
Examen. — Injection ciliaire discrète, mais très nette O D G. Pas de douleur spontanée, ni provoquée.
O D. — Cornée conique à son centre. L'augmentation de courbure de la cornée est encore assez discrète. La cornée se laisse déprimer facilement après instillation de cocaïne.
Chambre antérieure et iris normaux.
Mouvements pupillaires normaux. Cristallin normal.
Fond d'œil difficile à percevoir du fait de la déformation due à la réfraction. La skiascopie montre une ombre centrale irrégulière gênant l'examen. On note environ — 6, de myopie. Au Javal la mire en rectangle est très déformée. Astigmatisme irrégulier de 3ᵈ environ.
De plus, on note un rayon de courbure plus petit que normalement, les mires doivent être notablement éloignées, pour que leurs images

arrivent au contact. L'acuité est améliorée par un verre sphérique
de — 6.

$$V = 1,6 \text{ avec} - 6.$$

La tension n'est pas augmentée au doigt ni au tonomètre.

O G. — Mêmes constatations. Au Javal, la mire en rectangle paraît
normale, ou à peine déformée. L'astigmatisme est irrégulier, mais
moins qu'à O D, il est d'environ 3^d. Le point le plus marqué de che-
vauchement est à 130° environ.

18 juin 1919 :

O D	O G
$V = 1/10$ s. c.	$V = 1/10$ s. c.
$V = 1/6$ avec — 6 sph.	$V = 2/10$ avec 165° — 4 — 6.
Tension 18^{mm}.	Tension 18^{mm}.

19 juin 1919. — Sclérecto-iridectomie O G.

5 juillet 1919. — Sclérecto-iridectomie O D.

11 juillet 1919 :

   O D $V = 2/10$ avec — 6.
      Javal : astigm. $\pm$ 2,50, irrég.
      Ampoule.
      Tension $= 12^{mm}$.

   O G $V = 1/10$ avec 130° — 4 — 6.
      Petite ampoule.
      Astigm. $\pm$ 3, moins irrégulier qu'à O D, de façon très sen-
        sible.
      Tension $= 17^{mm}$.
      L'acuité est un peu améliorée par le trou sténopéique.

18 juillet 1919 :

   O D $V = 1,6$ avec 15° — 3 — 5.
      Un peu améliorée avec le trou sténopéique.
      Tension $= 17^{mm}$.
      Javal $\pm$ 3^d, peu irrégulier, conforme.

   O G $V = 1/10$ avec 165° — 3 — 4.
      Un peu améliorée avec trou sténopéique.
      Tension $= 15^{mm}$.
      Javal $\pm$ 3 irrégulier, conforme.
      Plaies cicatrisées. Cicatrices plates. Excat le 19 juillet
        Verres prescrits :

$$O D \ 130° — 3 — 4$$
$$O G \ 165° — 3 — 4$$

Malade revue le 11 mars 1920.

État stationnaire. La déformation cornéenne n'est pas accentuée.
Elle est peut-être un peu diminuée. Amélioration subjective légère.
Acuité conservée avec la même correction.

Malade revue le 19 juillet 1920.

O D, pas d'ampoule ; O G, légère ampoule. Les pertuis scléroticaux sont nettement visibles.

Au Javal : O D   105° ± 3
                  O G   75° ± 6

Acuité visuelle :

$$O\,D = 1/6 \ \text{avec}\ 150° - 3 - 5$$
$$O\,G = 1/10\ \text{avec}\ \ 75° - 3 - 4$$

peu améliorée par la fente sténopéique.

Tension :

$$T\ \ O\,D = 14^{mm}$$
$$T\ \ O\,G = 12^{mm}$$

Nous n'ajouterons rien aux impressions qu'apportera à tout lecteur attentif, l'étude de ces cas ; ils ont eux-mêmes une éloquence plus forte que tous les discours ; nous pourrions ajouter à ces faits personnels un certain nombre d'autres observations démonstratives publiées par POULARD (1), MORAX (2), par RALPH-LLOYD (3), qui a écrit un travail sur l'emplacement de la trépanation dans le glaucome consécutif à l'opération de cataracte ; DOMEC (4) [de Dijon], qui a fait la sclérecto-iridectomie pour des kératites graves à forme glaucomateuse ; WEBSTER-FOX (5), qui a pratiqué pour le kératocône l'opération de la sclérectomie telle que nous l'avons pratiquée nous-même longtemps avant lui, et enfin PESCARIS (6) [de Bucarest], qui s'est bien trouvé de la trépanation scléro-cornéenne

(1) POULARD. *Soc. d'ophtal. de Paris*, 1920.

(2) MORAX. Glaucome et glaucomateux, p. p. 326 et suiv., 1921, Doin, édit.

(3) RALPH-LLOYD. *Ann. d'ocul.*, avril 1920, p. 256. *Americ. Journ. of Ophtal.*, août 1919.

(4) DOMEC (de Dijon). Irido-choroïdite grave à forme glaucomateuse. Scléro-iridectomie. *Clin. ophtal.*, 1914.

(5) WEBSTER-FOX. Nouvelle opération contre le kératocône. *Americ. Journ. of ophtal.*, oct. 1919.

(6) PESCARIS (de Bucarest). La trépanation scléro-cornéenne d'Elliot dans le glaucome secondaire. *Clin. ophtal.*, 1914, p. 215.

dans des cas de glaucomes secondaires consécutifs à la cataracte traumatique ou au leucome adhérent.

Au sujet du procédé de choix concernant la résection sclérale, POULARD nous a écrit récemment à propos de la belle observation qu'il a communiquée à la Société d'ophtalmologie de Paris : « Je n'ai porté aucune appré-« ciation sur la valeur comparée des divers procédés de « trépanation, mais cela ne veut pas dire que je n'aie pas « d'opinion personnelle; comme vous, il y a longtemps « que je fais à la trépanation d'ELLIOT de sérieux « reproches ; si je l'ai employée dans ce cas d'hydrophtal-« mie c'est que la zone sclérale, entre le corps ciliaire et « limbe, était, par suite de l'augmentation du volume du « globe, très large, plus large que l'orifice du trépan, « mais en ce qui concerne l'opération du glaucome chez « l'adulte, je partage votre opinion et je suis un défenseur « énergique de votre procédé. »

L'opinion d'un opérateur aussi apprécié que POULARD me paraît ici digne d'être soulignée.

CHAPITRE VII

**Vue d'ensemble sur la méthode fistulisante. — Son
historique. — Conditions que doit remplir le bon
procédé fistulisant. — Données anatomiques servant
de base à la technique. — Valeur clinique des divers
procédés de résection sclérale. — Conclusions
du livre premier.**

1° Historique

La méthode fistulisante dans la cure du glaucome chronique consiste dans l'exérèse d'un fragment de sclérotique en face de la chambre antérieure ; elle a pour but
d'établir un pertuis durable, plus ou moins large, plus
ou moins ouvert, laissant l'humeur aqueuse s'écouler
dans les mailles de la conjonctive. Tous les procédés qui
aboutissent à ce résultat font partie de la méthode et lui
appartiennent ; ils sont dominés par elle.

Une question de philologie et de grammaire trouve ici
sa place ; ouvrons un dictionnaire de notre langue au mot
méthode opératoire, nous lisons : « Ensemble de procé-
« dés propres à une manière spéciale de pratiquer une
« opération » (*Nouveau Larousse*, t. VI, p. 61). Les
procédés ne sont que les modes d'exécution, ils sont
subordonnés à la méthode, comme les corollaires le
sont à la proposition principale, comme les moyens sont

subordonnés au but final. Nous avons introduit, dès
1905, dans la thérapeutique du glaucome, une méthode
nouvelle, la méthode fistulisante sous-conjonctivale
antérieure, née évidemment du désir qu'avait eu, avant
nous DE WECKER, de faire sortir d'une façon permanente
les liquides hors de l'œil, mais tout à fait différente de
celle de notre illustre prédécesseur, parce qu'il croyait à
la filtration à travers les cicatrices, alors que cette filtration est impossible ; DE WECKER avait rêvé que les liquides
sortaient de l'œil à la faveur d'une cicatrice ancienne, nous
avons donné un corps à son espérance déçue ; mais il y a
entre sa conception et la nôtre, toute la différence qui
existe entre la vie réelle et le songe ; entre son *modus
faciendi* et celui que nous préconisons, prend place tout
ce qui sépare anatomiquement une incision d'une excision.
La méthode filtrante de DE WECKER est irréalisable, notre
méthode fistulisante est, au contraire, tous les jours
réalisée par des centaines d'opérateurs, le plus facilement
du monde.

Parmi ces opérateurs, les uns ont remplacé les ciseaux
par l'emporte-pièce, les autres, par le trépan ; les uns
résèquent, comme moi, la lèvre antérieure de la plaie, de
façon à se rapprocher de la cornée le plus possible, à
rester en face de la chambre antérieure, les autres résèquent la lèvre postérieure de l'incision sclérale ; mais
tous, les Anglais avec le trépan, HOLTH avec son emporte-
pièce, font évidemment, l'opération de LAGRANGE, et tous
les résultats heureux qu'ils obtiennent, doivent être mis
à l'actif de ma méthode.

En décrivant la technique des divers procédés recomman-
dés, nous avons déjà mis au point (chap. III, pp. 225 et suiv.),
quelques détails concernant l'historique de la fistulisation ;

nous croyons devoir insister, ici encore, sur ce sujet, car il importe de bien régler toutes les questions de priorité.

On sait qu'ELLIOT, a écrit un grand nombre de travaux pour démontrer la valeur de la trépanation sclérale dans le glaucome et nous croyons devoir ici remercier cet éminent confrère des efforts heureux qu'il a faits pour propager la méthode fistulisante ; outre les publications concernant la cure du vrai glaucome, il convient de signaler (*The Ophtalmoscope*) qu'il a pratiqué 14 fois la trépanation de la sclérotique pour réduire un staphylome, et 3 fois la même opération pour un glaucome consécutif à l'opération de la cataracte ; c'est à dire, que 17 fois, cet auteur a pratiqué, à l'aide du trépan, mon opération de sclérectomie perforante pour des hypertonies, à proprement parler, non glaucomateuses.

Il n'est pas douteux que contre les vrais et les faux glaucomes ELLIOT a mis en œuvre ma méthode avec un procédé peu différent du mien, et je crois devoir m'élever ici, contre la prétention, non seulement d'ELLIOT, mais encore d'un grand nombre d'auteurs anglais qui donnent leur nom à des modifications, souvent malheureuses d'ailleurs, dans la manière de faire la sclérectomie et je désire qu'il soit bien entendu, avant tout, que tout chirurgien qui fait une résection sclérale antérieure, sous la conjonctive, fait l'opération de LAGRANGE. Je profite encore de l'occasion, pour dire ici, que de toutes les modifications qui ont été faites à ma technique et à mon instrumentation, la seule qui soit heureuse est celle de HOLTH, qui a conseillé l'emporte-pièce de VACHER modifié. L'emporte-pièce est un excellent instrument et je m'en sers très souvent. Le trépan est un moyen très inférieur, car il enlève un lambeau scléral circulaire, au lieu d'un lambeau

allongé dans le sens de l'angle de filtration ; mais, avec
lui, on peut évidemment faire une fistulisation sous-conjonctivale et par conséquent réaliser ma méthode et je
trouve tout naturel que Fergus, qui le premier l'a préconisé et après lui Elliot et de nombreux imitateurs,
continuent à s'en servir. Fergus fait la trépanation en face
du corps ciliaire et termine l'opération par la cyclo-
dialyse ; il fait donc l'opération de Lagrange et de Heine,
combinées. Elliot pratique la trépanation sclérectomique,
en face de la chambre antérieure ; il fait tout simplement
l'opération de Lagrange, et il me paraît nécessaire de
bien l'établir ici.

La nécessité de régler clairement cette question d'historique, ne m'a jamais paru plus évidente qu'après la
lecture de certains numéros du *The Ophtalmoscope*, celui
par exemple, de mai 1912. Elliot y écrit un article sur
son opération (1), sans faire aucune allusion à la mienne ;
Temple Smith (2) publie un mémoire sur le siège de la
trépanation dans le glaucome et conclut en faveur du
trépan et d'Elliot, sans remarquer que la nécessité de
placer la résection au niveau de la chambre antérieure,
dans la région du canal de Schlemm, a été, dès la première
heure, et en toute circonstance, explicitement mise en
évidence dans mes travaux ; George Young (3) fait aussi,
à sa manière, la sclérectomie en face de la chambre antérieure, sous-conjonctivale, c'est à dire, ma sclérectomie ;
il enlève deux disques au lieu d'un, et cela constitue son
opération !

(1) Elliot. *Loc. cit.*
(2) Temple Smith. On the site of trephining for glaucoma ; its importance.
The Ophtalmoscope, May 1912.
(3) George Young. A decompression operation for glaucoma. *The Ophtalmoscope*, May 1912.

Je saisis cette occasion pour protester très amicalement, mais très nettement, contre une telle manière de passer sous silence ma méthode et mon procédé, en imitant plus ou moins le second et en réalisant la première de point en point.

Parmi ceux qui réalisent l'idée qui « me revient entière- « ment », c'est à dire la fistulisation limbique par une sclérectomie systématique (Louis Dor, la *Clinique Ophtalmologique*, mai 1912, p. 230), je ne saurais excepter Elliot, comme le fait M. Dor, dans son travail, car, puisque de l'avis de M. Dor, comme je pense, de l'avis de tout le monde, l'idée de cette fistulisation sous-conjonctivale sclérectomique antérieure, m'appartient, elle ne peut être celle d'Elliot ; sa technique ne diffère de la mienne que par des détails secondaires et le principe qui l'a guidée est mon principe.

Comme l'a conseillé avec insistance Rochon-Duvigneaud (1), et ainsi que je l'ai dit dans toutes mes publications, il faut exciser la lèvre antérieure de la plaie, se rapprocher le plus possible de la cornée. Elliot dit donc après nous : « Il faut exciser la sclérotique aussi près que « possible du limbe ».

Quand l'iris fait hernie dans la plaie, Elliot l'incise de façon à faire une boutonnière périphérique ; Holth et moi, nous avons fait cette boutonnière périphérique bien avant Elliot, et pour le même motif, c'est à dire, pour éviter le prolapsus. J'ai fait la sclérectomie avec boutonnière périphérique, le 10 mai 1908 (2), pour la première

---

(1) Rochon-Duvigneaud. Conditions anatomiques de la fistulisation sclérale par la sclérectomie. *Soc. d'ophtal. de Paris*, juillet 1908.

(2) Lagrange. Indication et valeur comparée de la sclérectomie perforante. *Arch. d'ophtal.*, septembre 1910 (obser. XVI).

fois, et Holth l'a peut-être faite avant. Dès lors, qu'y a-t-il d'original dans le manuel opératoire d'Elliot ? Ce n'est ni le siège de la résection sclérale, il la fait à l'endroit où j'ai toujours dit qu'il fallait la placer ; ce n'est pas la boutonnière périphérique, il l'a mese en pratique après Holth et moi. Il ne reste plus que le fait de se servir d'un trépan pour pénétrer dans la chambre antérieure et pour réséquer la sclérotique. C'est donc la mise en œuvre d'un autre instrument que le mien, pour aboutir au même but que moi, qui constitue toute l'originalité des travaux d'Elliot.

Est-il juste de dire, après cela, qu'Elliot a créé une méthode opératoire ? Pour faire la paracentèse de la cornée, je ne me sers jamais de la pique à paracentèse, mais toujours d'un couteau de de Graefe ; est-ce que je fais autre chose qu'une paracentèse ?

Il n'est pas mauvais d'ailleurs de remarquer qu'Elliot a fait sa première trépanation le 2 août 1909, six ans après ma première résection sclérale, quatre ans après ma première publication qui est bien de 1905 (1), deux ans après que j'ai eu publié mon procédé dans *The Ophtalmoscope* (septembre 1907) et pratiqué mon opération à Oxford devant une réunion de confrères anglais. Il paraît tout de même difficile d'admettre qu'Elliot, collaborateur de *The Ophtalmoscope*, ne connaissait pas « les travaux des oculistes d'Europe » (*Clinique Ophtalmologique*, mai 1912, p. 230, ligne 31), et il nous semble que M. Don a apprécié inexactement cette question de priorité, qui, on le comprendra, ne peut pas m'être

(1) LAGRANGE. *Soc. de Méd. de Bordeaux*, juin 1905 et *Assoc. fr. Chir.*, Paris, octobre 1905.

indifférente. Il n'est peut-être pas plus exact d'ailleurs quand il parle « des succès remarquables et des insuccès « regrettables », de la sclérectomie. Ainsi posé, il semble que le chiffre des insuccès balance celui des succès. Or ces insuccès sont au nombre de 7 dans ma statistique de 1913 (1) portant sur 104 opérations et l'un d'entre eux est survenu chez un malade dont tout le monde connaît l'histoire et qui a échappé à mes soins, alors qu'il était en très bon état, avec une pupille ronde, sans douleur et sans hypertension. Ces insuccès sont insignifiants à côté des bons résultats presque innombrables signalés de toutes parts, mais je n'insiste pas ; c'est seulement une question d'historique et de priorité que j'expose en ce moment.

En conséquence de ce qui précède, je crois pouvoir affirmer que tous les auteurs anglais qui ont cherché à fistuliser l'œil par une sclérectomie antérieure sous-conjonctivale ont fait et font mon opération, qu'ils le veuillent ou non, car tous sont venus après moi, tous y compris Herbert (2), lorsqu'il a (voir p. 230), pour la première fois, en décembre 1906, par des incisions multiples, mobilisé un lambeau scléral sans essayer de l'enlever. Mes premières publications sur la sclérectomie datent de juin 1905 (Société de Médecine de Bordeaux), octobre 1905 (Association Française de Chirurgie) et mai 1906 (Société Française d'Ophtalmologie) et, longtemps avant Herbert, que nos confrères anglais citent en même temps que moi,

(1) LAGRANGE. Opérations pour le glaucome spécialement au point de vue des résultats comparatifs obtenus par l'iridectomie et ses substitutions récentes. *Rap. au Cong. de Londres*, 1913.

(2) HERBERT. The filtering cicatrix in the treatment of glaucoma ; an improved operation. *The Ophtalmoscope*, juin 1907.

lorsqu'ils parlent de fistulisation sous-conjonctivale, j'ai montré par l'excision sclérale antérieure la possibilité et les bienfaits de cette fistulisation.

De tout ceci il résulte qu'il est impossible, sans protester, de laisser dire à Wood(1) que l'opération d'Elliot est la plus belle conquête de la chirurgie oculaire dans ces dernières années, puisque l'opération d'Elliot est une imitation de la mienne, à laquelle elle emprunte tous ses principes, une mauvaise imitation d'ailleurs ainsi que nous allons le démontrer.

Ce point d'histoire ainsi réglé, nous devons reconnaître que si la valeur de la méthode est unanimement reconnue, il s'en faut que nous soyons tous bien d'accord sur le meilleur procédé à utiliser pour réaliser cette méthode et obtenir la fistulisation sous-conjonctivale antérieure.

2° Conditions que doit présenter le bon procédé de fistulisation

La première condition que doit remplir un bon procédé fistulisant, c'est de toucher à la sclérotique et seulement à la sclérotique. En effet, il faut éviter que l'orifice largement ouvert par l'exérèse ne vienne à s'oblitérer par la prolifération des lèvres de la plaie ; or la sclérotique ne prolifère pas ou très peu ; c'est un tissu immobilisé dans sa forme, surtout chez les sujets âgés ; le tissu fibreux qui la constitue est racorni, très dense ; c'est le moins vivant de tous les tissus de l'économie.

Au contraire, la cornée est un des tissus de l'organisme

<hr>

(1) Wood. *The Ophtalmoscope*, 1916, p. 491.

qui prolifère le plus, qui répare le plus vite la brèche faite à son niveau ; nous en avons pour preuve ce qui se passe dans les kératectomies expérimentales qui ont été faites dans ces derniers temps par beaucoup d'auteurs, notamment par nos élèves Bonnefon et Lacoste. La régénération de la cornée par un tissu épithélial d'abord, conjonctif ensuite, se fait très vite ; c'est un point qu'on peut discuter que celui de savoir si cette régénération est transparente ou opaque, mais le fait même du remplacement rapide de la perte de substance par un tissu nouveau n'est pas douteux ; en huit jours la brèche cornéenne est comblée par un tissu encore jeune, perméable, qui ne tarde pas à devenir compact, résistant et aussi inapte à laisser passer les liquides que le tissu cornéen lui-même (fig. 79).

Les expérimentateurs qui ont cherché le meilleur procédé de fistulisation sous-conjonctivale nous ont d'ailleurs apporté à ce sujet des documents précieux. Voyons ce que dit Decamp (1) dans son étude anatomique et expérimentale sur la trépanation scléro-cornéenne d'Elliot.

Cet auteur a constaté, chez le chat, l'oblitération de l'orifice de trépanation par un tissu néoformé ; notamment dans son expérience III où la trépanation a été surtout cornéenne « le canal de la trépanation est complètement oblitéré par un tissu conjonctif de nouvelle formation, riche en cellules. »

M. Decamp a fait quatre expériences, deux fois sur la région sclérale, deux fois en intéressant largement la cornée. Dans le premier cas, le seul qui paraisse complètement scléral, la plus grande partie de l'orifice de

(1) Decamp. Trépanation cornéo-sclérale d'Elliot. Etude technique. Recherches anatomiques et expérimentales. *Th. Paris*, 1913.

trépanation est oblitérée par une languette sclérale épargnée par le trépan et qui s'attache à la partie profonde du canal de trépanation. Cette languette épargnée joue le plus grand rôle dans le processus d'oblitération de l'orifice.

Dans le second cas, M. Decamp a intéressé le biseau cornéen sur une grande étendue, il n'y a pas eu de fistulisation à cause de l'enclavement de l'iris dont le tissu est venu se fusionner avec le tissu conjonctival.

Dans les deux autres trépanations qui ont été semi-cornéennes, un élément important de cicatrisation a été la membrane de Descemet ; il est probable aussi que les éléments cellulaires qui ont bouché le trou dérivaient de la plaie cornéenne et tout cela est conforme à ce qu'enseignent l'expérimentation et la clinique sur les plaies de la cornée. Il est bien établi que ces trépanations semi-cornéennes ont été suivies d'une oblitération rapide ; il en a été de même pour la trépanation sclérale de l'expérience I, mais nous devons faire remarquer que, dans ce cas, la résection sclérale n'avait pas été complète. Il n'y avait pas eu nettement une sclérectomie totale comme celle que nous pratiquons sur les malades.

Au sujet de la rapidité avec laquelle prolifère la cornée, nous apportons ici un document inédit ; nous avons observé un cas de glaucome consécutif à une cicatrice accidentelle de la conjonctive formant autour du limbe une sorte d'anneau fibreux empêchant la filtration physiologique. Une iridectomie ayant été impuissante à détendre l'œil, j'ai fait une incision de la cornée dans le limbe et dans la lèvre antérieure de la plaie, c'est à dire en plein tissu cornéen, j'ai réséqué à l'emporte-pièce un large lambeau ; l'œil est resté hypotone pendant 10 jours, l'hypertension s'est reproduite à mesure que la plaie de la cornée se fermait et le 17ᵉ jour j'ai du pratiquer l'énucléation de cet œil sans vision, très hypertendu et douloureux.

Étudiée au microscope, l'ouverture cornéenne se présente à nous, comme l'indique la figure 79 ; on voit de nouvelles fibres cornéennes réunissant les lèvres de la plaie, déjà organisées en un tissu dense, cicatriciel, fermant l'œil hermétiquement. Nous avons là un bel exemple de

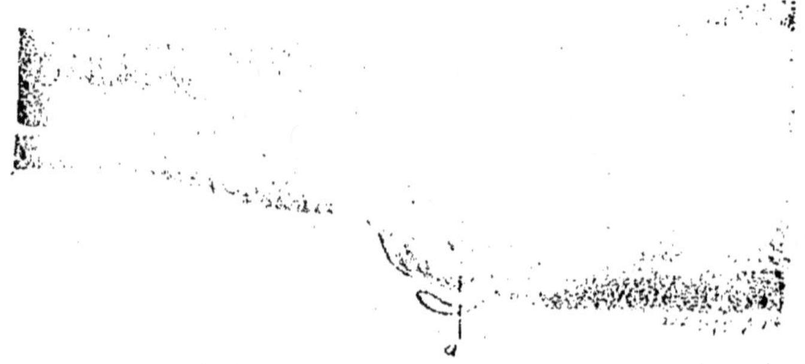

Fig. 79. — Exemple de brèche cornéenne se réparant avec cicatrice.

la façon dont se réparent les brèches cornéennes et de la facilité avec laquelle elles se ferment.

Les brèches sclérales se comportent tout autrement ; les résections sclérales totales faites par nous sur le chien et par WEEKERS et HEUVELMANS sur le lapin, ne sont pas accompagnées d'oblitération puisque ces derniers auteurs ont, comme nous, constaté longtemps après (six mois et un an) la persistance de la fistule.

Dans la trépanation d'ELLIOT (1), il est impossible de ne pas faire porter l'excision sur la cornée d'autant plus que

(1) ELLIOT. The operation of scléro-corneal trephining considered in relation to the principles which should guide an operator in the performance of a sclerectomy. *The Lancet,* octobre 1911, et *The Ophtalmoscope,* p. 11, 1915.

notre confrère indique que pour avoir une bonne fistule il faut un trépan de 2 millimètres ; cette excision cornéenne fait partie de l'opération qui, pour éviter le corps ciliaire, est largement cornéenne par définition, et tout démontre qu'anatomiquement le trépan entame un tissu dont la prolifération facile doit venir boucher l'orifice.

Comment faut-il donc faire pour que l'opération porte au bon endroit? Il faut d'abord bien connaître l'anatomie topographique de l'angle irido-cornéen et, comme doit le faire tout bon chirurgien, courber son acte opératoire devant les nécessités anatomiques. *Le bon procédé est celui qui respecte à la fois le corps ciliaire et la cornée : le bon opérateur doit se tenir dans la zone sclérale de l'angle de filtration.*

Il est de la plus grande importance, quand on porte le fer dans un œil, de ne lui imposer aucun tiraillement de l'iris et de ne lui faire aucun mal dans sa région ciliaire.

Il est également capital, si l'on désire faire une œuvre utile et persistante, de créer, en face de la chambre antérieure, au niveau de la sclérotique qui limite en dehors la rigole de FONTANA, sans toucher la cornée, une ouverture durable communiquant avec les espaces sous-conjonctivaux.

Cette ouverture, cette perte de substance doit donc, pour donner toute satisfaction, remplir trois conditions essentielles :

1° Ne pas intéresser la cornée transparente ; être tout entière dans la cornée opaque, la sclérotique ;

2° Ne pas léser le corps ciliaire ;

3° Être couverte d'un manteau épais, d'une conjonctive

bien protectrice, d'une muqueuse véritable et non point de cette pellicule qu'on obtient en disséquant la conjonctive, très loin, du côté de la cornée.

Ici, pour être compris facilement et bien suivi dans notre description, il nous importe d'étudier l'anatomie de la région.

3° Anatomie topographique de la Région du Limbe et de l'Angle Irido-Cornéen

Dans ces derniers temps Rochon-Duvigneaud et son élève Ducamp, mon élève, M. le Docteur Le Magourou (1), et moi, nous avons successivement étudié la région de l'angle de filtration et nous sommes arrivés à des conclusions identiques que le lecteur trouvera in-extenso dans la thèse de Le Magourou et que nous reproduisons ici sommairement.

Il importe de bien distinguer dans la paroi antérieure de l'angle de filtration deux zones : la zone sclérale et la zone scléro-cornéenne qui comprend le biseau de la cornée. La figure 14 à laquelle nous prions le lecteur de se reporter (p. 43) montre la zone scléro-cornéenne et la zone sclérale. Cette dernière est la zone de filtration.

Nous nous sommes appliqué avec le plus grand soin à trouver les dimensions respectives de ces deux zones, et pour cela avons fait exécuter par Le Magourou, dans notre laboratoire, des recherches qui doivent être ici résumées.

Le but de ces recherches étant de connaître exactement l'étendue de la coque sclérale sous-conjonctivale placée en face de la chambre antérieure, nous avons pris deux

(1) Le Magourou. Du siège d'élection et de la technique de la sclérectomie sous-conjonctivale antérieure dans la cure du glaucome chronique. *Th.* *Bordeaux*, 1913.

points de repère : 1° le sommet de l'angle irido-cornéen, sommet qui coïncide avec le tendon du ciliaire ; 2° la limite inférieure de la zone décollable.

Voici les chiffres :

Distance séparant la limite inférieure de la zone décollable de la conjonctive, du tendon ciliaire.

	A l'extrémité supérieur du diamètre vertical	A l'extrémité inférieur du diamètre vertical
1	1,750	1,500
2	2	1,750
3	1,750	1,500
4	1,500	1,250
5	1,500	1,250
6	1,500	1,500
7	1,750	1
8	1,500	1,250
9	1,500	1,500
10	2	1,750
11	1,750	1
12	1,500	1,500
13	1,750	1,500
14	2,500	1,850
15	1,750	1,500
16	2	1,750
17	1,750	1,500
18	1,750	1,250
19	1,750	1,500
20	1,750	1,500
Moyennes	1mm 750	1mm 450

En établissant les moyennes de ces chiffres on arrive aux résultats suivants :

La distance qui sépare l'extrémité inférieure de la zone décollable de la conjonctive, du tendon du muscle ciliaire est de :

1mm750 à l'extrémité supérieure du diamètre vertical ;

1mm450 à l'extrémité inférieure ;

1^{mm} à chaque extrémité du diamètre horizontal.

Ces chiffres sont moins élevés que ceux de Rochon-Duvigneaud et Ducamp parce que nous ne nous sommes pas servi du même point de repère ; ces derniers auteurs ont mesuré la distance qui sépare le sillon conjonctivo-cornéen du tendon du ciliaire ; ils ont dû nécessairement trouver, en plus de notre chiffre, l'épaisseur de l'attache conjonctivale sur la cornée. Nous pensons que ce point de repère est moins bon que le nôtre, car ce qu'il importe de connaître dans l'opération de la fistulisation c'est la limite de la zone décollable qui est vraiment un point de repère chirurgical.

En réalité, d'ailleurs, nos mensurations concordent absolument : les zones sclérale et scléro-cornéenne réunies ont, en haut, dans la région sous-conjonctivale, en face de la chambre antérieure une étendue de 1^{mm}75.

Mais quelle est la hauteur de la zone sclérale seule, celle qu'il convient de réséquer exclusivement dans la sclérectomie?

Nous pouvons nous en rendre compte aisément en étudiant l'étendue du biseau cornéen et en déterminant la hauteur qu'il atteint en remontant sous la sclérotique ; nous sommes ici parfaitement d'accord avec Rochon-Duvigneaud et Ducamp ; le biseau cornéen engagé sous la sclérotique, a la dimension constante de 1 millimètre en haut de la cornée et de 0^{mm}800 en bas.

Il est par conséquent facile de connaître l'étendue de la zone sclérale ou zone de filtration ; elle a en haut 0^{mm}750 en moyenne et, en bas, 0^{mm}650. Nous résumons donc, avec Le Magorrou, ces données essentielles, en disant :

1° Il y a une différence appréciable dans la profondeur de l'angle irido-cornéen, suivant que l'on considère tel ou tel sujet. Chez les sujets dont la cornée présente un aspect transversal, par suite d'un empiètement très accentué en haut et en bas de la sclérotique et de la conjonctive bulbaire, cet angle a une profondeur plus grande que chez les sujets dont la cornée a une forme circulaire.

Les chiffres qui mesurent cette profondeur peuvent varier entre 2^{mm}500 et 1^{mm}500 pour la partie supérieure, entre 1^{mm}750 et 1^{mm}250 pour la partie inférieure ;

2° La distance comprise entre le tendon du muscle ciliaire et la limite décollable de la conjonctive est plus grande à l'extrémité supérieure du diamètre vertical qu'à l'extrémité inférieure du même diamètre. Les chiffres moyens qui mesurent cette distance sont, en haut, 1^{mm}750 et, en bas, 1^{mm}450 ;

3° La profondeur de l'angle irido-cornéen est toujours moins grande aux extrémités du diamètre horizontal qu'aux extrémités du diamètre vertical. On trouve, à l'extrémité nasale, comme à l'extrémité temporale, une valeur moyenne de 1 millimètre ;

4° Le biseau cornéen enchâssé dans la sclérotique a, en haut, une dimension moyenne de 1 millimètre et, en bas, une dimension moyenne de 0^{mm}800 ;

5° La zone sclérale de filtration présente, en haut, une largeur moyenne de 0^{mm}750 et, en bas, une largeur moyenne de 0^{mm}650.

Ce sont là des données anatomiques qu'il faut toujours avoir bien présentes à l'esprit quand on veut fistuliser l'œil d'un glaucomateux.

4° Technique de la fistulisation

Les considérations qui précèdent et la figure 14 (p. 43) présentent le plus grand intérêt au point de vue du manuel opératoire; ici, comme toujours en médecine, il convient, autant que possible, d'aider la nature et c'est au niveau même de la zone filtrante qu'il nous faut chercher à établir la fistulisation libératrice de l'hypertonie.

Or, cette zone, nous venons de le voir, a trois quarts de millimètre; dès lors il est bien évident que le trépan le plus étroit, le trépan de 1 millimètre ne peut tenir dans cet espace.

D'ailleurs, le trépan habituellement employé a plus de 1 millimètre et il est bien évident que l'orifice qu'il donne devra intéresser, dans l'angle de filtration, la zone scléro-cornéenne et même empiéter un peu, soit sur le corps ciliaire, soit sur la cornée.

En intéressant la zone scléro-cornéenne, l'opérateur est dans deux mauvaises conditions : d'abord, il excise la cornée qui prolifère vite et bouche la brèche qui lui est faite; en outre il va jusqu'à l'extrême limite de la zone décollable de la conjonctive et il n'a plus pour protéger le large orifice du trépan qu'une mince membrane, une toile d'araignée, au lieu du manteau de velours que nous obtenons, en faisant porter l'excision de la coque de l'œil uniquement dans la zone sclérale.

En nous tenant dans cette zone sclérale par notre procédé de sclérectomie, à l'emporte-pièce ou aux ciseaux, nous ouvrons longitudinalement, sur une étendue relativement considérable, l'angle de filtration lui-même et rien que lui, et nous avons, pour couvrir l'ouverture une

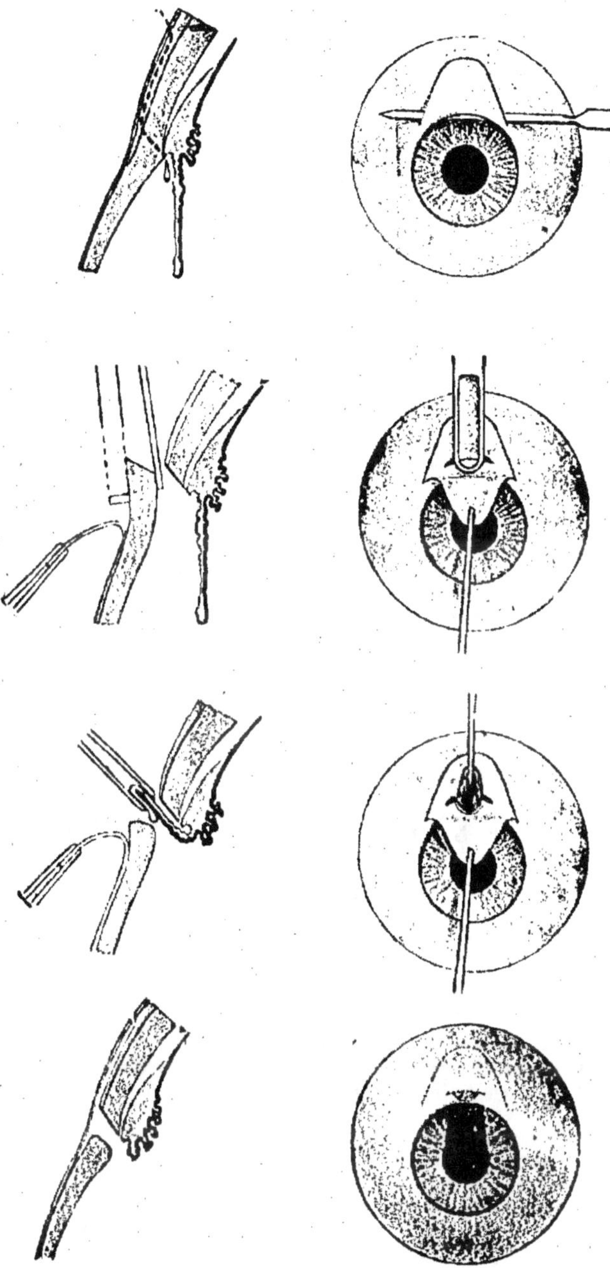

Fig. 80. — Technique de la fistulisation

muqueuse épaisse, capable de bien protéger l'orifice et de recevoir dans ses mailles l'humeur aqueuse évacuée.

Si, pour éviter de toucher la cornée et pour avoir un bon lambeau conjonctival protecteur, l'opérateur porte son trépan en arrière, il entame le muscle ciliaire (voir fig. 19 de la thèse de Decamp et nos fig. 82, 83, 84 et 85) et il n'est pas de lésion plus regrettable ni de pire malheur pour l'œil opéré; quand le corps ciliaire n'est pas blessé il s'enclave dans la plaie et c'est avec raison que Colombo (1) [de Parme] a dernièrement insisté sur cette complication.

C'est pour éviter le malheur de la blessure du corps ciliaire que les oculistes qui font la sclérectomie au trépan portent en avant leur instrument et entament la cornée, quelquefois plus même que la sclérotique. Nous avons un bel exemple de ce délabrement cornéen dans le procédé de Davy Priestley Smith (2) imité par di Marzio (3) (de Rome) qui se sert d'un trépan de 2^{mm} 1/2 et pour éviter le corps ciliaire fait une résection purement cornéenne.

Pour se placer dans les conditions d'une parfaite technique opératoire, il faut suivre les règles que nous avons données dans un travail des *Archives d'Ophtalmologie* (février 1914) [4], technique sur laquelle nous ne reviendrons pas in extenso, nous nous contenterons de la représenter dans la figure ci-jointe (fig. 80) et de dire

(1) Colombo (de Parme). Sur l'importance de l'enclavement irido-ciliaire dans la trépanation scléro-cornéenne d'Elliot. *Arch. d'ollal.*, mai 1918.

(2) Davy Priestley Smith. Une autre opération pour le glaucome. *Ophtalmic Review*, mars 1915.

(3) Di Marzio. Trépanazione sclero-corneale. *La Clinica Oculistica*, mai-juin 1915.

(4) Lagrange. De la méthode fistulisante dans la cure du glaucome chronique. Valeur comparée des divers procédés opératoires, février 1914.

encore, qu'essentiellement, la résection doit porter uni-

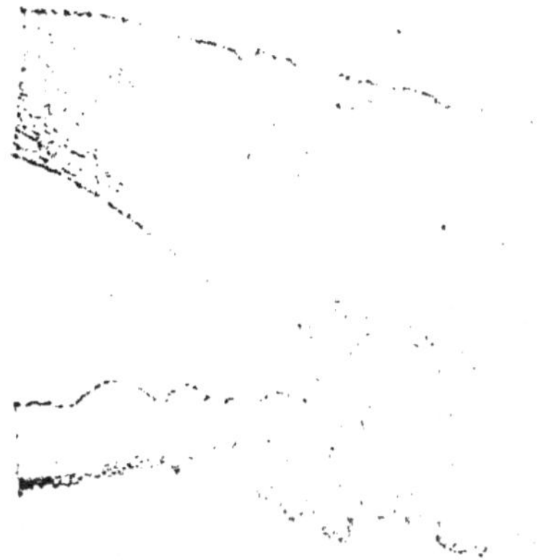

Fig. 81. — Déplacement par rapport de la résection scléro-[...]

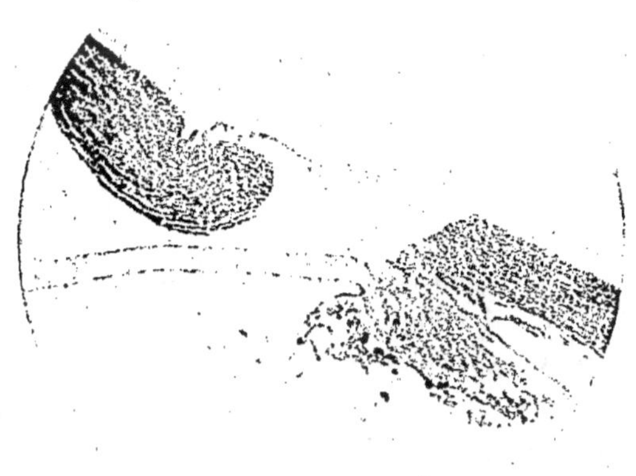

Fig. 82.

quement sur la bande sclérale de la paroi antérieure de

l'angle irido-cornéen, et qu'elle doit être non circulaire, mais longue de quelques millimètres et large d'un peu moins de 1 millimètre.

Quand nous cherchons à préciser ainsi les bonnes con-

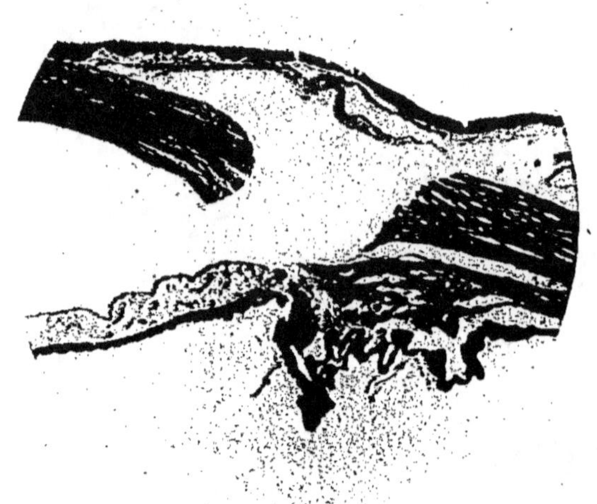

Fig. 83.

ditions de l'intervention, on nous objecterait en vain que ce sont là des vues théoriques; on ne pourra pas méconnaître que ces vues reposent sur l'anatomie topographique de la région et sur les données de la physiologie. On ne pourrait contester davantage que le lieu d'une opération et sa technique sont conditionnés par l'anatomie et la physiologie de la région où on opère.

Quand on a exécuté correctement l'opération telle que nous la préconisons, on obtient le résultat visible sur les figures (81, 82, 83). Ces figures représentent des pièces

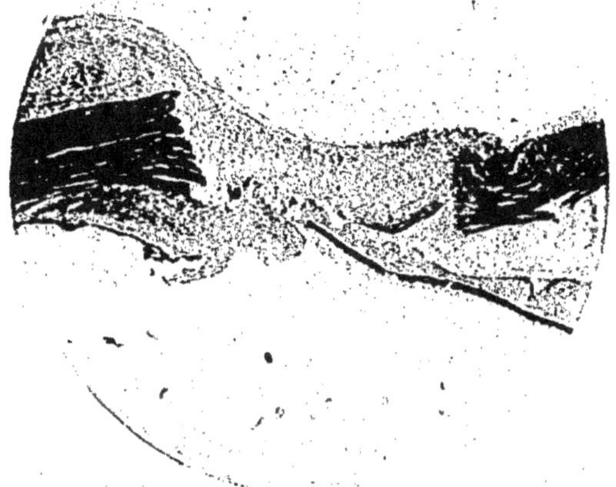

Fig. 84.

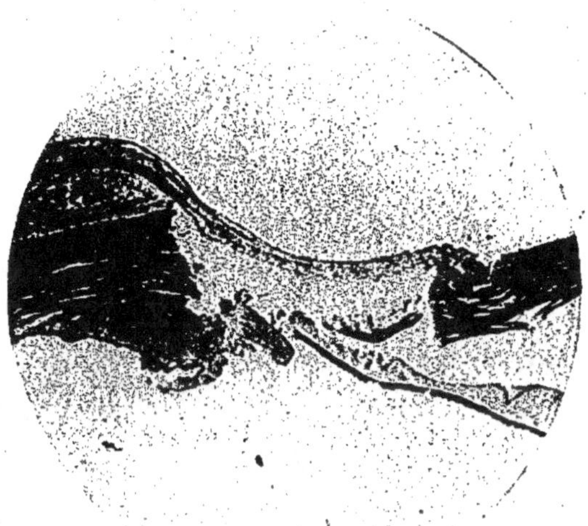

Fig. 85.

histologiques obtenues par l'étude microscopique de deux
yeux normaux opérés de sclérectomie sur le vivant avant
l'énucléation. Ces yeux devaient être sacrifiés à l'occasion

Fig. 86.

de l'ablation d'une volumineuse tumeur maligne de
l'orbite.

Nous avons fait ici dans ces deux cas la sclérectomie
simple; il n'y avait plus pour faire cette sclérecto-iridectomie qu'à faire l'iridectomie soit totale, soit périphérique.

Quand on fait la sclérectomie au trépan, voici d'autre
part les résultats anatomiques qu'on obtient :

Les figures (84, 85, 86, 87) représentent des yeux normaux, pris sur le cadavre immédiatement après la mort,
conservés dans leur forme par des réactifs appropriés et

sur lesquels a été pratiquée d'une façon régulière la trépanation d'ELLIOT.

Ces yeux ont été ensuite préparés pour une étude

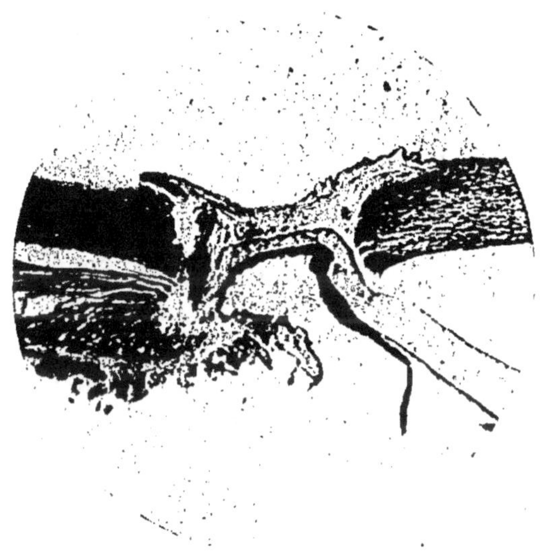

Fig. 87.

microscopique et les figures ci-dessus sont la photogra-
phie des préparations histologiques.

5° Valeur clinique comparée de la résection circulaire (au trépan) et de la résection longitudinale (aux ciseaux ou à l'emporte-pièce).

Parmi les procédés dont il faut comparer les résultats,
il suffira d'en distinguer deux :

1° Mon procédé, ci-dessus décrit, qui est aussi, avec
des variations insignifiantes, celui de HOLTH, de COPPEZ,

de KALT, de DE LAPERSONNE, etc., etc., procédé qui consiste essentiellement dans l'ablation d'une languette de sclérotique, allongée le long de la rigole de FONTANA.

2° La trépanation scléro-cornéenne d'ELLIOT, faite avec des trépans de différentes dimensions et modifiée dans quelques détails par certains auteurs, trépanation qui consiste essentiellement dans l'ablation d'une rondelle en face de la chambre antérieure.

Notons que les deux opérations sont des trépanations de l'œil ; on trépane le crâne, soit en lui enlevant au ciseau ou à la gouge, des lambeaux osseux plus ou moins rectangulaires, soit en appliquant des couronnes de **trépan**.

On ajoute à ces ablations circulaires ou longitudinales de la coque sclérale l'iridectomie ordinaire ou la boutonnière périphérique. Les deux opérations sont recommandables et il faut les préférer à la sclérectomie simple, qui peut réussir, mais qui expose inutilement à l'enclavement irien.

Sur la valeur de l'iridectomie nous sommes tous d'accord et je ne reviendrai pas sur la trépanation simple d'ELLIOT ou la sclérectomie simple par mon procédé ; nous nous sommes déjà expliqué sur ce sujet (p. 273 et suiv.).

Pour serrer de près la question telle qu'elle se présente en ce moment, il faut la poser ainsi ; lorsqu'on fait la sclérecto-iridectomie (iridectomie complète ou boutonnière périphérique) vaut-il mieux trépaner l'œil en face de la chambre antérieure, en enlevant une languette allongée, ou en enlevant un disque circulaire ? Nous venons de voir qu'au point de vue anatomique, il y avait toutes sortes de bonnes raisons pour ne pas enlever un disque circulaire et pour faire comme HOLTH, comme

Kalt, Coppez, Weeks, Foroni, l'ablation d'un fragment de sclérotique, allongé dans le sens de l'angle de filtration.

Nous allons maintenant démontrer que la clinique est parfaitement d'accord avec ce qu'enseignent l'anatomie topographique et la médecine opératoire.

Nous avons déjà développé ce sujet dans notre travail des *Archives d'ophtalmologie* (février 1914), et nous aurons à reproduire ici nos arguments principaux. Nous ferons d'abord remarquer qu'il est profondément injuste de comparer des trépanations sclérales datant de quelques semaines, avec des sclérectomies vieilles de plus d'une année. Nous pensons que c'est après un an seulement, qu'il convient de parler des résultats, non pas définitifs, car il n'y a guère en clinique de choses définitives, mais de succès véritables, capables d'éclairer notre religion.

D'autre part, nous devons nous demander quel est le procédé de fistulisation qui expose au plus grand nombre d'accidents immédiats ou tardifs.

Étude des accidents opératoires, étude des résultats curatifs, tels sont les deux paragraphes que nous allons développer.

1° ACCIDENTS OPÉRATOIRES IMMÉDIATS OU TARDIFS. — La sclérectomie, telle que je l'ai toujours préconisée, n'entraîne pas d'accidents opératoires, pourvu qu'on l'applique aux cas auxquels elle est destinée, c'est à dire, au glaucome chronique simple à hypertension constante ou à hypertension intermittente.

Sans doute, si on l'applique au glaucome aigu ou au glaucome absolu avec une tension de T + 3, on peut être exposé à tous les dangers de l'iridectomie en pareille circonstance, mais ce n'est pas la sclérectomie qui est dangereuse, c'est l'iridectomie et dans ces cas, d'ailleurs, c'est cette seule opération que nous préconisons ; gardons la sclérectomie pour le glaucome chronique et pour le glaucome irritatif, c'est là son champ d'action.

C'est parce que MELLER (1), à la clinique de Vienne, a fait la sclérectomie dans les cas où je ne la recommande pas, qu'il a obtenu 39 fois de mauvais résultats ; 34 fois il s'agissait de glaucome aigu ou absolu, 5 fois seulement d'une autre variété de glaucome ; c'est à dire, qu'il s'agissait presque toujours, de cas dans lesquels il ne fallait pas faire l'opération. Nous nous sommes déjà expliqué, en 1914, dans les *Archives d'ophtalmologie* et nous renvoyons le lecteur à notre travail.

Nous pourrions ici faire une longue énumération des accidents consécutifs à la trépanation ; nous n'aurions qu'à compulser les périodiques depuis quelques années ; il suffira, pour se rendre compte des complications immédiates ou tardives auxquelles on s'expose par ce procédé, de lire dans un des derniers numéros de la *Clinique ophtalmologique* (septembre 1919), le résumé du travail de JOHN A. McLAW, sur le traitement du glaucome ; on y verra que VERHOEFF a examiné histologiquement nombre d'yeux trépanés qui avaient succombé à l'infection. Dans le même travail, il est question de 5 cas de trépanation avec insuccès, entre les mains de CLAPP ; dans l'un il y eut infection tardive, dans un autre, 5 mois après l'intervention, il y eut iritis torpide avec cécité terminale, dans un autre, un glaucome foudroyant se développa, dans un autre enfin, il y eut, immédiatement après

(1) MELLER. Ueber die Sklerektomie nach LAGRANGE, und die Trepanation nach ELLIOT. *Klinisch. Monatsbl. f. Augenh.*, 1911.

l'opération, une hypotonie définitive avec perte presque
totale de la vision. Il est probable que dans la plupart de
ces cas, le trépan avait entamé le corps ciliaire.

Sur ce sujet des accidents opératoires immédiats ou
tardifs nous signalerons ici trois travaux récents
dignes d'être retenus ; ils appartiennent à PADERSTEIN (1)
à QUACKENBOSS et à HEGNER.

PADERSTEIN de Berlin n'a pratiqué que huit fois l'opération et il rapporte ainsi les causes de ses insuccès : dans le
premier cas, bien qu'il eût essayé de trépaner aussi avant
que possible, il se trouva que l'ouverture était trop à la
périphérie ; il avait opéré au niveau du corps ciliaire,
l'humeur ne sortit pas et il ne put exécuter l'iridectomie
par suite des violentes douleurs ressenties par le malade ;
finalement il y eut une hernie du corps vitré et l'opération fut un insuccès complet ; dans un autre cas il ne put
faire l'iridectomie parce que la tréphine était passée derrière l'iris et apparaissait au niveau de la pupille ; il fit
une autre opération à un autre endroit avec le même
résultat ; dans un autre cas·une opération avec iridectomie bien exécutée ne put réussir à normaliser la tension.

QUACKENBOSS (2) s'est servi de la tréphine de 2 millimètres de STEPHENSON et sur 100 cas il mentionne les
complications suivantes :

Deux fois l'iris fut traumatisé par la tréphine, trois fois
il y eut issue du vitré ; dans quelques cas dont il ne dit pas
le nombre, il y eut de la « quiet iritis », deux iridocyclites
sévères amenant un sérieux dommage dans l'appareil de

---

(1) PADERSTEIN. Zur Technick und Indication der Elliotschen Operation.
Zeitschrift f. Augeng., février 1914.
(2) QUACKENBOSS. Selero corneal trephining for glaucoma Complication and
failure in one hundred cases. *Transact. American Society*, vol. XIII, 1911.

la vision, une hypotension de 10 millimètres persistant
5 mois après, hypotension due évidemment à une blessure du corps ciliaire, une fois un décollement de la choroïde, un cas d'infection tardive, une blessure du
cristallin, au moment même de l'intervention, suivie du
bloquage de la plaie circulaire par les masses cristalliniennes, enfin six énucléations furent nécessaires.

HEGNER (1) nous fait connaître la statistique du Prof.
STOCK, d'Iéna ; en passant nous remarquerons la médiocrité
des résultats heureux : sur 40 cas de glaucome dit inflammatoire 14 fois l'hypertension ne fut pas réduite et 24 fois
seulement sur 52 cas de glaucome simple l'effet de la trépanation sur la tension a été complet et persistant ; avec la
trépanation non circulaire, la résection sclérale allongée,
HOLTH, et tous ceux qui suivent de près ma technique
obtiennent, ainsi que nous, des résultats très supérieurs.
Mais arrivons aux complications ; dans huit cas il a fallu
recourir à une deuxième trépanation et trois fois seulement le résultat fut satisfaisant ; il y eut une opacité en
ceinture de la cornée, *six infections tardives et deux cas
d'ophtalmie sympathique.*

On trouvera encore dans le travail récent de TEULIÈRES
et PESME (2), une revue impressionnante des accidents
entraînés par la trépanation d'ELLIOT, nous y renvoyons
le lecteur ; il y verra que STANDISCH (3) pense que la
moindre ophtalmie est un danger immense pour un opéré
de trépanation et qu'HARRISON BUTLER considère la menace

(1) HEGNER. Klinische Untersuchungen über die Dauererfolge der Glaucom
trepanation. *Klinisch. Monats. f. Augenh.*, vol. LXIII, p 36, 1919.

(2) TEULIÈRES et PESME. Traitement du glaucome chronique. *Arch. d'ophtal.*,
avril 1921.

(3) STANDISCH. Tréphine opération for glaucoma. *The Ophtalmoscope*, p. 43,
1915.

d'une infection possible, comme une épée de Damoclès, suspendue sur la tête de chaque opéré. Comment peut-il y avoir, dans ces conditions-là, des oculistes pour employer le trépan (1)!

D'accidents de ce genre, nous n'en avons pas ; dans la sclérectomie faite par notre procédé, nous n'avons jamais eu, sur des centaines et des centaines d'opérations, un seul cas d'infection et nous ne connaissons qu'un cas dans lequel des phénomènes glaucomateux aigus aient suivi l'intervention, probablement parce qu'il s'agissait d'un malade affolé et névropathe.

Nous nous arrêterons un instant sur le travail de PLOMAN (2), que nous connaissons d'après les *Annales d'oculistique* (1916, p. 412), et nous remarquerons que la sclérectomie de HOLTH (qui d'ailleurs, n'est autre que la nôtre), a été employée dans des cas où elle n'était pas recommandable (glaucome aigu, glaucome absolu) ; cette remarque s'adresse d'ailleurs à tous ceux qui emploient notre technique à tort et à travers et qui l'accusent d'entraîner des accidents ; ils les auraient évités en utilisant la sclérecto-iridectomie seulement dans le glaucome chronique.

Dans cette statistique un peu confuse, que nous trouvons dans le résumé du travail de PLOMAN, je constate que sur 60 cas d'infection, recueillis dans la littérature, 46 cas appartiennent à l'opération d'ELLIOT ; il y eut 16 fois de l'iritis post-opératoire, dont 2 cas graves avec séclusion, une fois de l'irido-cyclite ayant nécessité l'énucléation, une fois, une hypotonie définitive. Ce sont

---

(1) Voir encore le remarquable travail [illegible] LINCI nettement défavorable à la trépanation d'ELLIOT. *Gaz. intern*[illegible] *et de Chir.* Naples, fév. 1914.

(2) PLOMAN. *Svenska Lakaresallskapet* [illegible], t. v. XLII, ch. I, p. 1, 1916, in *Ann. d'ocul.*, octobre 1916.

là certainement, des résultats dus à la blessure du corps ciliaire. Je demande instamment à mes confrères de vouloir bien s'informer de ce qui ce passe à Bordeaux : je n'ai jamais eu à énucléer un œil opéré de sclérectomie, je n'ai pas d'iritis, je n'ai pas d'infection ; j'en appelle à tous mes assistants.

Nous croyons donc bien établi que lorsque M. MELLER dit que les dangers opératoires sont de 8,4 p. 100 dans l'opération de LAGRANGE et de 2,4 dans l'opération d'ELLIOT, il n'arrive à ce résultat qu'en abusant de l'opération de LAGRANGE et en la pratiquant dans les cas où il ne faut pas la faire.

Nulle opération n'est plus innocente que ma sclérectomie faite comme je la préconise dans le glaucome chronique. Si M. MELLER veut bien dorénavant, prendre en considération les conseils que j'ai toujours donnés en pareil cas, il sera vite lui-même convaincu que la trépanation seule expose à des accidents opératoires immédiats ou tardifs.

De ces deux procédés, résection circulaire au trépan et résection longitudinale aux ciseaux ou à l'emporte-pièce, procédés si inégaux devant les complications, il faut maintenant que nous nous demandions quel est le plus efficace, c'est à dire celui qui donne la meilleure, la plus longue normalisation de l'œil glaucomateux. C'est là ce qui nous reste à examiner.

2° QUELLE EST L'OPÉRATION QUI DONNE LA NORMALISATION LA PLUS DURABLE? — Est-ce la sclérectomie (aux ciseaux, à l'emporte-pièce ou au couteau) ou est-ce la trépanation scléro-cornéenne ?

Quelques auteurs donnent la préférence au procédé

d'Elliot pour des raisons qui sont loin d'être convaincantes. Ainsi Sattler (1) dit :

1° Qu'on choisit mieux le lieu de l'opération ;

2° Qu'il y a moins d'astigmatisme postopératoire ;

3° Qu'il y a moins de complications ;

4° Qu'on peut faire plusieurs trépanations.

Aucune de ces propositions n'est conforme à la réalité ; on choisit très bien par l'un et l'autre procédé le lieu de l'opération ; l'astigmatisme est dans tous les cas négligeable ; on peut aussi, si l'on veut, renouveler la sclérectomie par mon procédé, et la trépanation se complique beaucoup plus souvent d'accidents que la sclérectomie à l'emporte-pièce ou aux ciseaux.

L'iritis est notamment une complication commune après la trépanation et je ne la constate jamais dans ma pratique ; à elle seule, sans compter les autres accidents, elle suffirait à alourdir la statistique des trépanations ; cette iritis tient à la blessure très fréquente du corps ciliaire, et si Stock (2) connaissait notre pratique et nos résultats, il ne préférerait certainement pas le procédé d'Elliot à celui de Holth ou au mien et je pourrais en dire autant de Barraquer (3).

La même remarque s'adresse au travail de Deutschmann (4) qui utilise mon procédé dans les cas de glaucome aigu, alors que je conseille expressément de ne pas

(1) Sattler (de Leipzig). Sur l'état actuel du traitement du glaucome. *Berliner Klin. Wochenschr.*, N°° 49 et 50, 1913.

Voir Lagrange. Lettre ouverte au professeur Sattler. *Clin. ophtal.* 10 mai 1914.

(2) Stock (d'Iéna). Résultats de la trépanation dans le glaucome. *Klinisch Monatsb. f. Augenh.*, 1912.

(3) Barraquer. Sur l'opération d'Elliot. *Clin. ophtal.*, p. 121, 1913.

(4) Deutschmann. La sclérectomie et l'opération d'Elliot avec remarques sur la genèse de l'œdème de la papille. *Clin. ophtal.*, p. 429, 1920.

le faire en pareil cas. L'auteur doit la grande majorité
de ses insuccès aux inconvénients de la trépanation,
blessure du corps ciliaire, ou défaut de protection de la
plaie et prolifération de la cornée, parce que pour éviter
le corps ciliaire, il porte le trépan trop en avant.

Pour bien apprécier la question nous devons examiner
les faits publiés, en tenant compte de la durée de
l'observation. Il n'y a en effet que les observations suivies
longtemps qui comptent; depuis plusieurs années, j'incite
ceux qui étudient comme moi les résultats de la méthode
fistulisante à ne publier que des statistiques reposant
sur des faits anciens; j'ai donné le bon exemple en ne
publiant que des faits vieux d'un an au moins. Personne
n'a voulu me suivre sur ce terrain-là; mes confrères me
permettront de leur dire que j'en suis surpris, car il est
vraiment enfantin de venir dire que l'opération a réussi à
normaliser l'œil parce qu'un ou deux mois après l'organe
est encore détendu. Après la sclérotomie ou l'iridectomie
on en avait tout autant; mais l'hypertension se repro-
duisait plus tard et c'est pour cela que nous avons voulu
mieux faire.

Nous dire par conséquent, comme le fait Elliot, que
118 fois sur 122 yeux la tension fut abaissée, sans nous
apprendre pendant combien de temps ou à quel moment
cette normalisation a été constatée, c'est au propre ne
rien dire qui mérite d'être retenu au sujet de la valeur de
l'opération.

Dans sa seconde statistique, Elliot nous dit bien que
les faits ont été suivis un certain temps, mais encore une
fois, combien de temps? La plupart paraissent l'avoir été
pendant quelques mois seulement. Je réprouve absolument de pareils arguments, comme étant sans valeur et

j'en ai le droit, car j'ai publié une statistique de 104 faits,
tous de longue durée sur lesquels 15 cas seulement n'ont
pas été heureux. Pour les détails, je renvoie le lecteur à
mon rapport au Congrès de Londres en 1913, il y verra :
1° que les 15 cas dans lesquels nous n'avons pas pu être
utile à nos malades se décomposent ainsi : 8 fois diminution de la vision par cataracte spontanée, un glaucome
aigu, deux pertes lentes de la vision par continuation des
troubles trophiques du nerf optique, un cas d'inhibition
rapide, une hémorragie rétinienne, une hémorragie récidivante dans la chambre antérieure, une sclérectomie trop
petite; 2° que les 89 autres cas heureux ont été suivis :

1 cas	....	9 ans.
2 —	....	8 —
2 —	....	7 —
8 —	....	6 —
3 —	....	5 —
12 —	....	4 —
11 —	....	3 —
21 —	....	2 —
26 —	....	1 —

89 cas

Encore une fois je demande à mes confrères de m'apporter des statistiques comparables par leur ancienneté ;
ce n'est pas parler la même langue scientifique que de
mettre en parallèle, quand il s'agit de résultats définitifs,
des faits anciens avec des faits nouveaux.

M. Meller a commis la même faute de dialectique que
M. Elliot. Nous livrons cette prase à la méditation de
nos lecteurs :

« Quant au retour de l'hypertonie, après les deux opé-
« rations (sclérectomie de Lagrange, trépanation d'Elliot),
« il existe cette différence de 1 p. 100 au préjudice de

« l'opération d'Elliot. Mais cette différence doit être
« certainement plus grande ; car pour juger le procédé
« de Lagrange nous pûmes prolonger davantage l'obser-
« vation et ainsi un certain nombre de cas peuvent venir
« augmenter celui des récidives tandis qu'avec la courte
« période d'observation dont nous disposons pour nos
« opérations d'Elliot, beaucoup de cas qui n'avaient pas
« encore eu le temps de récidiver ne purent être com-
« pris dans la statistique des récidives après trépana-
« tion. »

Comment M. Meller ne voit-il pas que, puisque dans
les cas anciens de sclérectomie, selon mon procédé, la
normalisation est meilleure que dans les cas récents de
trépanation, la question de la valeur définitive de l'opération est jugée, contrairement à ce qu'il a écrit, en
faveur de notre procédé. Puisque c'est l'épreuve du
temps qui est redoutable en pareil cas, si la sclérectomie aux ciseaux ou à l'emporte-pièce, après des années,
donne des résultats supérieurs à ceux de la trépanation
après quelques mois, que sera-ce lorsque le travail cicatriciel sur lequel j'ai insisté dans cet article, aura accompli
son œuvre au niveau de la brèche cornéenne d'Elliot?

Il est évident que le pourcentage déjà favorable à mon
procédé de sclérectomie, lorsqu'on oppose les faits anciens de résection sclérale à des faits nouveaux de trépanation scléro-cornéenne, sera infiniment plus favorable
lorsque la comparaison sera faite, comme elle doit toujours être faite, sur des cas du même âge, se rapportant à des opérations ayant la même date.

Je prends la liberté de demander à M. Meller qui
possède tous les matériaux nécessaires, de comparer 100
cas de sclérecto-iridectomie vieux d'un an, *mais de sclérecto-*

iridectomie pour glaucome chronique, avec 100 cas de trépanation scléro-cornéenne du même âge.

Si, comme cela me paraît certain en ce qui concerne le retour de l'hypertonie, après ces deux opérations, la différence de 1 p. 100 au préjudice de la trépanation est beaucoup plus grande, il faudra bien en conclure que pour appliquer judicieusement la méthode fistulisante il importe de se tenir constamment dans la sclérotique et par conséquent de ne pas se servir du trépan. Il y aura concordance entre les faits cliniques et ce que faisait prévoir l'étude anatomique de la région opératoire.

Aux arguments que nous avons déjà fait connaître, nous pouvons en ajouter d'autres tirés de nos études cliniques récentes.

Dernièrement, pour répondre au désir exprimé par la Société belge d'Ophtalmologie, nous avons dépouillé nos dossiers de façon à nous rendre compte de la durée de la normalisation, en nous basant sur des mensurations tonométriques faites à de longs intervalles, un an après la sclérectomie.

Malheureusement, dans ces dernières années, nos occupations militaires nous ayant détourné de notre service civil, nous n'avons pas exactement suivi tous nos malades; ces temps derniers, 20 cas seulement ont été étudiés, soigneusement vus, revus et tonométrés; ces 20 cas, qui viennent s'ajouter aux 104 cas dépouillés antérieurement, sont absolument favorables, la normalisation en a été constatée

Après 16 ans	1	fois
— 11 —	1	—
— 8 —	1	—
— 6 —	3	—

Après 5 ans .... 3 fois
  -   4 - .... 4 —
  -   3 - .... 2 --
  -   2 - .... 3 ...
  -   1 — .... 2 —

Cette question de la permanence de la fistulisation par laquelle je terminerai ce travail est de la plus haute

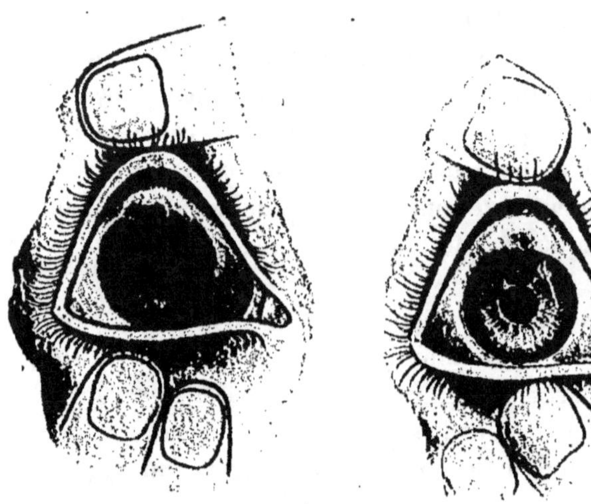

Fig. 88.   Fig. 89.

importance. Je suis vraiment surpris qu'on ait pu la nier, il faut pour cela n'avoir pas vu de sclérectomie bien faite ou en avoir vu très peu. La réalité du passage du liquide de la chambre antérieure dans les espaces sous-conjonctivaux est absolument certaine; nous en avons donné la preuve anatomique (1) et nous pouvons aujourd'hui en fournir la preuve expérimentale.

En faisant une incision à l'ampoule sous-conjonctivale,

(1) LAGRANGE. De la fistulisation de l'œil. Arch. d'ophtal., p. 138, 1909.

nous avons, chez deux de nos malades, vidé la chambre
antérieure.

Quand on examine impartialement des ampoules
comme celles que nous représentons ici (fig. 88, 89, 90,

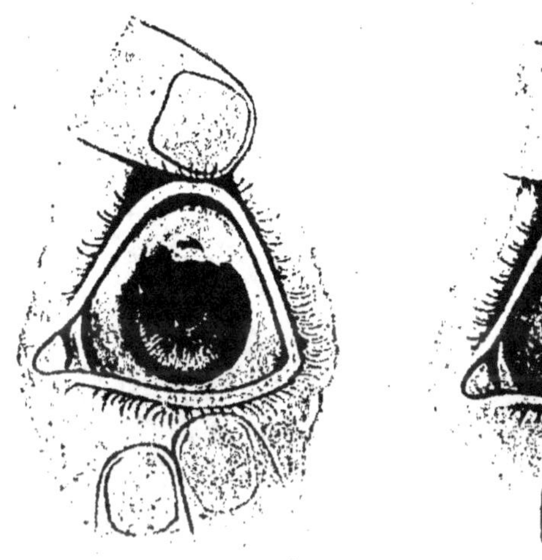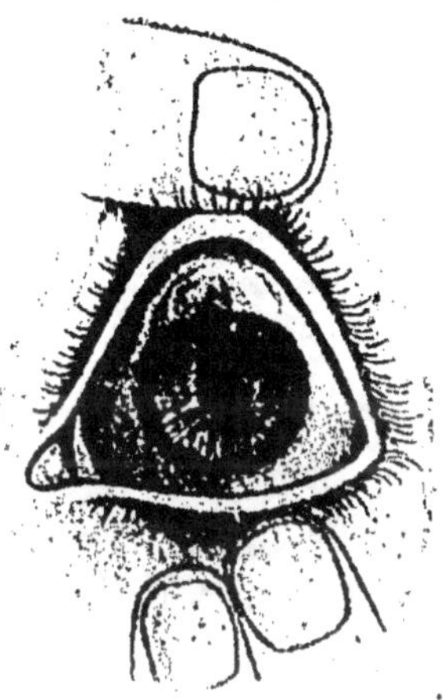

Fig. 90.   Fig. 91.

91, 92, 93, 94), on ne peut douter de la communication
de l'ampoule avec la chambre antérieure, on en est réduit,
pour mettre en doute l'efficacité de la sclérectomie, à
dire que cette ampoule est un simple diverticule de l'œil
et que rien ne filtre à travers ses parois.

Si c'est un diverticule de l'œil, l'organe st agrandi
d'autant et c'est déjà un bienfait, mais nous qui voyons
ces ampoules augmenter de volume, disparaître presque
par compression et devenir plus volumineuses à certains
moments, notamment apr s les fatigues de l'œil, nous
sommes persuadé que le liquide de ces ampoules passe
dans le tissu cellulaire plus ou moins facilement, d'une

façon un peu variable selon les réactions cellulaires que
sa présence a provoquées.

D'ailleurs, après une sclérectomie très bien faite et d'un
avenir très heureux, souvent il n'y a pas d'ampoule, la
cicatrice est presque plate, la muqueuse est un peu

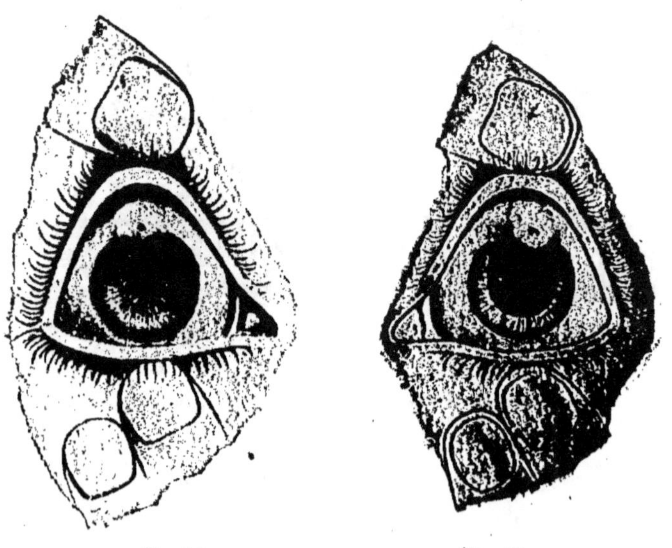

Fig. 92.　　　　　　　　Fig. 93.

épaissie, boursoufflée et au dessous d'elle le liquide s'ex-
avase dans le tissu cellulaire, peut être mieux que
lorsqu'il s'agit d'une ampoule.

Nous aimons à montrer les ampoules conjonctivales ;
les figures 88, 89, 90, 91, 92, 93, 94, en sont de beaux
exemples recueillis d'après nature sur 9 des 20 malades
dont il est question plus haut, malades suivis de 1 an à
16 ans; on voit nettement sur ces figures l'orifice qui fait
communiquer ces ampoules avec la chambre antérieure,

mais nous tenons pour aussi favorables les cicatrices plates, sans ampoule.

L'orifice de communication des espaces sous-conjonctivaux avec la chambre antérieure ne paraît pas avec autant d'évidence : il s'agit de pertuis microscopiques, mais l'efficacité de ces pertuis pour l'évacuation libératrice de la chambre antérieure n'en est pas moins certaine et démontrée jusqu'à l'évidence par les résultats cliniques.

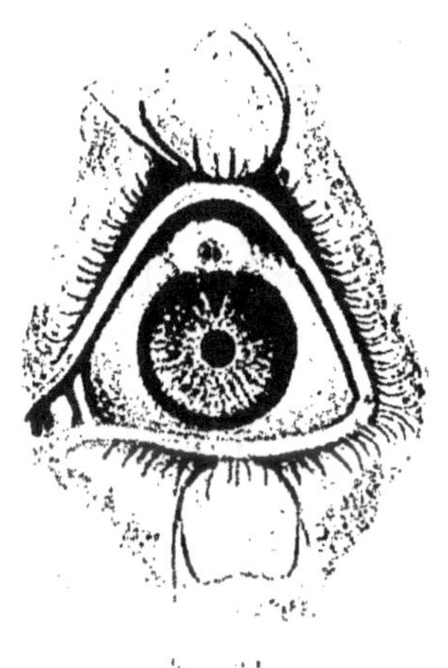

Certes, les résultats ci-dessus mentionnés, tirés d'une longue pratique, suffisent à notre conviction, mais nous avons, à la fois, la bonne fortune et le devoir de faire connaître ici l'opinion très autorisée d'un ophtalmologiste éminent, Morax, qui a publié récemment sa statistique hospitalière et les documents fournis par sa clientèle privée.

Dans la statistique tirée de sa clientèle privée, Morax ne distingue pas nettement les résultats obtenus par les divers procédés qui paraissent avoir donné des succès égaux, mais il n'en est pas de même de sa statistique hospitalière plus détaillée et plus éloquente.

Dans les hôpitaux, pour le glaucome subaigu ou chronique, il a fait 12 fois la sclérectomie par mon procédé en mettant de côté un glaucome absolu et une cataracte tardive, restent 10 cas, deux passables et huit bons.

27 fois il a suivi la technique de Holth, 23 fois la ten-

sion a été normale, 3 fois le résultat a été mauvais.

57 yeux ont été traités par le procédé d'ELLIOT, 41 fois la tension est redevenue normale, il y a eu 4 infections tardives, 2 fois l'énucléation fut nécessaire.

Est-ce que ces chiffres ne parlent pas en faveur de notre procédé, en faveur de la résection longitudinale de la sclérotique et contre la résection circulaire au trépan?

Est-ce que ce n'est pas le trépan qui a le moins bien normalisé, est-ce que ce ne sont pas les malades trépanés qui ont présenté les complications infectieuses, les irido-cyclites ayant entraîné l'énucléation?

MORAX conclut que la sclérecto-iridectomie que nous avons indiquée en 1905 a justifié les espérances fondées sur son application et que c'est bien dans le glaucome chronique qu'elle donne le plus grand nombre de succès thérapeutiques; il aurait pu ajouter que la résection sclérale la meilleure est la résection longitudinale à l'emporte-pièce ou aux ciseaux, car son remarquable travail parle nettement dans ce sens.

Tels sont les faits observés par MORAX; ils concordent avec ceux très précis et très nombreux observés par nous, depuis 16 ans que nous mettons en œuvre la méthode fistulisante et nous pouvons en toute sincérité terminer notre livre sur le Traitement chirurgical du glaucome par les conclusions suivantes.

Conclusions générales du Livre premier

1° ANDERSON CRITCHETT (1) disait en 1895, dans une discussion sur le glaucome chronique, « *l'opérateur qui*

<hr>

(1) M. ANDERSON CRITCHETT. *Association médicale britannique*, août 1895 et *Annales d'oculistique*, t. 114, p. 232.

trouvera un procédé permettant d'assurer la formation de la cicatrice cystoïde méritera bien de l'humanité. »

Ce procédé est maintenant à la portée de tous les oculistes.

2° Dans le glaucome chronique, la sclérecto-iridectomie donne d'une façon presque constante, à de très rares exceptions près, la normalisation désirée.

3° La sclérectomie doit être faite à l'emporte-pièce, aux ciseaux ou au couteau ; elle ne doit pas être circulaire ; elle doit être épandue sur une longueur de 2 à 3 millimètres et large d'un peu moins de 1 millimètre, de façon à n'intéresser que la bande sclérale de la paroi antérieure de l'angle de filtration. L'iridectomie peut être totale ou périphérique ; elle sera périphérique lorsque le champ visuel rétréci avoisine le point de fixation.

4° La plaie opératoire doit avoir une étendue de 4 millimètres environ ; elle doit être faite de préférence au couteau de DE GRÆFE ; ce couteau doit fouiller le sommet de la rigole de FONTANA de façon à couper le tendon du ciliaire ; l'opération est bonne lorsqu'on ne coupe pas ce tendon ; elle est parfaite si on le coupe.

5° Il n'y a pas d'accidents infectieux après la sclérectomie ainsi faite, parce qu'on se tient exactement dans la zone décollable de la conjonctive et que cette muqueuse, comme un épais manteau, recouvre l'orifice de la sclérectomie ; il n'y a pas non plus d'accidents dus à la blessure du corps ciliaire.

6° Quand on a cherché, au contraire, à réaliser la méthode fistulisante par la trépanation, le trépan, pour ne pas léser le corps ciliaire, est appliqué trop en avant et alors le trou n'est protégé que par une mince pellicule ; ou bien l'orifice du trépan placé sous la conjonctive décollable est trop en arrière et le corps ciliaire est intéressé ; dans le premier cas apparaissent souvent des accidents infectieux (1), dans le second cas, la cyclite.

7° Les statistiques attentives faites avec des cas anciens, vieux d'un an au moins, montrent très nettement que le procédé de la trépanation est moins efficace que les autres procédés à l'emporte-pièce, au couteau ou aux ciseaux.

8° Les procédés qui consistent à enlever un lambeau scléral au niveau de la rigole de FONTANA et sous la conjonctive, que cette résection soit faite avec n'importe quel instrument, ne sont autre chose que mon procédé personnel ; il n'importe pas que la conjonctive soit détachée en un temps séparé, qu'au lieu du couteau on utilise la pique pour entrer dans l'œil, qu'on réséque la sclérotique, avec un couteau, des ciseaux ou un emporte pièce. Les opérateurs qui ont donné leurs noms à ces variations se sont, tout simplement, taillé un pourpoint dans mon manteau.

9° Pour réaliser notre méthode fistulisante, la trépanation d'ELLIOT est une mauvaise technique ; ce procédé donne souvent des accidents par infection lorsque le trépan est porté vers la cornée ou de la cyclite lorsque l'opérateur, voulant éviter la cornée, touche le corps ciliaire. On évitera ces accidents par notre procédé si on veut bien, comme nous l'avons toujours dit, le réserver aux cas de glaucome chronique.

(1) N.-B. — Pour éviter l'infection, si fréquente après la trépanation, HOLTH vient de conseiller « A new technic in punch forceps sclerectomy for *Chronic glaucoma : tangential and extra limbal* ». (*British Journal of Ophtalmology*, 1ᵉʳ déc. 1921). Dans cette technique il accepte tous les principes que j'ai posés en leur temps et il les réalise à l'aide d'une opération compliquée l'obligeant à introduire dans une chambre antérieure vide un emporte pièce susceptible de déchirer l'iris et de traumatiser le cristallin. Tout cela pour éviter l'infection, dont je n'ai pas vu un seul cas en employant mon procédé si facile et si innocent !

LIVRE II

De l'Hypotonie Oculaire. Son relèvement par le Colmatage

CHAPITRE PREMIER

De l'Hypotonie Oculaire en général

La tension normale de l'œil, mesurée au tonomètre de Schiötz, peut osciller de 16 à 27 millimètres ; nous sommes arrivé à ces chiffres en utilisant le tonomètre selon toutes les précautions classiques ; sur 60 sujets normaux, les tensions les plus habituelles sont comprises entre 18 et 23 ; nos chiffres nous paraissent d'ailleurs d'autant plus acceptables que Langenhan (1) indique une moyenne de 18 à 27, et, que, d'après Magitot, la tension normale est comprise entre 15 et 25.

Wegner, sur 100 yeux, donne comme limite extrême 13 et 30, Œding, sur 122 yeux 13,5 et 27 millimètres. Nous pensons que les yeux dont la tension est au dessous de 16 sont hypotones ; nous en avons trouvé un certain nombre dans nos études sur ce sujet et nous dirons plus loin dans

(1) Langenhan. Sur l'ophtalmotonométrie. *Zeit. f. Augenh.* XIII, janvier 1910.

quelles conditions ; avec Morax, nous acceptons comme limite de la tension normale 16 et 25 millimètres.

A quoi sont dues ces variations de la tension chez les sujets normaux, ces variations dites physiologiques? Il ne nous a pas paru qu'il y ait relation constante entre la tension artérielle générale et la tension intra-oculaire, comme l'indique Magitot. Par contre, il est indéniable, et nous l'avons souvent constaté, que, chez un même sujet, la tension du matin est, d'une façon générale, un peu plus élevée que celle du soir. Ces oscillations quotidienne semblent, du reste, petites. Beaucoup plus marquées sont celles que l'on obtient par des palpations répétées, par les petits massages du globe faits par l'oculiste, ou le malade lui-même. C'est pourquoi il est de la plus grande importance de ne pas essayer les mensurations, par la méthode digitale, avant de se servir du tonomètre. Combien de fois nous avons remarqué l'hypotension ainsi provoquée dans les cliniques où l'on fait de l'enseignement et où un grand nombre d'élèves font des examens successifs. Plusieurs auteurs ont déjà insisté sur ce point et ont même fait, du massage du globe, un moyen thérapeutique contre l'hypertension, moyen peu efficace car l'hypotension ainsi obtenue est d'une durée d'environ 15 minutes (Knapp). Le climat, les régions, le sexe, les races, ont peut-être une action sur les variations physiologiques de la tension, mais des recherches plus complètes restent à faire sur ce point encore assez obscur.

Il importe ici de signaler que, même avec une grande habitude du tonomètre de Schiötz, il n'est que trop facile de faire une mensuration erronée et nous devons insister sur la facilité avec laquelle on peut prendre un œil hypotone pour un œil normal; c'est en plus, en effet, que les erreurs sont communément commises.

Il faut d'abord se méfier des yeux dont la pupille est très dilatée; l'iris en se jetant sur l'angle de filtration bouche les voies d'excrétion et l'indication du tonomètre en est augmentée d'autant; la lumière vive en resserrant la pupille agit d'une façon inverse; de même, d'après GROENHOLM, la lecture diminue la tension d'un œil glaucomateux par la contraction pupillaire qu'elle provoque.

D'autre part, MAGITOT et BAILLART ont remarqué que l'occlusion brusque des paupières entraîne immédiatement dans la tension une hausse importante et que la contraction des muscles extrinsèques entraîne une augmentation de tension très appréciable; il arrive souvent pendant les mensurations qu'un malade, en apparence très docile, contracte les quatre muscles droits comme le font certains opérés de cataracte, qui chassent le vitré dans la plaie opératoire. Il faut, pour avoir la vraie tension, que le malade soit bien insensibilisé par l'holocaïne ou la stovaïne; nous n'utilisons pas la cocaïne qui diminue certainement la tension de l'œil. Il importe que, grâce à cette anesthésie, le malade soit bien détendu, ne fasse aucun effort ni avec les paupières ni avec les muscles droits; il convient en outre que sa pupille soit à l'état de dilatation moyenne et pour cela il est bon de la soumettre à un bon éclairage naturel ou artificiel.

Il faudra s'appliquer à mesurer la tension d'un seul coup et, s'il faut y revenir, ne pas oublier que chaque pesée, en vidant plus ou moins le globe de l'œil, entraîne une diminution du tonus.

En maniant ainsi avec précaution le tonomètre de SCHIÖTZ on évitera toutes les causes d'erreur, excepté celle qui tient à la rigidité de la coque oculaire, rigidité qui chez les vieillards prend souvent une très grande importance et doit fausser les résultats ; ce n'est que lorsque la coque oculaire a une rigidité normale et sur un sujet docile, qu'on aura la tension exacte de l'œil, c'est à dire la pression du contenu sur le contenant.

Dans ces conditions un observateur attentif rencontrera assez souvent l'hypotonie sur laquelle, dans cet ouvrage, nous appelons particulièrement l'attention.

Cette hypotonie est un symptôme morbide comme l'hypertonie et en l'étudiant on sort de l'étude des variations physiologiques de la tension pour arriver à celle de ses variations pathologiques qui méritent toute la sollicitude des oculistes. Ces variations pathologiques dépendent de l'état général du sujet ou de l'état de son œil.

Il est certain que l'état général des sujets peut influer sur le tonus oculaire en dehors de toute affection locale ; assez souvent nous avons constaté une baisse de la tension chez les sujets affaiblis, chez les grands malades ou des convalescents ; la tension remontait aussitôt que leur état général s'améliorait. Nous avons même constaté de pareils faits chez les animaux et nous pouvons citer les observations de deux lapins, en expérimentation dans notre laboratoire. Chez le premier une hypotonie très marquée des deux yeux se produit brusquement sans qu'aucune cause oculaire ne puisse être alléguée, du moins pour l'œil gauche, puisque nous n'avions expérimenté que son œil droit. Jusque là la tension était de 22 pour chaque œil ; subitement elle tombe à 15. En même temps, l'on constaste des blessures paraissant dues à des coups de griffes s'étendant à tout le train postérieur ; les jours suivants, lymphangite de toute cette région. Le lapin maigrit, nous croyons qu'il va mourir. La tension des deux yeux tombe à 13. On le met alors seul dans une cage. Son état s'améliore rapidement et la tension revient vite à 22-23. Chez le second, la tension se maintient à environ 25. Il devient malade et dépérit vite. La tension baisse progressivement et lorsque, quelques jours après, nous le sacrifions, la tension n'est plus que de 15. Ce que nous avons constaté chez ces deux lapins, est absolument ce qu'on observe chez les malades. Il paraît, d'ailleurs, établi qu'avant la mort l'hypotension devient encore beaucoup plus manifeste.

L'état général peut donc influer sur la tension oculaire. Mais l'état local de l'œil, les troubles de nutrition qui évoluent lentement dans les membranes, les troubles nerveux, les traumatismes du globe sont la cause la plus fréquente de l'abaissement du tonus et nous allons en donner la preuve en étudiant ici, dans un paragraphe spécial, l'ophtalmomalacie.

1° De l'Ophtalmomalacie

L'ophtalmomalacie a pour symptôme capital l'hypotonie, de même que le glaucome a pour signe majeur et fondamental l'hypertonie; dans le glaucome le tonus élevé n'est pas tout, l'affection est caractérisée par d'autres signes qui lui donnent son individualité, nous voulons dire la perte rapide du sens lumineux différentiel, la conservation prolongée du sens lumineux absolu et du sens chromatique, les cercles colorés, le rétrécissement visuel du côté nasal, le scotome de BJERRUM. Les yeux durs qui ne présentent pas ces signes et n'ont du glaucome que l'hypertension sont les faux glaucomes, ils sont consécutifs à des lésions locales de l'œil, hémorragies profuses, iritis ancienne, néoplasme, etc., etc...

Il en est de même pour l'ophtalmomalacie, elle peut être essentielle, typique, ou bien coïncider avec des lésions oculaires diverses préparant et entraînant la destruction du globe. L'ophtalmomalacie essentielle est caractérisée par une diminution de la tension dépendant surtout de l'état général du sujet, ou d'une lésion locale entraînant un trouble dans le fonctionnement de la glande de l'humeur aqueuse, c'est la véritable *ophtalmomalacie*, l'autre est la fausse *ophtalmomalacie* dont la symptomatologie et le pronostic sont traversés par des désordres de toute sorte, dégénérescence spécifique ou bacillaire de la cornée, infection chronique des membranes profondes. Nous ne décrirons ici que l'ophtalmomalacie essentielle et son symptôme capital l'hypotonie.

Une première question se pose : jusqu'à quel degré faut-il que la tension d'un œil tombe pour qu'il y ait hypotonie? Nous considérons qu'un œil est hypotone lorsque sa tension, prise soigneusement au tonomètre de Schiötz, est au dessous de 16 ; un œil qui a une tension de 15 ou au dessous est un œil malade, il présente le signe fondamental de l'ophtalmomalacie, il est ramolli et souffre nettement dans sa nutrition.

L'histoire de l'ophtalmomalacie est récente; c'est DE GRAEFE (1) qui a écrit le premier travail sur ce sujet en 1866 et PANAS (2) lui a consacré un mémoire adressé à la Société de chirurgie en 1868, mémoire dans lequel il

(1) DE GRAEFE *Arch. f. Ophtal.* 1866. XII, 2 p. 256-261.
(2) PANAS. *Mémoires de la Société de Chirurgie,* 1868. — DE WECKER. *Traité d'Ophtal.* T. II. 1886.

analyse tous les travaux antérieurs ; plus tard avec les observations de Nagel (1) de Landesberg (2), de Swanzy (3) on étudie la pathogénie de l'affection et ce dernier auteur admet le décollement du corps vitré comme raison principale de l'hypotonie. On rapproche l'ophtalmomalacie, la phtisie essentielle de de Græfe, des névroses oculaires (Desmarres) et bientôt les théories sécrétoires et vasomotrices de Donders sont très justement utilisées pour expliquer l'hypotonie quand il y a insuffisance de la sécrétion et l'hypertonie ou glaucome quand il y a exagération sécrétoire. C'est en examinant la question sous cet aspect que de Wecker (4) décrit l'ophtalmomalacie sous le nom de phtisie transitoire.

Schmidt-Rimpler (5) en 1883 signale des lésions méningées, des désordes du système nerveux ayant par action réflexe retenti sur l'œil, Borthen (6), en 1896, Sagarine (7), en 1893, Strzeminski (8), en 1896, Ferraez (9) dans sa thèse en 1896, Lor (10), en 1902, Treacher-Collins (11) publient des observations qui s'appliquent à préciser l'étiologie de l'affection.

Nous devons ici remarquer le travail de Treacher-Collins sur l'hypotonie par contusion ; il établit que cette

(1) Nagel. Arch. f. Ophtal. Bd. XIII, p. 407-412, 1867.

(2) Landesberg. Arch. f. Ophtal. Bd. XVII, t. i, p. 308, 1871.

(3) Swanzy. Ann. d'Ocul. t. LXIV, p. 212-219, 1870.

(4) De Wecker et Landolt. Traité d'ophtalmologie, t. II, p. 715.

(5) Schmidt-Rimpler, Græfe-Sæmisch. t. V, p. 154, 1875.

(6) Borthen. Rev. gén. d'Ophtal. 1886, p. 1, 12.

(7) Sagarine. Wieslnik Ophtalmoguii, Kieff. 1893, p. 126.

(8) Strzeminski. Rev. d'Ophtal. XVIII, p. 206 à 210, 1896. — Ein Fall von essentieller Ophtalmomalacie. V. Græf's Arch. f. Ophtal., 1898, t XLVII.

(9) Ferraez. L'Ophtalmomalacie. Thèse de Paris, 1896.

(10) Lor. A propos d'un cas d'ophtalmomalacie essentielle. Communication à la Société Belge d'Ophtalmologie, Avril 1902

(11) Treacher-Collins. L'Hypotonie par contusion. The Ophtalmoscope, vol. XIV, Juin 1916.

hypotonie peut être la conséquence d'une diminution
dans la sécrétion intra-oculaire et que l'hypo-sécrétion
peut dépendre :

1° d'une inhibition nerveuse ;

2° de troubles vasculaires ;

3° de lésions épithéliales.

TREACHER-COLLINS pense que l'hypotonie peut également
résulter d'une augmentation de l'excrétion, sous l'influence d'une pression continue sur le globe, ou de la
rupture partielle de la sclérotique au niveau du ligament
pectiné.

Nous avons voulu nous faire une opinion personnelle
sur le mécanisme de l'hypotonie à la suite des lésions
locales de l'œil et nous avons cherché à compléter les
connaissances, que nous devons à la clinique sur ce
point, par une étude expérimentale.

Voici d'abord deux faits récemment observés qui nous
ont paru dignes d'attention.

Obs. 18. — *Optalmomalacie traumatique consécutive à une contusion de
la région ciliaire.* — R..., 16 ans, regardant un de ses camarades tirer dans
une baraque de foire, reçut tout à coup une blessure à l'œil droit. Il
pense que la balle après avoir ricoché sur un obstacle peu éloigné est
venue l'atteindre du côté droit.

Le 12 octobre, soit 24 heures après, on constate : rougeur diffuse de
la région rétro-limbique sur cinq heures environ, chambre antérieure
aux trois quarts remplie de sang, l'œil est très mou et nous pensons à
une plaie pénétrante. Examen à l'électro-aimant géant de VOLKMANN
négatif.

13 octobre. — Hypohéma un peu réduit. Examen radiographique
négatif. Atropine prescrite.

$$T \quad O D = 12^{mm}$$

14 octobre. — Hypohéma presque entièrement résorbé mais chambre antérieure remplie d'un liquide louche.

$$V \quad O D = 1/2 \text{ inaméliorable.}$$
$$V \quad O G = 10/10 \text{ s. c.}$$
$$T \quad O D = 12^{mm}$$
$$T \quad O G = 25^{mm}$$

Le 15 octobre.   T   O D = 12 ^{mm}
                        T   O G = 23 ^{mm}

Le 17 octobre.   T   O D = 15 ^{mm}
                        T   O G = 25 ^{mm}

Le 19 octobre.   T   O D = 25 ^{mm}
                        T   O G = 20 ^{mm}

A ce moment, la tension est normalisée et même un peu supérieure à celle de l'œil congénère par suite du traitement par l'atropine.

On profite de la mydriase pour faire un examen à l'ophtalmoscope de Thorner et on constate la présence d'une petite hémorragie sur le trajet d'une veine papillaire nasale. Aucune autre lésion.

$$O D \quad V = 2\,3$$

Voici donc un cas très net d'affaissement du tonus consécutif à un traumatisme de la région ciliaire, traumatisme assez important pour entraîner une hémorragie de la chambre antérieure et des membranes profondes.

Retour spontané à la tension normale sous l'influence de l'atropine dans un délai de sept jours.

Obs. 19. — M. B.., Georges, âgé de 23 ans, frappeur, est blessé à l'œil gauche, le vendredi 10 juin, dans les circonstances suivantes :

Ce jour à 4 h. 1/2 du soir, en frappant sur une tranche d'acier, avec un marteau, il sentit une vive douleur à l'œil gauche et eut l'impression qu'un petit éclat d'acier venait de pénétrer dans cet œil. La douleur resta vive pendant 30 minutes Il voyait trouble.

Il vient le lundi à la clinique. On constate sur l'œil gauche une toute petite plaie conjonctivo-sclérale (visible surtout à l'éclairage oblique) longue de 3 à 4 ^{mm} et située à 2 ^{mm} en arrière du limbe sur 8 heures environ. L'œil est le siège d'une rougeur périkératique modérée, larmoiement et photophobie très légers. Nous pensons aussitôt à la présence d'un corps étranger intra-oculaire. Milieux transparents très éclairables, aucune hémorragie intra-oculaire, fond d'œil très visible, aucune trace de lésion à l'ophtalmoscope. Nous faisons une application de l'électro-aimant de Volkmann qui donne un résultat négatif.

La skiascopie indique pour l'O G une myopie de 3 dioptries qui, après correction, donne une acuité égale à *l'unité*.

$$O D \quad emmetrope \quad V = 1$$

L'œil gauche est tellement mou que l'application du tonomètre est inutile.

$$O D \quad T = normale$$

On prescrit de l'atropine. Pendant trois jours l'œil gauche reste très hypotone, la tension remonte à partir du 4ᵉ jour.

Le 15. — Le malade revient avec un examen radiographique négatif. Au tonomètre T O G = 25 ^{mm}.

Le 18. — La plaie linéaire est toujours visible entourée d'une légère marque rouge, indolence complète, pupille large, dilatée par l'atropine. L'ora-serrata du côté traumatisé examinée avec soin ne laisse voir aucune lésion.

$$T \; O G = 25 \; ^{mm}$$
$$T \; O D = 30 \; ^{mm}$$

Le 20. — Même état. La myopie a diminué = 2 d.

Le 23. — Plaie cicatrisée.

Le 26. — T O G = 25 ^{mm}.

La myopie a complètement disparu; emmetropie à la skiascopie V = 1 s. c. Guérison.

Pour bien pénétrer le mécanisme de ces faits cliniques nous avons fait, avec le Dr PESME, quelques expériences qu'il ne sera pas inutile de résumer ici.

Première expérience. — A un lapin âgé de plus de six mois nous avons fait une piqûre rapide avec une aiguille bien acérée, en plein corps ciliaire, sans faire sortir aucun liquide de l'œil, ni humeur aqueuse, ni corps vitré.

Immédiatement après cette piqûre, cette tension, qui était de 20 millimètres, tombe à un degré non mesurable et, 24 heures après, la tension n'était pas encore remontée à la normale; elle était de 10 millimètres.

Deux jours après la piqure, elle était revenue à 20 millimètres.

Deuxième expérience. — Nous faisons à un autre lapin du même âge une piqûre moins profonde dans la région ciliaire; une hypotonie non mesurable apparaît immédiatement. Le lendemain la tension est encore revenue presque à la normale. Entre la durée de l'hypotonie dans les première et deuxième expériences et la profondeur, l'importance de la piqûre dans les deux cas, il existe une concordance parfaite. La piqûre la plus profonde a entraîné l'hypotonie la plus longue.

Il y a, d'ailleurs, entre les lésions provoquées chez le lapin et celles qui sont relatées dans nos faits cliniques une analogie frappante ; c'est bien la lésion du corps ciliaire qui est la cause de l'hypotonie ; si nous essayons d'en pénétrer le mécanisme nous pouvons expliquer cet effacement du tonus oculaire par deux phénomèmes endoculaires ; 1° la vaso-constriction ; 2° l'inhibition de la fonction glandulaire.

La glande ne secrète bien qu'à l'état de vaso-dilatation et la vaso-constriction réflexe suffit évidemment à supprimer déjà la plus grande partie de l'humeur aqueuse ; mais la vaso-constriction chez le lapin, comme chez nos malades, ne dure pas et si la glande n'était pas lésée, le tonus serait vite rétabli ; il ne redevient normal que lorsque la glande, guérie de sa lésion, reprend intégralement ses fonctions.

Nous avons la preuve que la piqûre de la région ciliaire est nécessaire pour entraîner l'hypotonie dans une troisième expérience que voici :

Troisième expérience. — Sur un lapin non anesthésié nous frappons violemment la cornée avec un ressort en acier flexible ; l'animal paraît éprouver une vive douleur, dans ce cas l'hypotonie n'apparaît pas ; mesurée séance tenante, après quelques minutes d'attente, la tension reste normale, elle aurait au contraire une tendance à s'accroître. Le Dr Pesme a de son côté fait ces expériences, que nous avons renouvelées ensemble, le fait est régulier et constant la blessure douloureuse chez le lapin n'entraîne d'hypotonie que si elle intéresse le corps ciliaire, c'est à dire la région même de la glande de l'humeur aqueuse.

Magitot (1) a écrit un très intéressant travail sur les variations traumatiques de la tension oculaire ; il a noté tantôt de l'hypertension, tantôt de l'hypotension ; sur 10 malades il a observé de l'hypertension chez les cinq premiers et de l'hypotension chez les cinq derniers.

L'étude des cinq derniers faits nous montre : dans l'observation VI, de la myopie traumatique ; dans l'observation VII, une lésion des nerfs ciliaires dans le trajet rétrobulbaire ; dans l'observation VIII, une blessure de la conjonctive bulbaire dans le limbe, avec un éclat de pierre ; dans l'observation IX, un traumatisme qui a contusionné à la fois le rebord orbitaire et l'œil ; un pareil traumatisme a dû nécessairement frapper l'œil au niveau de la région ciliaire ; enfin, dans l'observation X, où il y eut une véritable ophtalmomalacie qui dura plus d'un mois, il s'agit d'un corps étranger entré dans l'œil par la conjonctive bulbaire en avant de la caroncule, c'est à dire ayant très vraisemblablement traversé la région ciliaire. Dans les cinq premières observations, il est question de traumatisme ayant entraîné de véritables hématomes orbitaires ou des épanchements sanguins intra-oculaires, capables d'expliquer l'hypertension, selon le mécanisme ordinaire du glaucome traumatique.

Il semble donc bien que les hypotonies constatées par notre distingué collègue (1) peuvent s'expliquer par des lésions de la région ciliaire entraînant une vaso-constriction réflexe et retentissant directement sur la glande de l'humeur aqueuse. L'opinion que nous défendons ici est

(1) Magitot. Quelques variations traumatiques de la tension oculaire. Ann. d'Ocul., p. 1, 1918. — Deux types de modifications traumatiques de la tension oculaire. Ann. d'Ocul., p. 65, 1918.

celle de SCHIRMER (1), auteur d'un intéressant travail sur l'hypotonie, qu'il considère comme un symptôme constant des désordres du corps ciliaire et qu'il explique par la diminution de la sécrétion de l'humeur aqueuse.

Une pareille explication, qui est la nôtre, ne saurait convenir à MAGITOT pour lequel « il n'existe aucun lien de « parenté entre le problème physiologique de l'humeur « aqueuse et celui de la tension oculaire. » Notre confrère trouve un argument très important, pour sa cause, dans ce fait que l'hypotension atteint son maximum tout de de suite après le traumatisme, alors que l'humeur aqueuse n'a pu être tarie. Nous répondons à MAGITOT que l'hypotension est immédiate parce que le choc sur la région ciliaire entraîne à l'instant même une vaso-constriction intense, l'œil se vide de son contenu et comme au même moment, autant par l'inhibition des nerfs sécréteurs (HUDENHAIN), que par la vaso-constriction, la sécrétion s'arrête plus ou moins complètement, l'hypotonie est sur le champ réalisée ; elle est rapide comme la vaso-constriction elle-même et elle dure d'autant plus longtemps que la sécrétion de l'humeur aqueuse est plus atteinte par le choc inhibiteur.

En vérité, nous ne voyons là rien d'obscur et surtout rien qui puisse autoriser MAGITOT à déclarer « subver- « sives les théories qui prétendent attribuer à la perméa- « bilité plus ou moins grande de l'angle irido-cornéen « et au cercle de SCHLEMM une influence sur la tension « oculaire. »

Ce sont les théories de MAGITOT qui sont subversives;

---

(1) SCHIRMER. L'Hypotonie, symptôme constant des inflammations du corps ciliaire. V. *Graefes Arch. f. Augenh.* LXXIV, mars 1910.

elles sont en désaccord avec l'anatomie normale de l'angle irido-cornéen, où le microscope montre l'existence d'un filtre, avec les plus solides expériences de physiologie et ce qui est d'une gravité exceptionnelle, avec la pathologie oculaire tout entière ; il suffit de réfléchir au mécanisme selon lequel se produit le glaucome secondaire dans la séclusion pupillaire pour être convaincu et il suffit aussi de constater qu'en ouvrant l'angle de filtration par le procédé maintenant classique de la fistulisation, on abaisse le tonus de l'œil, tandis qu'on l'élève en créant en face de cet angle et du canal de SCHLEMM une cuirasse fibreuse imperméable à la filtration. Toutes les théories qui expliquent l'hypertension glaucomateuse et l'hypotonie sont allées lentement vers la clarté ; elles sont claires maintenant ; pourquoi les obscurcir ?

Nous croyons pouvoir conclure de tout ce qui précède que l'hypotonie est sous la dépendance de deux facteurs principaux : 1° une lésion locale intéressant le corps ciliaire, 2° un trouble nerveux capable d'altérer la sécrétion de l'humeur aqueuse.

Ces deux considérations dominent la question de la pathogénie de l'ophtalmomalacie qu'il convient maintenant de préciser.

Pathogénie. — De même que le glaucome est tout d'abord sous la dépendance d'une excitation nerveuse augmentant la sécrétion de l'humeur aqueuse, de même l'hypotonie dépend d'une excitation nerveuse contraire entraînant la vaso-constriction et diminuant la sécrétion de l'humeur aqueuse.

Un glaucomateux est un homme nerveux, émotif, vigoureux, congestionné, subissant les poussées intempestives de l'hypersympathicotonie ; un sujet atteint d'ophtalmomalacie est fatigué, lassé, sans ressort, incapable de se défendre, il a de l'hyposympathicotonie ou de la vagotonie ; c'est un débile, ses glandes endocrines sont au dessous de leur fonctionnement régulier et la glande de l'humeur aqueuse chez lui est déficiente ; le centre cilio-spinal du sympathique ne fonctionne pas « et les rameaux sortis des intercostaux qui portent des esprits dans les yeux », selon Pourfour du Petit, sont hyposthénisés.

Chez un pareil sujet il suffira d'un traumatisme insignifiant pour jeter l'œil dans l'hypotonie et d'ailleurs, quand le traumatisme sera suffisant, surtout s'il porte sur la région ciliaire, même sur un sujet normal, l'hypotonie apparaîtra. Chesneau (1) a rapporté dans une maladie de Basedow un cas d'ophtalmomalacie qui montre bien le rôle de l'hyposympathicotonie.

Nous ne nous attarderons pas ici à analyser les travaux expérimentaux qui ont cherché à préciser l'action du sympathique et du trijumeau sur la nutrition de l'œil ; nous nous sommes suffisamment étendu sur ce point à propos de la pathogénie du glaucome ; il nous suffira de rapprocher les faits cliniques et les expériences que nous faisons connaître des données que nous devons aux physiologistes, pour conclure que l'œil hypotone est celui qui ne sécrète plus une quantité suffisante d'humeur aqueuse, ou qui ne garde pas suffisamment l'humeur aqueuse sécrétée. Il est bien entendu que nous parlons ici de l'*ophtalmomalacie essentielle.*

---

(1) Chesneau. Ophtalmomalacie et énophtalmie monolatérales aiguës dans une maladie de Basedow datant de 10 ans. *Ann. d'ocul.*, p. 315, 1911.

L'ophtalmomalacie qui se produit dans les kératites graves, interstitielles, tuberculeuses ou hérédo-syphilitiques, celle qui est consécutive à une plaie perforante étendue avec issue du corps vitré, à une opération de cataracte qui a mal tourné, celle qui résulte des ophtalmies graves, diphtérique ou blennorhagique, avec ulcère infectieux et perforation de la cornée, celle qui résulte de l'inflammation chronique des membranes profondes, choroïdite, chorio-rétinite, rétino-hyalite, irido-cyclite aiguë ou chronique, ces diverses formes d'ophtalmomalacie sont loin de notre sujet ; nous en écartons de même celles qui se produisent sous l'influence d'une infection générale à point de départ quelconque, utérin, vésical, intestinal ; toutes ces variétés d'ophtalmomalacie sont à l'ophtalmomalacie essentielle ce que les yeux durs sont au glaucome ; elles en diffèrent absolument, elles ont pour caractère majeur d'aboutir toutes à l'atrophie du globe, au moignon carré, quelquefois à l'élimination partielle et progressive de l'organe.

L'ophtalmomalacie essentielle, au contraire, s'entend d'un œil d'aspect normal, ne paraissant pas malade, qui tombe dans l'hypotonie parce que son système nerveux est défaillant et la glande de l'humeur aqueuse est insuffisante, que ces troubles nerveux résultent, d'ailleurs, d'une lésion sur le tronc du sympathique ou du trijumeau, ou qu'ils soient la conséquence d'une blessure du corps ciliaire.

C'est là l'hypotonie que nous avons en vue dans notre ouvrage ; en clinique elle est rare, peut-être, mais elle est surtout méconnue et nous la rencontrons à un degré plus ou moins accusé dans deux affections, ou sa présence n'a pas suffisamment frappé les ophtalmologistes : dans la myopie forte et dans le décollement de la rétine.

Nous avons étudié cliniquement l'hypotonie dans ces deux affections, car nous croyons qu'elle est un facteur morbide très intéressant, relevant de la thérapeutique et méritant par conséquent d'être recherché et combattu avec la plus grande attention.

2° Tension dans la myopie forte

A priori il ne faut pas s'étonner que l'œil myope soit hypotone ; chez lui la région ciliaire est tiraillée, fatiguée : nous savons depuis longtemps que le muscle ciliaire est atrophié et que la vascularisation qui l'entoure est déficiente ; c'est une raison pour que l'humeur aqueuse soit insuffisamment renouvelée ; l'observation clinique attentive, la tonométrie, bien mise à l'abri des causes d'erreur dont nous parlons plus haut, montrent que dans les cas de forte myopie, l'hypotonie est fréquente. En voici la preuve.

Pendant plus de 6 mois, tant à l'hôpital Saint-André, que dans notre clientèle, systématiquement et chaque fois que nous l'avons pu, nous avons mesuré la tension oculaire de tous les myopes présentant une myopie égale ou supérieure à 10 dioptries. Nous avons exclu de notre statistique tous ceux qui présentaient une affection aiguë, tous les yeux traumatisés, tous les cas l'iridocyclite, ainsi que les décollements de la rétine, que nous avons étudiés séparément.

Nous avons ainsi mesuré, avec le concours de notre assistant le D* Giffo (de Quimper), 53 myopes et nous sommes arrivés aux résultats suivants :

31 fois la tension était normale, c'est à dire qu'elle

variait entre 16 et 27 millimètres, la moyenne de ces
tensions normales se rapprochant plus souvent de la
limite minima 16, que chez les sujets normaux. Sur ces
34 cas, 32 fois la tension était sensiblement la même
pour les deux yeux, 2 fois elle présentait une différence
de 5 millimètres entre les deux yeux.

17 fois la tension était diminuée, c'est à dire qu'elle
était égale ou inférieure à 15, pour un ou pour les deux
yeux ; 11 fois elle variait de 13 à 15 millimètres ; 5 fois
elle était de 8 à 10 millimètres ; 1 fois elle était inférieure
à 5 millimètres.

Enfin, 2 fois nous l'avons trouvée supérieure à la
normale.

En résumé, dans les 2/3 de nos observations, la
tension était normale, dans 1/3 elle était diminuée ;
2 fois seulement elle était augmentée, c'est à dire dans
1/30 environ des cas observés.

On voit par là que l'hypertension est très rare chez
les myopes. Et nous pensons même qu'il ne faut pas
retenir les deux exemples que nous citons, car chez ces
deux malades, nous pouvons attribuer cette augmentation de la tension à des causes bien déterminées. L'une
de ces observations est celle d'une jeune fille qui sortait
depuis trois jours seulement d'un service de médecine
où elle avait été soignée pour méningite cérébro-spinale.
Elle se plaignait encore de céphalées. A l'examen ophtalmoscopique, on ne trouvait rien de spécial en dehors
des staphylomes assez étendus des deux yeux. A gauche,
V = 1/3 avec — 13 et T = 20. A droite, V = 1 4 avec — 14
et T = 32. Cette malade, qui devait revenir nous voir, ne
s'est jamais plus présentée à nous. La seconde observation est celle d'une femme de 46 ans. A droite, T = 50

et l'acuité visuelle est qualitative ; mais il s'agit d'un œil auquel on a fait l'extraction du cristallin ; plus tard, il avait été le siège d'un traumatisme sérieux. A gauche, $V = 1/10$ avec -22 et $T = 35$. Il existe un staphylome énorme et de grosses lésions de chorio-rétinite. Il s'agit donc ici, d'une femme myope présentant à droite, du glaucome secondaire et à gauche, du glaucome chronique. L'œil droit, est du reste, le siège de douleurs légères au niveau de la région ciliaire.

A ces deux exceptions près, toujours la tension était normale ou diminuée. Nous avons recherché si l'hypotension était proportionnelle à l'étendue ou à la gravité des lésions chorio-rétiniennes, au degré de myopie, à la baisse de l'acuité. Nous n'avons pas pu établir de rapports constants entre ces éléments. Bien souvent c'est l'œil le moins myope, celui qui a la meilleure acuité, qui est le plus hypotone. Mais presque toujours, l'hypotonie paraît coexister avec des troubles plus ou moins importants du vitré. C'est chez le myope, qui se plaint de fatigue oculaire, de mouches volantes, de scintillements, que l'on voit apparaître l'hypotonie, plus ou moins marquée. Sur les 17 cas d'hypotension que nous avons rencontrés, nous pourrions trouver plusieurs observations particulièrement digne d'attention. Nous nous bornerons à citer celle-ci :

Mlle A... présente une myopie de 12 dioptries avec astigmatisme conforme de 3 dioptries. OD $V = 2/3$ fort : OG $V = 2/3$. A gauche, staphylome annulaire non progressif ; à droite, staphylome conique ; légère atrophie rétinienne. Depuis quelque temps, la malade se plaint de mouches volantes très petites de l'œil droit. L'ophtalmoscopie ne révèle aucun trouble apparent du vitré. La tension de cet œil est très sensiblement diminuée : T = 12, tandis que T = 18 pour l'œil gauche, dont l'acuité est cependant légèrement inférieure.

La question de l'hypotonie du myope n'a pas encore été très étudiée; nous ne connaissons qu'un auteur dont les travaux concordent, sur ce point, avec les nôtres. Cet auteur est Cecchetto (1) qui a recherché les variations de la tension oculaire dans la scléro-choroïdite postérieure ; il affirme qu'en pareil cas la tension, toujours moindre que la normale, est environ de 13 millimètres; nous ne pensons pas que l'hypotonie en pareil cas soit aussi fréquente et il nous paraît contraire aux résultats fournis par la clinique, de croire que tout œil atteint de myopie forte, avec ou sans complications, est toujours un œil hypotone. Mais nous croyons que le symptôme hypotension est toujours, et tout spécialement chez les myopes, de très mauvais aloi. Chaque fois qu'il existe, il assombrit le pronostic et, s'il s'établit brusquement ou s'il augmente, en s'accompagnant de petits troubles du vitré, de mouches volantes, nous croyons qu'il faut tout mettre en œuvre pour lutter contre lui, pour le supprimer. C'est pourquoi nous croyons très dangereuse cette pratique de quelques ophtalmologistes qui font faire à tous les myopes, des instillations, répétées indéfiniment, de pilocarpine. Ils espèrent ainsi empêcher la distension des membranes enveloppantes du globe oculaire par la tension du contenu. Nous croyons que par cette manœuvre, ils favorisent l'hypotension et qu'ils hâtent le décollement de la rétine si redoutable et si fréquent.

(1) Cecchetto (de Parme). Variations de la tension oculaire dans la scléro-choroïdite postérieure. *Archivio di Ottalmologia*, Octobre 1911.

3° Tension de l'œil dans le décollement de la rétine

Gonin, dans son rapport sur la pathogénie et l'anatomie pathologique des décollements rétiniens, à la Société Française d'Ophtalmologie (mai 1920), écrit : « Les obser-« vateurs s'accordent à déclarer que la tension oculaire « est, dans la règle, normale à la période initiale du « décollement rétinien, et qu'elle présente, plus tard, une « hypotonie plus ou moins prononcée. » Il rappelle les statistiques d'Hortsmann et de Nordenson. Le premier, sur 106 cas, trouva 60 fois une tension normale et 46 fois, de l'hypotonie; le second, sur 62 cas, trouva toujours la tension normale au début, et 58 fois, de l'hypotonie, dans la suite ; 4 fois, il remarqua, au contraire, un début de glaucome. Gonin ajoute : « que la cyclite avec forte « hypotension est une complication que l'on observe « dans les premières semaines ou les premiers mois, « après l'apparition du décollement. »

Nous ne croyons pas que ce soit l'exacte vérité. Comme ces auteurs, nous avons trouvé une tension normale au début des décollements de la rétine, en ce sens que le tonomètre donnait une tension égale ou supérieure à 16 millimètres, chiffre que nous avons accepté comme la limite minima de la tension chez les yeux normaux. Mais bien souvent, dans la moitié des cas environ, l'œil présentant le décollement était moins tendu que l'autre, au début même de l'affection, pour devenir ensuite, dans les semaines qui suivent, franchement hypotone. L'observation 15, donnée plus loin, est un exemple de ce fait. Mlle B..., au sixième jour de son décollement de la rétine de l'œil gauche, a de cet œil une tension de 22; mais l'œil droit a une tension de 27. Il semble donc bien que déjà, malgré ce chiffre de 22, on peut considérer que cet œil est relativement hypotone ; cette hypotonie va du reste augmenter dans la suite, malgré le traitement. La marche de l'hypotension chez cette malade est celle que nous avons le plus souvent constatée dans les décollements, lorsque nous les avons vus aussitôt après l'accident. La lecture des observations que nous donnerons plus loin, en fournira des preuves suffisantes.

Gonin, à la fin du chapitre sur l'étude des conditions premières du décollement rétinien, conclut : « La thérapie « dirigée contre le décollement rétinien idiopathique « devra tendre avant tout, sinon à supprimer, du moins « à diminuer ou si possible à contre-balancer les trac- « tions exercées par le corps vitré sur la surface de la « rétine. » D'après lui, les décollements rétiniens sont dus à la déchirure et à l'attraction de la rétine par le corps vitré modifié et il croit que le déficit de la vascula- risation de l'uvée antérieure est la cause de cette modifi- cation. Que l'attraction à laquelle Gonin fait jouer le rôle si important soit l'agent producteur du décollement ou que, comme nous le croyons, avec Roemmann, la cause essentielle soit le ramollissement du vitré, il n'en reste pas moins que les modifications du vitré dans sa consis- tance, sa situation, son volume, existent toujours dans cette affection.

Mais alors ne paraît-il pas rationnel de s'opposer à ces modifications pathologiques en luttant contre l'hypoten- sion? De même, pour éviter tous ces accidents auxquels sont exposés les yeux myopes, ces atrophies de la rétine signalés chez eux par Leber et Hansen, ne faut-il pas ramener la tension intra-oculaire défaillante à la normale?

Il y aurait même à étudier la tension des yeux atteints d'hémorragies rétiniennes, d'apoplexie du corps vitré, pour voir s'il n'y a pas chez eux une relation entre la rupture vasculaire et la tension de l'organe ; il y aurait lieu de rechercher également si les yeux myopes dont le cristallin commence à s'opacifier sont normaux comme tension et si ceux qui reçoivent les atteintes nocives des agents microbiens et des toxines ne sont pas des yeux dont la tension abaissée indique une résistance moindre. Ce sont là autant de sujets de recherches que nous livrons aux méditations de nos confrères ; l'œil qui tombe en défaillance, en hypotonie, dans un organisme fatigué, souillé par des produits quelconques, est un œil en état de réceptivité à l'égard de ces produits toxiques qu'il appelle à lui, en quelque sorte, par sa défaillance même, par la diminution de son tonus.

Cette hypotonie, il appartient à l'oculiste, dans une mesure que l'avenir précisera, de la combattre et de la faire disparaître. Comment ?

CHAPITRE II

Moyens de relever la Tension Oculaire

1° Moyens médicaux

Je ne dirai rien des médicaments capables d'augmenter la tension de l'œil ; sans doute un œil prédisposé au glaucome pourra être influencé dans ce sens par l'atropine, mais je ne crois pas qu'un œil hypotendu, dont les voies d'excrétion sont libres et largement ouvertes, puisse bénéficier de l'instillation de l'atropine, ni d'aucun autre collyre, au point de vue du relèvement de la tension et sous ce rapport nous sommes bien d'accord avec les résultats exposés par Fournière (1) dans ses recherches cliniques sur l'emploi du tonomètre de Schiötz.

2° Moyens expérimentaux

Après les médicaments, nous devons rappeler l'enseignement des physiologistes qui signalent l'excitation du ganglion cervical supérieur, du bulbe, de la moëlle, du trijumeau, la ligature des veines jugulaires comme capables d'augmenter la tension de l'œil ; mais nous ne croyons pas que la thérapeutique puisse bénéficier de ces différents procédés. Nous en dirons autant de la diather-

(1) A. Fournière. *Ann. d'ocul.*, janvier 1913.

mie, qui, dans quelques cas d'iridocyclite avec hypotonie, a pu, d'après CLAUSNIGER (1), donner à un œil sa tension normale.

Nous pensons que pour relever la tension de l'œil, comme pour l'abaisser, il faut s'adresser aux voies de filtration ; pour abaisser le tonus il faut élargir ces voies, pour l'élever il faut les fermer ; et c'est là d'ailleurs ce qu'ont bien compris les auteurs qui se sont occupés du glaucome expérimental.

WEBER a le premier obturé l'angle de filtration en injectant de l'huile d'olive dans la chambre antérieure, URIBE-TROXCOSO a cherché le même résultat en injectant dans le globe des matières albumineuses ; SCHÖLER (2) a tenté d'obturer sur le lapin les voies de filtration, non pas de dedans en dehors, mais en agissant sur la surface antérieure du globe ; à l'aide d'une aiguille rougie, il brûle profondément le limbe scléro-cornéen sur tout son pourtour, ainsi qu'une zone sclérale adjacente, mais il n'a pas obtenu par ce moyen d'hypertension durable ; après une heure environ, l'hypertension fait place à l'hypotonie ; il se produit en outre une insensibilité de la cornée qui nous paraîtrait très fâcheuse sur un malade. HEILBRALN a combiné des injections d'huile de WEBER avec les cautérisations de SCHÖLER et obtenu, après inflammation intense, une hypertonie qui dure trois mois ; mais ce sont surtout les travaux relativement anciens de BENTZEN et ceux plus récents de PARISOTTI (3) qui ont montré la

<hr>

(1) CLAUSNIGER. L'influence de la diathermie sur la tension intra-oculaire. *Klin. Monatsbl. f. Augenh.*, juin 1912.

(2) SCHÖLER. Étude expérimentale sur l'excrétion des liquides intra-oculaires. *Arch. f. Ophtal.*, t. XXV, fasc. 1.

(3) PARISOTTI. *Soc. franç. d'ophtal.*, 1911.

possibilité de créer expérimentalement le glaucome (voir
Gama Pinto, art. Glaucome. *Encycl. Française d'Ophtalmologie*).

Bentzen a provoqué la soudure de Knies en introduisant
un crochet courbe dans la chambre antérieure et en
grattant sur tout son pourtour l'angle de filtration ; il a
obtenu ainsi l'hypertension oculaire ; l'augmentation de
tension commence aussitôt après l'opération, excepté les
cas dans lesquels une kératite se développe et maintient
la tension au dessous de la normale ; dans ces cas,
l'augmentation de tension commence après la guérison
de la kératite.

De même, Parisotti a pu créer le glaucome expérimental en faisant une électrolyse pénétrante dans la
région de l'angle irien ; il a ainsi enflammé l'iris et fermé
la rigole de Fontana.

Tous ces moyens sont intéressants à considérer au
point de vue expérimental, mais ils comportent des
opérations trop laborieuses pour mériter de sortir du
domaine de l'expérimentation. Aucun de nous ne vou-
drait, par de telles manœuvres, provoquer la soudure de
l'angle irien chez un malade.

Il importe si nous voulons relever la tension d'un œil
hypotone, d'obtenir ce résultat à l'aide d'un moyen
simple, bien réglé, exempt de dangers.

Le moyen que je propose consiste à créer autour de la
coque oculaire au niveau de l'angle de filtration, une
cuirasse, plus ou moins épaisse, de tissu fibreux dont les
mailles denses, privées de vaisseaux ne puissent recevoir
le liquide qui passe, à ce niveau, de la chambre antérieure sous la conjonctive. Il n'y a pour cela qu'à imiter
la nature, qui, sur ce point particulier, m'a donné récem-

ment deux magistrales leçons sous la forme des observations que voici :

Obs. 20. — *Phénomènes glaucomateux dus à un épaississement de la sclérotique antérieure consécutif à l'ablation d'un épithélioma.* — J. C..., âgé de 68 ans, sabotier à La Réole, a déjà fait plusieurs séjours dans notre service de l'hôpital Saint-André et nous ne croyons pas sans intérêt de relater ici son observation complète.

Il y a dix ans environ, il présenta un épithélioma de la paupière inférieure droite. La tumeur, de la grosseur d'une noisette, fut largement excisée et la perte de substance fut réparée par un lambeau pris sur la joue... A la suite de cette première intervention, le malade ne nota aucun trouble de la vision et se crut, pendant plusieurs années, guéri de son mal. Il y a un an et demi qu'une récidive de la tumeur l'a ramené à l'hôpital, nous avons dû pratiquer une nouvelle ablation large de la paupière inférieure, suivie d'une blépharoplastie par pivotement d'un nouveau lambeau pris sur la joue. Au cours de cette intervention, la conjonctive bulbaire fut largement réséquée dans la région inférieure et dans la région externe du globe oculaire. Les suites opératoires n'ont rien présenté d'anormal et le malade nous a quitté complètement guéri au bout de quelques semaines. A ce moment encore, la vision de l'œil droit était très bonne. Il n'y avait évidemment plus de cul de sac conjonctival ni en bas ni en dehors. A ce niveau le lambeau de peau s'appliquait directement sur le globe oculaire; néanmoins les mouvements du globe s'effectuaient sans aucune gêne et le malade n'éprouvait aucune douleur.

C'est seulement quelques mois plus tard que les premiers troubles oculaires font leur apparition. La vision de l'œil droit devient de plus en plus mauvaise en même temps que de violentes douleurs oculaires tourmentent le malade, qui revient alors nous consulter le 20 octobre 1913.

L'œil gauche, parfaitement normal, jouit d'une acuité de 5,6 après correction d'une hypermétropie de 1,50. A droite, la fente palpébrale est très réduite, surtout au niveau de l'angle externe; la rétraction des paupières est due à un symblépharon presque total, mais surtout accusé en bas et en dehors. La conjonctive est épaissie, très vascularisée, surtout au niveau de l'angle interne ; les vaisseaux profonds sont eux-mêmes très congestionnés. La cornée, parfaitement transparente a conservé toute sa sensibilité; la chambre antérieure est basse. L'humeur aqueuse présente un trouble notable qui rend difficile l'examen à l'ophtalmoscope. Le fond d'œil paraît intact. Le champ visuel est rétréci en dehors et en haut. L'acuité de cet œil n'égale plus que 1/200 environ. Le symblépharon empêche l'examen au tonomètre de Schiötz et la tension, prise au doigt, est estimée à T + 2. L'exploration digitale nous fait découvrir, autour du globe oculaire, en haut, en bas et en dehors la présence d'une coque de tissu fibreux d'une grande dureté. Le globe est entouré de cette coque comme d'une gangue. La présence de ce tissu cicatriciel s'explique bien par les interventions répétées que le malade a dû subir au niveau de cette région.

Nous n'hésitons pas à établir une relation de cause à effet entre l'existence de la gangue cicatricielle et l'hypertension du globe oculaire. C'est par suite du bloquage des voies d'excrétion antérieures que le globe droit est devenu dur et douloureux. La pilocarpine ne produisant aucune amélioration, une iridectomie est pratiquée, le 23 octobre. Le globe, bien détendu au moment de l'opération, reprend sa dureté dès que les lèvres de la plaie sont coaptées et les douleurs reviennent aussi vives qu'auparavant. Aussi nous décidons-nous à tenter une sclérectomie, opération pleine de difficultés. L'absence de cul de sac inférieur et externe rend inutilisable le blépharostat ; la fente palpébrale fort étroite découvre mal le globe et l'incision ne peut être faite qu'en bas et en dedans, dans la seule région de la cornée qui soit accessible au couteau. Péniblement, après l'incision de la cornée, nous pouvons faire une résection sous-conjonctivale de la cornée à l'emporte-pièce. L'œil garde ensuite une tension voisine de la normale et le malade est soulagé pendant plusieurs jours ; moins de trois semaines après cette opération la prolifération cornéenne a comblé la perte de substance de la kératectomie et les phénomènes glaucomateux réapparaissent. On se décide alors à l'énucléation. Le globe inclus à la paraffine et coupé ne présente aucune lésion interne qui puisse expliquer l'hypertension qu'il faut donc bien attribuer au blindage du segment antérieur.

Obs. 21. — *Phénomènes glaucomateux dus à un épaississement accidentel de la partie antérieure de la sclérotique.* — Vincent G..., 55 ans, vient à la consultation, le 9 juillet 1913. Un camarade lui a jeté la veille, une poignée de chaux vive dans l'œil droit. La réaction inflammatoire est considérable. Les paupières sont œdématiées. La conjonctive bulbaire est profondément brûlée et forme autour du globe un bourrelet chémotique dur. La cornée dépolie est déjà infiltrée.

Après un lavage abondant avec de l'eau sucrée qui élimine encore quelques parcelles de chaux, on fait au malade un pansement à l'aristol qui est renouvelé dans la suite deux fois par jour.

Bientôt la réaction s'apaise et le malade semble aller mieux, mais un symblépharon très étendu réunit les conjonctives palpébrales et bulbaires ; il enserre de plus en plus le globe oculaire sans qu'il soit possible d'arrêter sa marche, bientôt il entoure étroitement la cornée. A partir de ce moment apparaissent de nouvelles douleurs plus

vives encore que celles que produisait la brûlure. Le globe oculaire
est hypertendu et se maintient à la tension de T + 2 malgré l'instillation de pilocarpine trois fois par jour. Le 22 juillet, les phénomènes
glaucomateux devenant de plus en plus intolérables, le malade
accepte la sclérotomie. On pratique cette opération suivant la technique classique de DE WECKER ; le globe est immédiatement normalisé, les douleurs disparaissent. Malheureusement cette amélioration
ne dure que quelques jours et bientôt la tension se relève.

Le malade découragé quitte l'hôpital le 21 septembre 1913. Nous
l'avons revu le 28 octobre. Le globe est toujours dur et douloureux
par moments, la tension mesure, au SCHIÖTZ, 10 millimètres. Le symblépharon forme autour du segment antérieur une cuirasse cicatricielle qui, nous n'en doutons pas, est la cause de l'hypertension. La
cornée présente un vaste leucome. Nous nous proposions de faire
une sclérectomie, mais nous n'avons plus revu ce malade.

Ces deux faits démontrent nettement qu'en entourant
l'œil d'un tissu fibreux, en épaississant la sclérotique
dans la région du segment antérieur, on obtient de l'hypertension ; il est donc évident que, par un processus
analogue, méthodique et sagement gradué, il est possible
d'obtenir, sans aller jusqu'au glaucome expérimental, un
relèvement de la tension oculaire.

Des deux faits qui précèdent nous devons rapprocher
les observations de KUMMEL (1) qui a, lui aussi, constaté
une grande augmentation de la pression oculaire à la
suite de brûlures profondes du segment antérieur, intéressant le limbe ; KUMMEL signale l'augmentation de
profondeur de la chambre antérieure et l'explique par le
processus inflammatoire qui bouche les voies d'excrétion.

Nous trouvons des réflexions analogues dans le beau
livre de GUARINO (2) [du Caire] sur l'ophtalmie granuleuse ;
ce distingué confrère explique la fréquence extrême du

<hr>

(1) KUMMEL. De l'augmentation de la tension oculaire consécutive aux brûlures et aux cautérisations chimiques. *Arch. f. Augenh.*, t. XII, 1912.

(2) GUARINO. Studio critico sull'Evoluzione tracomatosa. Le Caire, 1914.

glaucome en Orient par le processus chronique dont la conjonctive bulbaire est atteinte chez les granuleux ; nous avons pu nous convaincre, personnellement, dans un voyage fait cette année même, que chez la grande majorité des Egyptiens la conjonctive limbique est épaissie, durcie, fibreuse et que cette inflammation chronique doit certainement gêner le libre jeu de l'angle de filtration irido-cornéen.

D'ailleurs cette opinion de Guarino, que nous croyons juste, n'est pas nouvelle ; elle a été exposée et défendue par de Wecker dans son travail sur le glaucome en Orient ; cet auteur signale la grande fréquence du glaucome en Egypte et, après avoir constaté comme tous ceux qui ont exercé dans ce pays, comme Muller notamment, que chaque Arabe a des conjonctives sillonnées de cicatrices trachomateuses, il remarque que presque tous les Egyptiens présentent des vestiges d'altération panniforme sur le limbe de la cornée. Il attribue l'extrême fréquence du glaucome en Orient à une plus grande difficulté de filtration de la zone péricornéenne, occasionnée par la présence d'anciennes cicatrices dues aux granulations dont est atteint, dans le jeune âge, tout indigène du Nord de l'Afrique.

C'est en créant artificiellement chez l'homme des lésions comme celles que nous avons constatées, après Muller (1), de Wecker (2) Kummel et Guarino, qu'il est possible d'augmenter la tension de l'œil et nous n'avons plus qu'à nous demander quel est le meilleur moyen expérimental susceptible de devenir pratique et chirurgical.

(1) De Wecker. Le glaucome en Orient. *Ann. d'Ocul.*, juillet 1900.
(2) Muller. — *Arch. f. Augenh.*, t. XI., p. 153.

Nous nous sommes souvenus d'abord d'un travail intéressant de Ruben (1). Cet auteur a montré au Congrès d'Heidelberg (1912), des yeux d'animaux énucléés, sur lesquels il avait provoqué, en les immergeant, une tuméfaction de la sclérotique et de la cornée, qui avait produit une hypertonie due au gonflement de ces membranes; le fait est intéressant, mais un pareil gonflement ne peut être durable; il faut, pour obtenir un résultat définitif, obtenir un véritable épaississement. Pour entraîner la production d'un tissu fibreux, j'ai ensuite songé à la méthode sclérogène de Lanneloncue et, sur des animaux, j'ai utilisé le chlorure de zinc à dose faible, en injections sous-conjonctivales; dans tous les cas, j'ai provoqué une inflammation excessive et compromis la nutrition de la cornée.

Je me suis aussi, toujours chez des animaux, servi de l'électrolyse, mais les résultats obtenus, analogues à ceux qui ont été signalés par Parisotti, m'ont paru dangereux parce que j'ai provoqué de l'iritis et souvent, au niveau des points électrolysés, de petits staphylomes qui, sur des malades, m'auraient paru très fâcheux. il me paraît nécessaire de ne pas intéresser le tractus uvéal et de ne toucher, pour arriver au but désiré, qu'à l'écorce de l'œil.

Les injections sous-conjonctivales de cyanure de Hg. et d'eau salée sont susceptibles, dans une large mesure, de créer le tissu fibreux nécessaire autour du segment anté rieur de l'œil; tous ceux qui ont fait des injections irri tantes autour du limbe et suivi leur malade savent bien que la conjonctive est, après ces injections, étroite-

1) Ruben. Sur l'augmentation de tension intra-oculaire par gonflement des colloïdes des tissus. *Cong. d'Heidelberg,* août 1912.

ment adhérente à l'épisclère et qu'il est difficile de la saisir, avec des pinces, pour faire à cet endroit une injection nouvelle.

Si le liquide de la seringue n'entre pas facilement dans les mailles resserrées ou absentes du tissu cellulaire, le liquide intra-oculaire, sorti au niveau de l'angle de filtration, ne pourra non plus s'y épandre facilement et il se peut que la fermeture relative et suffisante des voies antérieures de filtration soit obtenue par des injections sous-conjonctivales. Si le cyanure et l'eau salée n'étaient pas propres à donner ce résultat, il y aurait lieu d'essayer d'autres médicaments, d'autres liquides assez irritants pour produire une prolifération conjonctive, assez innocents pour limiter leur action à une excitation proliférante n'allant pas jusqu'à la destruction. Il y a là des recherches que je livre à la méditation de mes lecteurs et que, d'ailleurs, je poursuis en ce moment.

Disons encore qu'il suffirait peut-être, pour blinder ainsi la coque antérieure de l'œil, de faire une simple péritomie avec résection circulaire de la conjonctive au niveau du limbe et la cautérisation ignée de la région de l'angle de filtration, ainsi que Schöler le faisait, sur des animaux, dans les expériences citées plus haut. La conjonctive excisée doit être théoriquement remplacée par un tissu fibreux, rétractile, rigide, capable de bien jouer autour du canal de Schlemm le rôle de la carapace fibreuse désirée. J'ai en ce moment sous mes yeux deux malades opérés par ce procédé.

En attendant que nous puissions dire exactement ce que valent ces divers moyens de boucher les voies antérieures de la filtration oculaire (injections irritantes et péritomie ignée), je désire faire connaître les résultats que m'ont

donnés les opérations que je vais décrire et auxquelles
je propose de donner le nom, non pas de colmatage, car

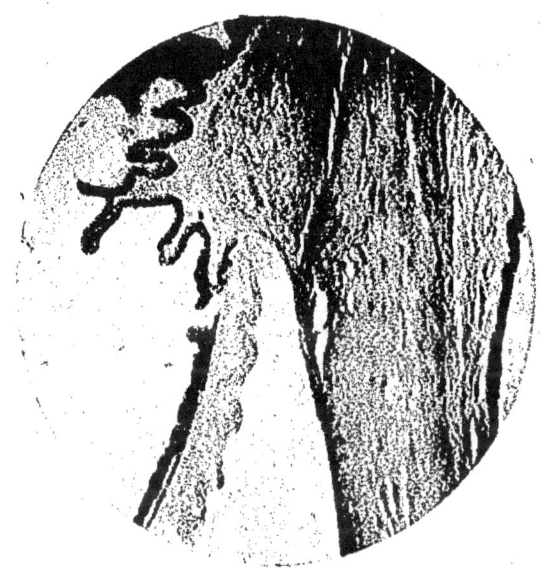

Fig. 95. — Coupe de l'angle de filtration montrant, dans la sclérotique, les espaces
qu'une cautérisation transconjonctivale épisclérale peut oblitérer.

ce mot me paraît insuffisant, mais de blindage, ou de
calfeutrage de l'œil, selon l'expression que m'a suggérée
mon ami, le Dr VALUDE.

3° Des Moyens chirurgicaux

On peut utiliser deux procédés différents en ce que,
dans le premier, après avoir soulevé la conjonctive, on
cautérise au niveau du limbe et l'on rabat la conjonctive
sur la surface cautérisée, alors que dans le second (fig.

96 et 97) on fait dans la région du limbe des cautérisations conjonctivales transcurrentes.

Premier procédé. — Avec une lame plate, mince, du galvano appliquée directement sur la sclérotique, cautérisant en surface, en nappe, non en profondeur, on obtient les meilleurs résultats voici comment : Je fais à la conjonctive une incision circulaire équatoriale et je la rabats sur la cornée. Dans ma dissection, je serre de près la sclérotique et je m'applique à bien mettre à nu la région du canal de Schlemm. Je cautérise ensuite soigneusement avec une lame fine et plate de galvano-cautère, toute la région du limbe ; j'applique dans tout l'espace intercalaire, entre l'équateur et le limbe, de nombreuses pointes de feu disséminées. Je me propose de provoquer ainsi dans toute la région cautérisée la production d'un tissu fibreux, dense, abondant, relativement imperméable. La cautérisation ainsi faite ne donne que le blindage du segment antérieur ; j'y ajoute, dans l'hémisphère postérieur, des injections d'eau salée à 10 p. 100. J'ai toujours pensé que ces injections, dont l'utilité est depuis longtemps démontrée, agissent en créant, autour du globe oculaire, une irritation qui amène la production du tissu conjonctif, épaissit la coque sclérale et la rend moins perméable, en oblitérant les voies lymphatiques excrétoires qui sont autour des *vasa vorticosa*. Le décallotage du segment antérieur de l'œil, la cautérisation sclérale et surtout limbique de ce segment, ferment les voies de filtration antérieures ; les injections d'eau salée, en arrière, agissent dans le même sens sur les voies d'excrétion postérieures ; il ne reste plus que les voies qui suivent le nerf optique.

Deuxième procédé. — On pratique des cautérisations profondes de la région périlimbique sur la conjonctive laissée en place. Ce procédé simple et rapide, facilement supporté, ne nécessite ni incision de la conjonctive, ni injections insensibilisatrices. Des instillations de solution de cocaïne à 5 p. 100 pendant 20 minutes, assurent une anesthésie suffisante.

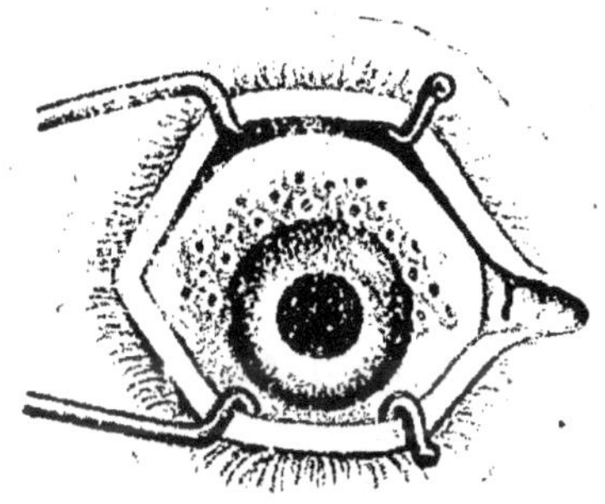

Fig. 96. — Cautérisation épisclérale à travers la conjonctive (segment supérieur).

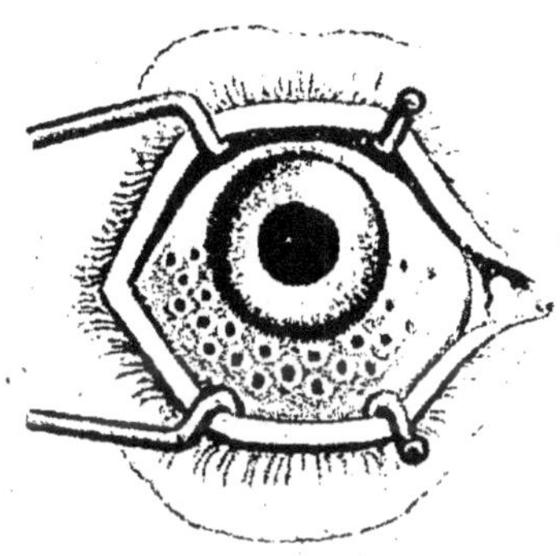

Fig. 97. — Cautérisation épisclérale à travers la conjonctive (segment inférieur).

Pour doser l'effet de l'intervention, on peut faire la galvano-cautérisation en deux temps. On ne fait d'abord porter la cautérisation que sur un hémisphère et huit jours après environ, lorsque l'œil a repris son aspect à peu près normal, l'opérateur agit sur le reste de la zone péri-limbique (fig. 96 et 97).

A la suite des deux hémi-colmatages, on pratiquera également des injections modificatrices d'eau salée pour soutenir les résultats obtenus.

CHAPITRE III

Mode d'action des interventions chirurgicales dans l'hypotonie. — Leurs résultats

Que l'œil soit normalement tendu ou qu'il soit hypotone, comme cela arrive souvent dans les décollements de la rétine (nos observations en fournissent de nombreux exemples), la cautérisation limbique et les injections sous conjonctivales amènent souvent une brusque élévation de la tension. Sur les courbes de tension de presque tous nos malades, nous avons constaté une ascension, en clocher, extrêmement brusque qui se produit entre la dixième et la vingt-quatrième heure. Cette ascension, qui ne manque presque jamais, dure, après le colmatage, deux ou trois jours le plus souvent, pendant lesquels la courbe forme un plateau très légèrement ascendant. Les yeux très hypotones qui, avant l'intervention, mesuraient 6 à 8 millimètres au tonomètre, marquent pendant cette période le plus souvent 18, 20, 25 millimètres. Mais cette amélioration est toute passagère et après quarante-huit heures environ, le chirurgien est tout déconcerté de voir la courbe descendre très rapidement pour redevenir sensiblement ce qu'elle était avant l'opération. Le plus souvent, cependant, le tonus reste très légèrement supérieur. C'est à ce moment que nous croyons bon de faire, toutes les semaines, chez les décollés de la rétine, une injection profonde d'eau salée.

Chacune de ces injections provoquera une nouvelle ascension de la courbe et on arrive ainsi à la fin du premier mois en ayant maintenu le tonus à une valeur moyenne. Pendant tout ce temps, le malade est laissé au lit avec un bandeau compressif pour réaliser les conditions qui paraissent les plus favorables au recollement de la rétine. Si, au contraire, le malade présente de l'hypotonie, sans décollement, nous ne croyons pas le séjour au lit indispensable. Les instillations d'atropine répétées et les injections intra-musculaires de benzoate de mercure, même si la spécificité n'est pas soupçonnée, nous ont paru également constituer une excellente thérapeutique adjuvante.

Nous considérons cette ascension constante, brusque, très forte, mais éphémère, de la tension comme une ascension réflexe. C'est sans doute d'elle seule que voulait parler Magitot (1) quand il écrivait : « la cautérisation circulaire est bien inutile. Toute excitation mécanique ou physique localisée à la région du limbe, entraîne la même vaso-dilatation réflexe et l'hypertension. » Si oui, nous sommes de son avis et nous reconnaissons que la simple péritomie, que toutes les injections sous conjonctivales provoquent les mêmes phénomènes.

Mais nous croyons cette hypertension (passagère sans doute mais que nous pouvons obtenir plusieurs fois consécutivement comme nous venons de l'indiquer), très salutaire à la guérison du décollement et c'est en partie à elle que nous attribuons les belles guérisons de décollements rétiniens qui sont rapportées plus loin. Du reste, et c'est là le gros avantage de ce procédé sur le colmatage

(1) Magitot. La tension oculaire physiologi   Ann. d'Ocul., 1917, p. 393

avec incision et suture de la conjonctive, la péritomie
ignée permet de faire la cautérisation du pourtour du
limbe en plusieurs fois et, dans ces derniers temps, nous
avons toujours procédé ainsi. Nous faisons, le premier
jour, la cautérisation de la moitié supérieure du limbe;
puis, quand la tension baisse, au quatrième ou au cinquième jour, on cautérise le 3e quart du limbe, pour cau-
cautériser le dernier quart quand se produit la nouvelle
baisse de la tension. On peut ainsi prolonger cette action
réflexe, que nous croyons salutaire, en même temps que ce
procédé permet de rassurer les timorés qui craignent de
nuire à la bonne nutrition de la cornée par la cautérisation circulaire faite en un seul temps.

Il se peut également que la cautérisation agisse favorablement sur le globe oculaire et particulièrement sur
le corps ciliaire par révulsion, tout comme un vésicatoire
agit sur une séreuse malade. La chose est possible, mais
nous ne saurions l'affirmer.

Après ces actions réflexes, ces effets immédiats du
« blindage » de l'œil, qui sont constants, indéniables,
facilement tangibles, il est une autre action lente, tardive
en même temps que moins prononcée. Nous voulons
parler de l'élévation de la tension, qui commence à se
produire, le plus souvent, trois, quatre et même fréquemment six mois seulement après l'intervention.

Dans la majeure partie de nos observations, après la
sortie du malade de l'hôpital, à la fin du premier mois,
nous constatons que la tension baisse à nouveau, revient
sensiblement à la valeur qu'elle avait avant l'opération,
plus bas même, quelquefois. Mais plus tard, lorsque la
cicatrice fibreuse périlimbique est bien établie, la tension remonte, précisément parce que cette cicatrice ferme

les voies d'excrétion ; on constate ainsi les effets tardifs
de l'intervention, les seuls qui soient importants en
thérapeutique.

Pour bien se rendre compte des résultats du calfeutrage
ou du colmatage de l'œil, il convient donc de distinguer les
effets immédiats et les effets tardifs ; si nous examinons
à ce double point de vue les observations prises dans
notre service, nous arrivons aux constatations suivantes
faites sous nos yeux par nos élèves GIFFO, PESME, DUTHIL,
GÉNIN, etc., etc.

1° Effets immédiats

D'une manière générale, la marche de l'amélioration
apportée par l'opération du colmatage se produit selon
le mode suivant :

Pendant quelques jours, on observe fréquemment une
réaction conjonctivale plus ou moins intense, avec
quelques phénomènes douloureux peu durables ; puis,
rapidement, le globe oculaire revient à son état normal.
A ce moment, on constate que la cicatrisation des brûlures de la sclérotique, faites par le galvanocautère, a
provoqué l'adhérence de la conjonctive sur la ligne péri-
limbique de cautérisation, de telle sorte que le décollement de la conjonctive, provoqué par une injection sous-
conjonctivale d'eau salée ou de cyanure, est arrêté par
cette ligne scléreuse, comme par une barrière.

La tension prise à ce moment-là, est un peu plus
élevée qu'avant l'intervention, mais cette ascension est
instable ; elle est souvent remplacée, les jours suivants
par un abaissement lent et progressif qui s'arrête cependant avant de tomber à la tension initiale ; au contraire

de ce qui se produit lorsqu'on opère uniquement par des injections modificatrices qui relèvent brusquement la tension pour la laisser revenir très vite à son point de départ.

La tension de l'œil est donc, quelques jours après le colmatage, à peu près égale à ce qu'elle était avant l'opération ; elle tend ensuite à remonter progressivement, lorsque le tissu scléreux, intra-sclérotical se forme et comprime les voies d'excrétion.

Nous avons étudié les effets immédiats du colmatage sur la tension oculaire dans les divers procédés opératoires employés. Si nous comparons les résultats obtenus pendant le séjour du malade à l'hôpital, nous voyons qu'on peut les diviser en deux parties :

1º Ceux qui se produisent pendant les dix premiers jours :

a) Dans le colmatage en un temps ou dans la péritomie ignée en plusieurs temps, une élévation brusque de la tension se produit qui peut causer des phénomènes glaucomateux pénibles. Après quelques jours de stationnement, la courbe des tensions suit une marche descendante assez accusée, mais se ressaisit du huitième au dixième jour, pour entrer dans une seconde période, que nous verrons ensuite.

b) Dans la péritomie large, sans cautérisation, on obtient à peu près la même courbe que précédemment : une ascension rapide, pendant deux ou trois jours, suivie d'une chute brusque, qui s'arrête vers le neuvième jour, pour remonter lentement.

c) Dans la péritomie ignée en deux temps, on ne trouve pas ces variations brusques de la tension ; l'œil paraît supporter facilement le premier colmatage et ne pas subir de choc (qui correspondrait sur le graphique à un tracé en flèche). Le deuxième colmatage vient ensuite ajouter son action à celle du premier sans provoquer davantage de grosses réactions.

2° Ceux qui se produisent du dixième au vingtième jour.

Dans cette deuxième période qui commence vers le dixième jour après l'intervention, les courbes de tension sont comparables entre elles dans les divers procédés :

a) Dans le colmatage en un temps, la courbe se met à un niveau moyen, forme en général un plateau plus élevé que celui du départ, ou traduit de légères oscillations produites par des injections modificatrices.

b) Dans la péritomie large les résultats sont les mêmes.

c) Dans le colmatage, en deux temps, l'ascension qui avait été très faible dans les premiers jours continue graduellement jusqu'au dixième, et s'arrête en plateau dans la seconde période.

Nous rapportons ici quatre observations avec des graphiques qui font bien saisir les effets immédiats du colmatage.

Obs. 22. — Mme veuve G..., myopie forte ; a remarqué depuis six mois que sa vue baissait. Elle coud très difficilement et se plaint de mouches volantes continuelles. Typhoïde à 30 ans.

Examen le 13 janvier 1920.

$$O\,D - 18 \quad V = 1.50 \quad T = 8^{mm}$$

O D. Champ visuel normal ; pas de scotome ; pas de décollement rétinien ; grosses lésions de chorio-rétinite périmaculaire. Gros staphylome postérieur. Corps flottants du vitré qui est trouble.

Colmatage le 15 janvier 1920. O D.
Premier pansement le 17 janvier. $T = 22^{mm}$
       Le 19 janvier. $T = 22^{mm}$
Première injection de NaCl
       Le 23 janvier. $T = 12^{mm}$

Deuxième injection de NaCl.

    Le 26 janvier.   T $=$ 18 ^{mm}

Injection de cyanure. 1 centimètre cube à 0^{gr} 02/15.

    Le 29 janvier.   T $=$ 18 ^{mm}

O G. Examen le 13 janvier 1920.

$$\text{O G} - 11 \quad V = 1/20, \quad T = 8^{mm}$$

O G. Champ visuel normal, pas de scotome, pas de décollement rétinien. Grosses lésions de chorio-rétinite. Gros staphylome postérieur; corps flottants et trouble du vitré (fig. 98).

Péritomie large le 19 janvier.

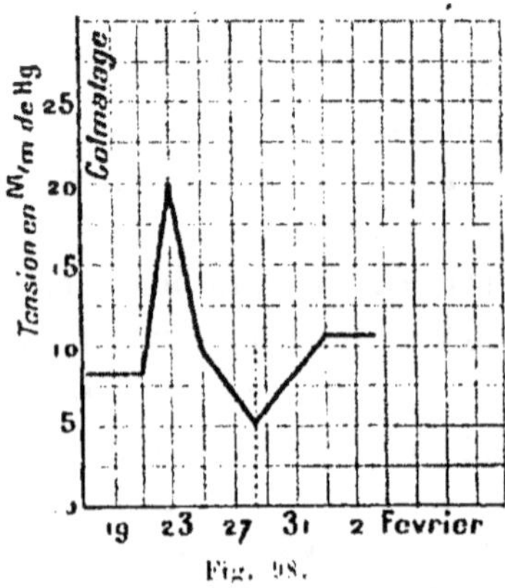

Fig. 98.

Résection conjonctivale péri-limbique large et simple, sans cautérisation. Aucune injection postérieure.

    Le 23 janvier.   T $=$ 20 ^{mm}
    Le 26 janvier.   T $=$ 10 ^{mm}
    Le 27 janvier.   T $=$ 5 ^{mm}
    Le 2 Février.   T $=$ 12 ^{mm}

Obs. 23. — Mme veuve C.., 65 ans, cultivatrice à Mimizan.

La malade vient à la consultation, le 1er octobre 1920, parce que sa vue, qui diminue depuis des années, s'affaiblit davantage depuis quelque temps.

L'œil droit présente une myopie de 11 dioptries, qui lui donne, après correction, une acuité visuelle de 1/10. La chambre antérieure est plus profonde que normalement; la pupille, de diamètre ordinaire, est régulière et réagit un peu paresseusement. Le cristallin paraît transparent.

A l'éclairage direct, on aperçoit de nombreux corps flottants, et des stries de cataracte choroïdienne.

L'éclairage ophtalmoscopique révèle des lésions étendues de chorio-rétinite myopique postérieure.

L'œil gauche est fortement myope; il a perdu complètement la vision à la suite d'une kératite traumatique survenue il y a plus de trois mois 'et qui a donné lieu à un staphylome opaque total de la cornée.

Antécédents héréditaires. — La mère, affectée d'une myopie forte, est morte atteinte de cécité. La malade n'a qu'une sœur qui a la vue bonne.

Antécédents personnels. — Quatre enfants bien portants; un est mort de la grippe à 30 ans. En mars 1920, la malade a fait une grippe assez sérieuse qui a duré deux mois et lui a laissé une grande faiblesse.

L'état général est médiocre; il y a de l'anémie, de l'amaigrissement, des céphalées persistantes depuis la grippe. Ce sont en somme des complications grippales, on ne trouve rien à l'auscultation des poumons.

La malade entre à l'hôpital le 4 novembre 1920.

O G. Gros staphylome cornéen. V = 0   T = 10 mm

        O D   avec — 11   V = 1/10   T = 15 mm

Hémi-colmatage supérieur, le 6 novembre, à droite (fig. 99).

Le 10 novembre :   T O D = 18 mm
Hémi-colmatage inférieur.
    Le 12 novembre :   T O D = 17 mm

Première injection d'eau salée, le 13 novembre. Aucune douleur, ni trouble consécutif.

Le 14 novembre :
    T O D = 18 mm

Deuxième injection d'eau salée.

Le 15 novembre :
    T O D = 18 mm

Le 18 novembre :
    T O D = 23 mm

Troisième injection d'eau salée le 20 novembre.
Le 21 novembre. La malade sort de l'hôpital.

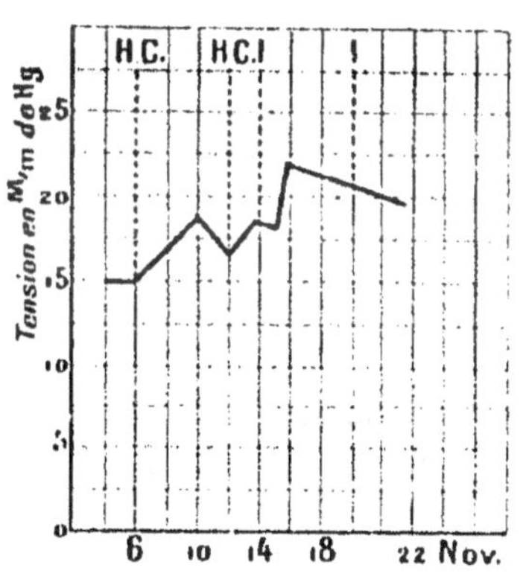

Fig. 99.

Obs. 24. — Mlle M..., 28 ans, dactylographe.

La malade présente de la myopie forte O G et du strabisme divergent de cet œil.

Antécédents héréditaires. — Pas de myopes dans sa famille; pas de strabiques. La mère était une nerveuse.

Antécédents personnels. — La malade signale une affection oculaire dans sa jeunesse, une ophtalmie purulente à l'âge de 4 ans.

Il y a quinze jours, elle fut atteinte d'une grippe légère lui causant cependant une grande lassitude consécutive.

La malade est notablement nerveuse.

Histoire de la maladie. — Le strabisme de l'œil gauche n'a été remarqué qu'en 1918 ; cet œil n'a jamais servi à la vision.

État actuel. — Venue à la consultation pour obtenir un redressement esthétique de l'œil gauche, elle présente de cet œil un vice de réfraction myopique de 18 dioptries ; cet organe est sensiblement plus gros que l'autre, avec strabisme divergent net.

Le signe de DE GRAEFE met nettement en évidence cette déviation externe et inférieure. Pas de lésions ophtalmoscopiques. Motilité conservée, accompagnée de nystagmus. Pas de diplopie.

Examen le 8 novembre 1920.

O D   normal V = 1   T = 25 mm.
O G avec — 10 V = Doigts à 10 cm   T = 12 mm.

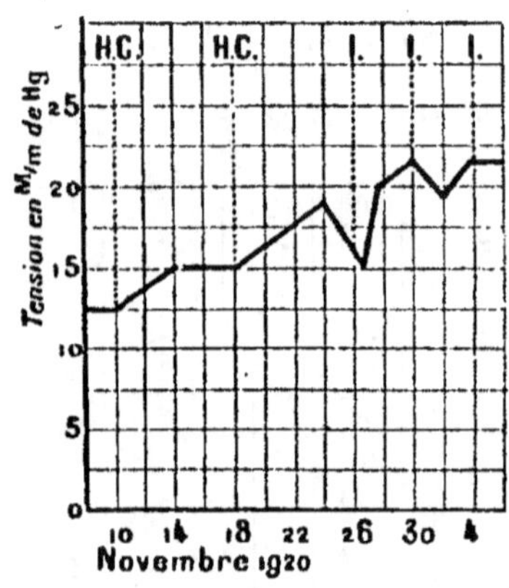

Fig. 100.

Hémi-colmatage supérieur le 10 novembre, œil gauche.

Hémi-colmatage inférieur le 18 novembre.

Le 21 novembre.
T O G = 18 mm.

Première injection d'eau salée, le 26 novembre.

Le 28 novembre.
T O G = 19. Injection périkératique forte.

Deuxième injection d'eau salée, le 30 novembre.

Le 30 novembre.
T O G = 22 mm.

Le 2 décembre.
T O G = 18 mm.

Troisième injection d'eau salée, le 1 décembre.

Le 5 décembre.   T O G = 22 mm.
Le 6 décembre.   T O G = 22 mm.

La malade sort de l'hôpital.

OBS. 25. — Mme veuve S..., 58 ans, commise de boulangerie.

Cette malade est atteinte de myopie forte bilatérale.

Examinée depuis le 10 juin 1919, parce que sa vue baissait fortement à la suite d'une grippe violente à forme céphalique.

À ce moment.   O D avec — 5 V = 1/2.   Vitré un peu trouble.

O G avec — 10 V = 1/20.   Choroïdite disséminée.

Staphylome myopique.

Consultation : Septembre 1920.

O D. — Troubles du vitré ne s'améliorant pas malgré les injections de cyanure.

O G avec — 10 V = 1/20

Examen du 10 novembre 1920.

O G — 11 V = 1/20   T = 18 mm
O D — 6 V = 1/5   T = 25 mm

Strabisme divergent de l'œil gauche. Gros corps flottants du vitré et points de cataracte choroïdienne.

Hémi colmatage supérieur O G., le 10 novembre 1920.

Le 13 novembre :   T = 20 mm

Hémi-colmatage inférieur, le 18 novembre.

Première injection d'eau salée, le 20 novembre.

Le 22 novembre. T = 23 mm
Le 24 novembre. T = 23 mm

Deuxième injection d'eau salée, le 24 novembre.

La zone décollable ne dépasse pas la ligne de l'hémi-colmatage inférieur; elle s'arrête à 4 millimètres du bord inférieur du limbe.

Le 26 novembre. T = 23 mm
Le 27 novembre. T = 23 mm

Troisième injection d'eau salée, le 29 novembre.

Le 30 novembre. T = 23 mm
Le 3 décembre. T = 18 mm

Quatrième injection d'eau salée, le 3 décembre.

Le 4 décembre.   T = 18 mm
Le 6 décembre.   T = 18 mm

La malade sort de l'hôpital.

Le 15 décembre.   T   O G = 20 mm

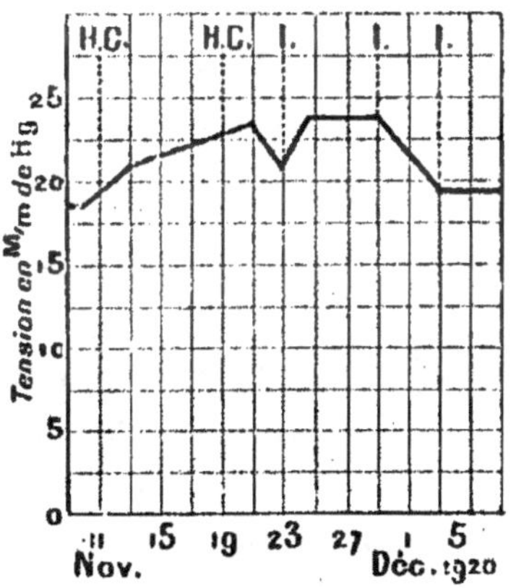

Fig. 131.

2° Effets tardifs

Notre assistant le Dr Pesme a fait des recherches dans notre clinique pour contrôler le temps nécessaire à l'obtention d'un effet durable du relèvement de la tension. L'action du colmatage ne se borne pas aux effets violents, mais passagers, qui caractérisent les effets immédiats. Le colmatage agissant par l'obstruction des voies d'élimination antérieure, il faut laisser à cette obstruction le temps de s'établir. L'expérience des faits et l'étude de nombreux cas indiquent nettement qu'il faut au moins un délai de six mois pour arriver au relèvement définitif de la tension. Si l'on trace une courbe générale des variations de la tension oculaire consécutives au calfeutrage on constate qu'elle suit une marche assez constante. Entre les effets immédiats et ceux observés après le sixième mois, il existe une période dans laquelle l'ophtalmotonus varie peu. A cette période, que l'on pourrait appeler *phase intermédiaire, la courbe des tensions dessine un plateau indiquant que le tonus se maintient à un niveau à peu près constant. Il n'en est pas toujours ainsi et, comme cela a déjà été signalé, c'est au cours de cette phase intermédiaire que l'on peut observer des chutes assez basses de la tension. La courbe indique un fléchissement analogue à celui que l'on aurait observé si l'œil avait été abandonné sans aucun traitement au processus morbide. Il n'y a pas lieu de s'en inquiéter mais il faut que les chirurgiens en soient avertis. Plusieurs observations où des faits semblables ont été rencontrés montrent que le relèvement final désiré s'obtient la plupart du temps. L'ensemble des graphiques indique

que, après un minimum de six mois, la ligne des tensions s'élève lentement, en pente douce, pour arriver à une tension déterminée qui sera la tension finale. Cette tension définitive varie un peu d'un œil à l'autre, mais dans la très grande majorité des cas elle est égale aux limites que nous avons indiquées comme la moyenne normale.

Nous donnons, dans la figure 102, une courbe schématique synthétisant la marche moyenne des variations tonométriques de l'œil colmaté suivant la description que nous venons de donner. Nous n'avons pas prolongé

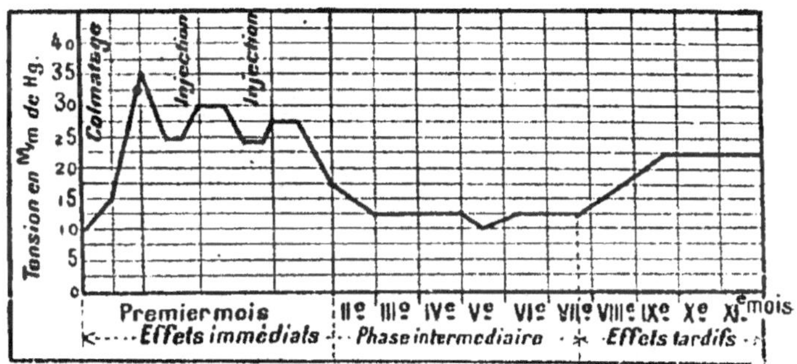

Fig. 102.

sur le schéma la ligne au delà du douzième mois car l'expérience démontre que la tension finale réalisée se maintient à ce niveau pendant un laps de temps très grand et pourrait être symbolisée par la prolongation de la ligne horizontale.

Le tableau suivant résume l'ensemble des résultats obtenus dans nos tentatives de relèvement de la tension sur trente cas d'yeux hypotones.

Si nous rassemblons nos observations de colmatage, nous voyons que, sur 30 cas : 3 datent de huit ans, 5 de

CAS N°	OEIL	NATURE DE L'HYPOTONIE	NATURE DU COLMATAGE	ANCIENNETÉ	T AVANT	T APRÈS	V AVANT	V APRÈS	CHAMP VISUEL	GUÉRISON DU DÉCOLLEMENT	RÉSULTATS
1	O G	Décollement myopique	Péritomie ignée avec recouvrement conjonctival	8 ans	T — 1	20	1/2	1/6	agrandi	Décollement persiste	T = normale. V = diminuée. C V = agrandi. D = persiste.
2	O D	Décollement myopique	Péritomie ignée avec recouvrement conjonctival	7 ans	T — 1	25	6/10 avec — 9	5/10 avec — 11	normalisé	Amélioration	T = normal. V = maintenue. C V = normalisé. D = amélioration.
3	O G	Décollement myopique	Péritomie ignée avec recouvrement conjonctival	8 ans	T — 2	18	P L	1/4 avec — 6	normalisé	Guérison	T = relevée. V = très relevée. C V = normal. D = guérison.
4	O D	Décollement myopique	Péritomie ignée avec recouvrement conjonctival	8 ans	T — 2	20 mm		P L cataracte	Cataracte	Non contrôlable cataracte	T = normalisée. V = immesurable. C V = immesurable. D = incontrôlable.
5	O D	Décollement myopique	Péritomie ignée avec recouvrement conjonctival	6 ans	T — 2	25 mm	1/20	1/5 avec — 13	normalisé	Amélioration	T = normale. V = relevée. C V = normal. D = amélioré.
6	O D	Décollement myopique	Péritomie ignée avec recouvrement conjonctival	6 ans	T — 3	25 mm	1/200	cataracte	Cataracte	Non contrôlable cataracte	T = normalisée. V = immesurable. C V = immesurable. D = incontrôlable.
7	O G	Décollement myopique	Péritomie ignée simple	5 ans	20 mm	19 à 20 mm	1/20	5/10	normalisé	Guérison	T = normale. V = très relevée. C V = normal. D = guéri.
8	O D	Décollement myopique	Péritomie ignée avec recouvrement conjonctival	4 ans	8 mm	18 mm	1/5	1/3 avec — 21d	normalisé	Amélioration	T = normale. V = relevée. C V = normal. D = amélioré.
9	O G	Décollement myopique	Péritomie ignée avec recouvrement conjonctival	3 ans et 9 mois	T — 2	29 mm	0	1/100 avec — 8	agrandi	Décollement persiste	T = normale. V = peu améliorée. C V = agrandi. D = échec.
10	O D	Décollement myopique	Péritomie ignée avec recouvrement conjonctival	3 ans	T — 1	20 mm	1/10	2/3 avec — 8	normalisé	Guérison	T = normale. V = très relevée. C V = normal. D = guéri.
11	O D	Décollement myopique	Péritomie ignée 1° avec recouvrement conjonctival 2° Péritomie ignée simple	2 ans 6 mois	6 mm	15 mm	1/20	1/100 avec — 8	agrandi	Décollement persiste	T = relevée. V = améliorée. C V = agrandi. D = persiste.
12	O D	Décollement traumatique	Péritomie ignée avec recouvrement conjonctival	2 ans	T — 1	36 mm	3/10	1/20	agrandi	Décollement persiste	T = relevée. V = diminuée. C V = agrandi. D = persiste.
13	O D	Décollement par choroïdite	Péritomie ignée simple	1 an	T — 1	20 mm	1/50	1/200 avec + 1	agrandi	Décollement persiste	T = relevée. V = diminuée. C V = agrandi. D = persiste.
14	O D	Décollement myopique	Péritomie ignée avec recouvrement conjonctival	1 an	8 mm	25 mm	P L	1/100 avec — 10	agrandi	Amélioration	T = normalisée V = améliorée. C V = agrandi. D = amélioré.
15	O D	Décollement par choroïdite séreuse	Péritomie ignée avec recouvrement conjonctival	1 an	9 mm	21 mm	P L	1/100	stationnaire	Décollement persiste	T = relevée. V = améliorée. C V = stationnaire. D = persiste.

CAS N°	ŒIL	NATURE DE L'HYPOTONIE	NATURE DE COLMATAGE	ANCIENNETÉ	T AVANT	T APRÈS	V AVANT	V APRÈS	CHAMP VISUEL	GUÉRISON DU DÉCOLLEMENT	RÉSULTATS
16	O G	Myopie de plus de 20 dioptries	Péritomie ignée simple	1 an	12 mm	25 mm	1/20	1/10 — 17			T = relevée. V = remontée.
17	O D	Décollement myopique	Péritomie ignée avec recouvrement conjonctival	1 an	10 mm	18 mm	1/5	1/3 avec — 8	normal	Amélioration	T = relevée. V = très améliorée. C V = normal. D = amélioré.
18	O G	Décollement par choroïdite séreuse	Péritomie ignée avec recouvrement conjonctival	3 ans	T — 1	20 mm	1/20	1/10	normal	Amélioration	T = normalisée. V = normale. C V = normal. D = amélioré.
19	O D	Décollement myopique	Péritomie ignée avec recouvrement conjonctival	1 an	T — 2	15 mm	P L	P L cataracte	Cataracte	Non contrôlable cataracte	T = relevée. V = améliorée. C V = cataracte. O = incontrôlable.
20	O D	Myopie forte avec hypotonie	Péritomie ignée avec recouvrement conjonctival	1 an	12 mm	15 mm	1/20	1/10			T = relevée. V = remontée.
21	O G	Décollement myopique	Péritomie ignée avec recouvrement conjonctival	1 an	22 mm	25 mm	<1/20	1/20	agrandi	Amélioration	T = remontée. V = stationnaire. C V = agrandi. D = amélioré.
22	O D	Décollement myopique	Péritomie ignée avec recouvrement conjonctival	1 an	6 mm	20 mm	P L	P L	très agrandi	Amélioration	T = très remontée. V = stationnaire. C V = très agrandi. D = amélioré.
23	O G	Décollement myopique	Péritomie ignée avec recouvrement conjonctival	1 an	T — 1	normal à la palpation	2/3	5/10	normalisé	Amélioration	T = remontée. V = maintenue. C V = normal. D = amélioré.
24	O D	Décollement myopique	Péritomie ignée avec recouvrement conjonctival	1 an	8 mm	6 mm	0	0	0	0	Insuccès complet
25	O G	Décollement myopique	Péritomie ignée avec recouvrement conjonctival	1 an	6 mm	8 mm	P L	1/100	agrandi	Non contrôlé	T = légèrement remontée. V = stationnaire. C V = agrandi. D = non contrôlé.
26	O D	Décollement myopique	Péritomie ignée avec recouvrement conjonctival	9 mois	T — 1	25 mm	1/10	1/10	agrandi	Non contrôlé	T = normalisée. V = stationnaire. C V = agrandi. D = non contrôlé.
27	O G	Décollement par choroïdite	Péritomie ignée avec recouvrement conjonctival	9 mois	15 mm	25 mm	1/10	1/10 avec — 8	normal	Amélioration	T = très remontée. V = stationnaire. C V = amélioré. D = amélioré.
28	O G	Décollement myopique	Péritomie ignée simple	8 mois	15 mm	20 mm	1/200	1/100	agrandi	Décollement persiste	T = remontée. V = stationnaire. C V = agrandi. D = persiste.
29	O D	Décollement myopique	Péritomie ignée avec recouvrement conjonctival	8 mois	20 mm	18 mm	1/100	1/20	agrandi	Amélioration	T = maintenue. V = améliorée. C V = agrandi. D = amélioré.
30	O D	Myopie de plus de 10 dioptries	Péritomie ignée simple	6 mois	20 mm	22 mm	1/10	1/4 avec — 9			T = normale. V = très améliorée.

sept à quatre ans, 5 de deux à trois ans, 12 d'un an, et 2 sont compris entre six et neuf mois.

Quels sont les résultats que nous avons obtenus au point de vue du relèvement définitif de la tension?

Sur 22 cas de décollement myopique, 18 cas (81 p. 100) ont présenté un relèvement des plus nets, 3 cas ont présenté un résultat stationnaire, c'est à dire que la tension finale et la tension initiale sont restées voisines. Sur ces 3 cas, 2 peuvent être considérés comme des succès, puisque, dans la période intermédiaire, la tension est tombée au dessous de la tension définitive (obs. 2 et 29). Enfin enregistrons un cas très net d'insuccès franc (obs. 24) dont nous n'avons pu nous donner une explication très claire. Le malade a, du reste, refusé tout autre traitement, en particulier un deuxième colmatage par péritomie ignée qui nous a donné les meilleurs résultats dans un cas analogue d'insuccès (après un premier colmatage obs. 11), c'est là le seul et unique cas d'échec.

Sur les 4 cas de décollement par choroïdite séreuse nous avons enregistré 4 succès.

Sur 1 cas de décollement traumatique, la tension a été également très relevée, même un peu fortement (obs. 12).

Sur les 3 cas d'hypotension chez les yeux myopes, nous avons eu 3 succès de relèvement de la tension.

Donc, sur 30 cas d'hypotension, 26 succès nets, soit 80 p. 100; si nous comptons les deux états stationnaires qui sont cependant un succès du relèvement définitif de la tension tombée entre temps, nous avons 93 p. 100 de succès.

Tous les cas dont l'observation a duré de trois à huit ans sont tous des succès que l'on peut considérer comme à peu près définitifs, après une aussi longue période. On voit donc que l'opération a été suivie des meilleurs résultats et que les tentatives de relèvement de la tension ont abouti de la façon la plus heureuse et la plus démonstrative.

Quand nous enregistrons ces succès, nous ne voulons, certes, pas dire que nous avons, dans tous les cas favorables, guéri le décollement de la rétine ; nous disons simplement que nous avons relevé la tension.

Le but de notre ouvrage est de montrer qu'on peut remédier à l'hypotonie. Que ferons-nous d'heureux, dans la pratique, de ce pouvoir de relever le tonus de l'œil ; jusqu'à quel point le décollement de la rétine pourra-t-il en bénéficier ?

Ce sont des questions sur lesquelles nous ne nous prononçons pas.

Il y a là un gros chapitre d'ophtalmologie à étudier.

CHAPITRE IV

L'avenir dira ce que les malades pourront gagner à l'application de cette thérapeutique chirurgicale contre l'hypotension.

Nous nous bornerons à citer ici in extenso les résultats obtenus qui n'ont pas besoin d'être plus longuement discutés :

1° Dans la myopie compliquée d'hypotension (1);
2° Dans le décoll ,ment de la rétine.

1° Myopie compliquée d'Hypotension

Obs. 26. — **Relèvement de l'acuité et de la tension chez une myope.
Colmatage datant de six mois**

Mme V. D..., âgée de 62 ans, présente, du côté droit, une myopie de 10 dioptries avec lésions de scléro-choroïdite maculaire et papillaire, entraînant un déficit de l'acuité qui est de 1/10 après correction. Tension = 15 millimètres, novembre 1920.

13 et 15 novembre. — Colmatage par péritomie ignée en deux temps.

2 décembre. — T OD = 22 millimètres.

6 décembre. — T OD = 23 millimètres. La malade sort de l'hôpital.

21 février 1921. — T OD = 22 millimètres. L'acuité est maintenant de 1/4.

20 avril. — Les traces du colmatage sont très visibles. La tension, au Schiötz, est de 20 à 22 millimètres. L'acuité est de 1/4 avec — 9. Le champ visuel est considérablement agrandi. Les lésions de chorio-rétinite papillaire et maculaire sont stationnaires. Cas très favorable de relèvement de l'acuité et de la tension.

(1) N. B. — Sur l'hypotonie dans la myopie forte, voir Heilbrun. *Grafe's Arch. fur ophtl.*, 1911, p. 260.

**Obs. 27. — Hypotonie chez une myope élevée. — Colmatage
par péritomie ignée (cas vieux d'un an)**

Mme veuve B..., 28 ans, myope des deux yeux, a fait, en 1916, un
décollement de la rétine de l'œil droit. Elle aurait été soignée, à ce
moment, dans le service, par des injections de cyanure de Hg.

En mars 1920, on constate l'état suivant : OD. Occlusion complète
de la pupille. Nystagmus très prononcé. Acuité de l'œil gauche; 1/10
avec — 12, champ visuel normal. La rétine présente de la chorio-
rétinite péri-papillaire. La tension est de 12 à droite et de 14
à gauche.

Le 22 mars. — Colmatage sous-conjonctival de l'œil gauche.

1er décembre 1920. — T OG = 15 (au Schiötz). L'acuité est passée
de 1/20 à 1/10 avec — 12.

Cas net de l'amélioration de la tension et de l'acuité chez une ·
myope élevée.

**Obs. 28. — Hypotonie et diminution de l'acuité chez une myope forte.
Colmatage datant d'un an**

M. C..., 39 ans, myope de haut degré (18 dioptries OG), présente
une forte baisse de l'acuité du côté gauche. V OG = 1/20 ; énorme
staphylome et grosses lésions de chorio-rétinite envahissant le pôle
postérieur, mais localisées en bas à l'image renversée. T OG = 12 millimètres.

Le 27 juin 1920, colmatage par péritomie ignée.

16 juillet 1920. — Tension de l'œil gauche = T OD = 13.

25 avril 1921. — Amélioration de l'acuité : V = 1/10 avec — 17. Tension OG = 25 millimètres; les lésions du fond d'œil semblent être restées stationnaires.

Cas très net d'amélioration considérable de la tension avec relèvement parallèle de l'acuité visuelle.

**Obs. 29. — Myopie forte avec hypotonie. — Colmatage datant
de huit mois. Relèvement de la tension qui a été normalisée**

Mme veuve S..., 58 ans, commise de boulangerie. Cette malade est
atteinte de myopie forte bilatérale. Examinée le 10 juin 1919 parce
que sa vue baissait fortement à la suite d'une grippe violente à forme
céphalique.

T OG = 10: V = 1/20, choroïdite disséminée et staphylome myopique.

Septembre 1920. — OD. Troubles du vitré ne s'améliorant pas malgré des injections de cyanure. OG — 10 V = 1/20.

10 novembre 1920. — OG V = 1/20 avec — 14; T OG = 18; T OD = 25. Gros corps flottants du vitré et points de cataracte choroïdienne à l'œil gauche.

10 novembre 1920. — Hémi-colmatage supérieur OG.

13 novembre. — T = 20.

18 novembre. — Hémi-colmatage inférieur.

20 novembre. — Première injection d'eau salée.

22 novembre. — T = 23.

24 novembre. — T = 23. Deuxième injection d'eau salée. La zone décollable ne dépasse pas la ligne de l'hémi-colmatage inférieur, elle s'arrête à 4 millimètres du bord inférieur du limbe.

26 novembre. — T = 23.

27 novembre. — T = 23.

9 décembre. — T = 18.

15 décembre 1920. — T OG = 20 millimètres.

23 mars 1921. — T OG = 23 millimètres.

13 juin 1921. — T OG = 21 millimètres, et l'acuité se maintient toujours à 1/20.

Amélioration considérable de la tension qui a été relevée jusqu'aux limites de la normale sans amélioration de l'acuité par suite des lésions des membranes profondes (chorio-rétinite).

Obs. 30. — Hypotension chez une myope de dix-huit dioptries

Mme veuve G..., âgée de 71 ans, est une myope. Elle a toujours porté des verres forts, nous dit-elle, mais son acuité de loin était suffisante et de près elle avait une vue excellente jusqu'à ces dernières années. Depuis quelque temps, depuis six mois surtout, son acuité a beaucoup baissé et elle ne peut coudre que très difficilement. Mais ce qui l'inquiète le plus, ce sont les mouches volantes qu'elle a de façon continuelle. Le 13 janvier 1920, elle nous est adressée à la clinique de l'hôpital Saint-André, par son médecin, le Dr P. Aubac. Le champ visuel est normal, pas de scotome. A droite, l'acuité est de 1/50 avec — 18 et à gauche 1.20 avec — 14. Pas de décollement rétinien, mais le fond d'œil présente des deux côtés d'énormes lésions de choriorétinite intéressant à droite la région maculaire. Gros staphylome postérieur des deux yeux; volumineux corps flottants du vitré des deux côtés avec aspect un peu trouble de ce milieu. A la skiascopie, myopie d'environ seize dioptries. La tension est de 8 millimètres dans chaque œil.

La malade entre à l'hôpital et, le 15 janvier, on fait un colmatage du segment antérieur de l'œil droit. Dans les 10 jours qui suivent nous lui faisons deux injections profondes d'eau salée. La malade reste au lit; on fait des instillations d'atropine. Bandeau compressif. Le 30 janvier, nous faisons une injection de 1 centicube de solution de cyanure de 0 gr. 02 pour 15 grammes au niveau de l'équateur.

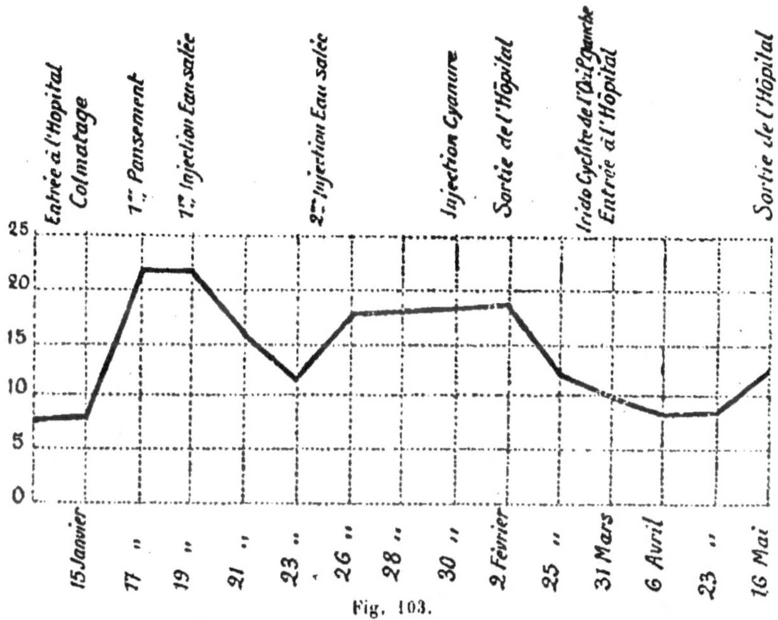

Fig. 103.

La malade quitte l'hôpital le 2 février 1920. Elle vient nous revoir le 25 février. Elle est satisfaite de son état et vient pour choix de verres.

Le 16 mai 1920, à droite, l'acuité est égale à 1/20, alors qu'elle était de 1/50 avant le traitement, et la tension qui était de 8 le 15 janvier au début du traitement est remontée à 13.

2° Décollement de la Rétine traité par le Colmatage ou Calfeutrage de l'Œil

Nous donnerons ici, avec quelques détails, des observations qui sont un exemple typique de l'action du colmatage. Il s'agit de cas de décollement guéris ou très améliorés, parmi les faits de décollement traités par le colmatage ou calfeutrage.

Sur 27 cas de décollement colmatés, 13 fois nous avons obtenu le relèvement de la tension seule, sans amélioration notable de l'acuité; dans 14 cas nous avons obtenu à la fois le relèvement de la tension et l'augmentation de l'acuité; et toujours sur ces 27 cas contenus dans nos tableaux, 10 fois le champ visuel a été normalisé et 14 fois agrandi. C'est à dire qu'au point de vue subjectif, la moitié des cas ont été traités avec le plus grand succès.

Ces chiffres, sur lesquels nous appelons l'attention du lecteur, se passent de commentaires.

Obs. 31. — Décollement myopique des deux yeux. Colmatage datant de plus de huit ans pour l'œil gauche et de sept ans pour l'œil droit

M. S..., de Bordeaux, 61 ans, présente à droite une myopie de 9 dioptries, à gauche de 7 dioptries.

Le 12 janvier 1912, décollement de la rétine de l'œil gauche en haut et en dehors. Le champ visuel ne s'étend qu'à 40° en dedans et sur le diamètre oblique. L'acuité est de 1/2 faible avec — 7. L'hypotension est estimée à T — 1.

Colmaté le 13 janvier (avec recouvrement conjonctival).

En juin, T OG = 25 et T OD = 16. L'acuité est restée à 1/2.

En mars 1913, l'état s'aggrave subitement. L'acuité baisse; elle est de 3/10 pour l'œil gauche et la tension a beaucoup diminué. Scotome près du point de fixation. Puis tout d'un coup la tension redevient normale, l'acuité oscille entre 2/10 et 3/10.

En juillet 1913, décollement de rétine de l'autre côté, de l'œil droit par conséquent. Champ visuel limité sur l'oblique inféro-interne à 20°. On voit un décollement en haut et en dehors. V = 3/10 à gauche avec — 6 et 6/10 à droite avec — 9. Colmatage.

Août 1913. — OG V = 2/10. OD V = 4/10; mais le champ visuel s'est amélioré et s'étend à 35° sur l'oblique.

Septembre 1913. — L'acuité remonte : OD V = 1/2, OG V = 3/10.

Et mars 1914. — OD V = 1/2, OG V = 1/10, T OD = 17, T OG = 17 à 18.

Juin 1920. — OD V = 1/10 avec — 11 et 1/20 pour OG avec — 7. T OD = 22, T OG = 15.

Avril 1921. — Acuité visuelle V = 1/2 avec — 11 à droite et O G V = 1/6 avec — 6 à gauche. La tension à droite est de 26 millimètres et à gauche de 20 millimètres.

Cas très net de décollement rétinien à droite, avec conservation de l'acuité et de la tension dans ses limites normales. A gauche, relèvement de la tension avec conservation en partie de l'acuité.

Obs. 32. — Décollement myopique. — Guérison. — Colmatage
datant de huit ans

Sœur M....., nous est envoyée, en janvier 1912, avec le diagnostic de décollement rétinien de l'œil gauche; cet œil est myope de 6 dioptries, très hypotone, T OG = — 2. Le décollement occupe toute la partie inférieure de la rétine.

25 janvier 1912. — Colmatage suivi de 4 injections sous-conjonctivales profondes de NaCl au 1/10, et de 15 injections de benzoate d'Hg.

24 février 1912. — En quittant la clinique, la tension oculaire est normale à la palpation. L'acuité égale 3/4 avec — 6; le champ visuel s'étend en haut à 50° et on ne trouve plus trace du décollement rétinien.

2 avril 1913. — Cet excellent état se maintient.

Juin 1920. — Le Docteur Dor, de Lyon, à qui on a demandé d'examiner la malade, écrit qu'il trouve T OD = 22, T OG = 18 V OG = 1,5 avec — 6 et V OD = 1/4 avec — 16. Champ visuel normal, aucune trace du décollement, mais nombreuses pigmentations rétiniennes.

Donc guérison du décollement avec acuité et tension des plus satisfaisantes.

Obs. 33. — Décollement myopique. — Guérison. — Colmatage
datant de six ans.

Mme A....., consulte en février 1914 pour un décollement de la rétine droite. Œil hypotone, gros scotome paracentral. *Colmatage à cette date*, suivi du traitement ordinaire (4 injections NaCl à 1/10, plus 15 piqures de benzoate Hg).

Mai 1914. — T OD = 12, T OG = 15, V OD = 1/10 avec — 12, V OG = 4/10 avec — 14. Le scotome absolu paracentral existe toujours.

Mars 1915. — V OD = 1/10. Le scotome a diminué.

Juillet 1920. — T OD = 25, V OD = 1,5 avec — 13. V OG = 1/13 avec — 13. Plus de trace du décollement. Champ visuel bon.

Résumé. — Guérison totale du décollement avec tension normale et champ visuel normal, acuité très remontée.

Obs. 34. — Décollement myopique. — Colmatage datant de plus de 5 ans

Mme C....., 59 ans, myope, n'a jamais porté de verres. Le 10 septembre 1911, sensation de brouillard qui augmente de plus en plus les jours suivants. Consulte le 7 décembre 1911 pour un décollement de la rétine du côté gauche. V OG = 1/20 non améliorable. V OD = 7/10 avec 90' — 2,50 — 4, T OG = 20 millimètres, T OD = 20 millimètres.

Colmatage par péritomie ignée le 10 décembre 1914, suivi de 4 injections sous-conjonctivales de NaCl à 1/10 et 15 injections de benzoate de Hg intramusculaires. La malade sort de la clinique très améliorée. T OD et T OG = 20 millimètres. L'acuité à gauche est de 1/10.

1er juin 1920. — On voit les traces nettes de colmatage. T OD = 17, T OG = 19. Le champ visuel est normal V OG = 10/10 avec 90° — 3 — 4. V OD = 5/10 avec 75° — 1,50 — 6.

Résumé. — Guérison des plus nettes d'un décollement myopique de la rétine avec grosse amélioration de l'acuité, qui passe de 1/20 à 5/10, et bonne conservation de la tension, puisque l'œil colmaté est plus tendu que son congénère. La petite différence de 1 millimètre peut être attribuée aux erreurs de technique dans la manœuvre du tonomètre.

Obs. 35. — Décollement myopique avec forte hypotonie. — Colmatage avec recouvrement conjonctival, datant de plus de quatre ans

M. F..., 33 ans, myope de 20 dioptries de chaque côté, fait, le 12 novembre 1916, un décollement partiel de la rétine, du côté droit. V OD = 1/7 avec — 16 et V OG = 1/2 avec — 20, T OD = < 10, T OG = 15. Scotome relatif central assez étendu.

13 novembre. — Colmatage sous-conjonctival et traitement ordinaire.

12 décembre 1916. — V OD = 1/5 avec — 20, V OG = 1/3 avec — 20, T OD = 18. Le scotome relatif central existe toujours, mais il est plus petit.

22 novembre 1917. — V OD = 1/3, V OG = 6/10. Le scotome a disparu.

21 mai 1918. — V OD = 1/3, V OG = 6/10. Le champ visuel est normal des deux côtés.

25 mai 1920. — Le malade continue ses cours (il est professeur).

V OD = 1/3. Champ visuel normal pour les deux yeux. Tension 18 millimètres pour les deux yeux.

Revu enfin le 29 avril 1921, à l'examen ophtalmoscopique on ne voit absolument aucune trace de l'ancien décollement. V OD = 1,3 avec — 21, V OG = 2 3 avec — 20. Tension 18 millimètres des deux côtés. Voici donc un cas à longue échéance des plus favorables. A quatre ans de distance, on constate la guérison macroscopique d'un décollement de la rétine avec une acuité bonne, pour une myopie aussi élevée et une tension remontée à la normale, puisqu'elle est la même que celle de l'œil congénère, myope au même degré.

Ons. 36. — Décollement myopique de la rétine. Colmatage datant de trois ans

M. D..., instituteur, 53 ans, est un myope de 7 dioptries. Le 12 avril 1918, au milieu de sa classe, un brouillard épais obscurcit rapidement la vue de son œil droit.

Le 16 avril 1918. — L'acuité visuelle est nulle, l'œil est mou T — 1. Décollement très visible à l'ophtalmoscope.

Le 17 avril 1918. — Colmatage suivi, dans les trois semaines, d'injections sous-conjonctivales.

20 mai 1918. — Champ visuel normal V OD = 4/10, avec — 7. V OG = 8/10.

20 octobre 1918. — Le malade est complètement guéri. Tension normale. L'acuité de l'œil droit est le 10/10 avec 165° — 0,75 — 7. Le malade est enchanté, il peut travailler.

20 juin 1920. — La tension est de 22 de chaque côté. L'acuité est de 2 3 à droite avec — 9 et de 2 3 à gauche avec 60° — 2,50 — 8.

28 avril 1921. — L'état est le même depuis un an, au grand contentement du malade. V OD = 2 3 avec — 8, V OG = 2 3 avec 30° — 2,50 — 9. Tension mesurée après anesthésie à l'holocaïne = 20 millimètres.

On a là un cas remarquable de guérison complète d'un décollement de la rétine avec retour à la tension normale et à une acuité, voisine de la normale pour une myopie un peu élevée.

Ons. 37 - Décollement myopique. Relèvement de la tension. Colmatage datant d'un an

Mlle C..., 21 ans, dactylographe à Mont-de-Marsan, myope; le 4 août 1919, perçoit brusquement la sensation d'un brouillard devant son œil droit. Vient le 8 août, à Bordeaux, où on diagnostique un décollement de la rétine. L'œil droit est nettement moins tendu (T — 1) que le gauche.

Colmatage le 9 août, suivi du traitement ordinaire.

19 octobre 1919. — Champ visuel normal. Rétine recollée, V OG=1/3 avec — 6 et V OD — 1/5 avec — 6.

6 décembre. — T OD = 16, T OG = 20. L'acuité reste la même.

14 juin 1920. — V OD = 1/4 avec — 9, V OG = 1/3 avec — 8. Le champ visuel est normal. Tension = 18 de chaque œil.

Nous avons ici un cas de guérison complète de décollement de la rétine avec conservation de l'acuité de 1/4. La tension est redevenue normale et égale à celle de l'œil gauche.

Obs. 38. — Décollement ancien de la rétine de l'œil droit et décollement récent de l'œil gauche. Relèvement de la tension. Colmatage datant de trois ans.

M. A..., boucher à Bordeaux, 39 ans, avait eu 5 ans auparavant, un décollement de la rétine de l'œil droit. En 1917, brusquement, décollement de la rétine de l'œil gauche en revenant du marché. A ce moment OG est très hypotone T — 2. L'œil droit est mou T — 1. V OD = 1/3 avec 90° — 1 — 1, à gauche V = 1/20.

Colmatage en 1917 des deux côtés suivi de 4 injections de NaCl à 1/10 et de 15 injections intra-musculaires de Benzoate de Hg; 25 jours après, à la sortie, l'œil gauche est guéri, V = 1. La rétine est recollée et le champ visuel normal. A droite, léger relèvement de la tension. Champ visuel toujours limité en haut et en bas à 20° et 30°.

14 juin 1920. — T OG = 20 millimètres, T OD = 14 à 15 V OD = 1/2 avec — 3; V OG = 1 avec 0° + 1 + 1. Champ visuel normal à gauche (rétine recollée). A droite, champ visuel rétréci concentriquement (10° dans tous les diamètres).

Cet homme, qui est boucher, et travaille beaucoup, est enchanté de son état. En résumé, guérison totale du décollement à gauche avec vision et tension normales. A droite, relèvement de la tension et de l'acuité.

Obs. 39. — Décollement myopique. — Guérison. — Colmatage datant d'un an

M. T..., 60 ans, présente en juillet 1918 un décollement très net avec hypotension du côté gauche ; à ce moment, V OG = 1/20 avec 135° — 0,50 — 5,50; du côté droit, ancien décollement de la rétine, traité à Périgueux, par tous les moyens ordinaires, sans aucun résultat.

En juillet 1918, colmatage OG et injections d'eau salée, avec résultats immédiats très heureux ; relèvement de la tension et de l'acuité. Mais, ces résultats ne durent pas, et moins d'un mois après le colmatage, avant de quitter la clinique, l'acuité retombe à 1/20.

Novembre 1918. — V OG = 1/20.

Janvier 1919. — La tension augmente et V OG atteint 5/10. Le malade a été revu en 1920, et on a constaté que la rétine était complètement recollée et que l'acuité et la tension se maintenaient, au grand contentement du malade ; T OG = 20.

Nous attirons l'attention sur cette observation qui indique très nettement qu'il ne faut pas tenir compte des résultats immédiats du colmatage, mais des résultats tardifs. Le malade, très découragé deux mois après le colmatage, a vu son décollement guéri complètement au bout d'un an. En novembre 1921 la guérison se maintient.

**Obs. 10. — Décollement] myopique de la rétine. — Guérison. —
Colmatage datant de neuf mois**

Mme veuve B..., 35 ans, myope depuis l'enfance, présente, le 29 septembre, un décollement de la rétine gauche, elle compte les doigts à 10 centimètres. Scotome occupant les 3/4 externes du champ visuel. Tension au Schiötz, OG = 15 millimètres.

Colmatage avec péritomie ignée sous-conjonctivale, le 30 septembre 1920. — Un peu de suppuration s'étant produite au niveau d'un point de suture, la cornée fut atteinte de kératite légère ; la tension tomba à — 8 millimètres, le 16 octobre.

18 avril 1921. — Tension du côté gauche égale 25 millimètres. Le champ visuel est normal. A l'ophtalmoscope on ne retrouve aucune trace du décollement V OG = 1/10 avec — 8.

Guérison très nette d'un décollement avec retour à la tension normale et à une acuité supérieure.

**Obs. 11. — Décollement myopique de la rétine avec forte hypotonie.
— Relèvement net de la tension après un colmatage datant de
six ans.**

Ver... Jules, boulanger, âgé de 50 ans, demeurant à Borde-sur-Arize (Ariège), présente une myopie très élevée des deux yeux. Soigné par l'iodure et l'hydrargyre, il vint nous consulter en août 1914 parce que son état oculaire s'était subitement aggravé. Depuis une quinzaine de jours il perçoit des étincelles lumineuses, puis brusquement un brouillard épais s'est étendu devant son œil gauche le 3 septembre. A ce moment, on constate la présence d'un vaste décollement de la rétine en bas et en dedans. L'œil très mou a une tension que nous estimons à T — 2. Cette nouvelle complication est soumise au traitement médical classique : atropine, bandeau compressif, decubitus horizontal, injections sous-conjonctivales. Néanmoins la tension ne se relève que très passagèrement et le 29 octobre l'œil est encore mou (T — 2).

L'acuité visuelle mesurée à ce moment égale un cinquantième.

Colmatage le 30 octobre 1914.

Nous avons revu ce malade en novembre 1921.

L'œil gauche ne possède aucune vision par suite de l'apparition d'une cataract. choroïdienne ; mais la tension, grâce au colmatage dont nous distinguons encore nettement les traces, est remontée à 19 millimètres de Hg au tonomètre de Schiötz.

Obs. 12. — Décollement traumatique O. D. — Phénomènes glaucomateux dus à la cautérisation sous-conjonctivale du segment antérieur de l'œil. — Relèvement durable de la tension.

Mme J..., 45 ans, atteinte de myopie forte, présente à la suite d'un léger traumatisme droit un vaste décollement de la rétine. Le traumatisme s'est produit le 8 juillet 1912 ; il a été suivi de douleurs et de photopsies. Le 11, la malade constate qu'elle ne voit plus rien de l'œil droit, sauf dans les parties extrêmes du champ temporal.

Nous examinons Mme J... le 11 juillet. L'œil droit présente un vaste décollement situé en haut et en dedans, et n'a plus qu'une vision qualitative. Le champ visuel est réduit à un croissant qui s'étend dans le segment temporal et dans le quadrant supérieur. La tension au Schiötz égale 8 millimètres à droite ; à gauche l'acuité égale 1/4 avec — 21 ; la tension est de 22 millimètres. Le champ visuel est normal.

Le 20 juillet, on pratique le colmatage du segment antérieur de l'œil droit. Quelques jours après on constate à la palpation que la tension est très augmentée et le 26, après une injection au niveau du pôle postérieur du globe, éclatent des phénomènes glaucomateux assez intenses. La tension s'élève à 45 millimètres pour l'œil opéré, tandis qu'elle est toujours de 22 pour le congénère. Le décollement est bien limité et l'acuité augmente sensiblement. La tension reste égale à 45 millimètres ; les douleurs persistant on doit avoir recours à la pilocarpine qu'on instille trois fois par jour à partir du 1er août. Le 12, les phénomènes douloureux ont disparu et la tension n'est plus que de 25 millimètres. Elle continue à baisser malgré la cessation des instillations de pilocarpine ; pendant les mois de septembre et de novembre nous la trouvons à plusieurs reprises égale à 11 millimètres. L'acuité et le champ visuel ne présentent plus aucun changement, pourtant la rétine est bien recollée mais son atrophie semble définitive ; dans la région maculaire, la rétine recollée est d'une blancheur éclatante.

Le 26 janvier 1913, l'œil colmaté est légèrement moins volumineux que l'autre, son aspect extérieur est normal. Sa tension égale 20 millimètres tandis que pour l'œil gauche T = 30 millimètres. Le champ visuel s'est agrandi dans tous ses diamètres et l'œil malade a une

acuité de 1/100 avec — 10 d. L'opération faite au niveau du segment
antérieur paraît bien avoir relevé la tension de l'œil mais sans profit
pour la vision.

**Obs. 43. — Décollement traumatique. — Relèvement de la tension
par la cautérisation sous-conjonctivale du segment antérieur
de l'œil.**

Louis B..., 55 ans, manœuvre, est depuis deux mois atteint d'un
décollement traumatique de la rétine de l'œil droit lorsqu'il se décide
à venir nous consulter le 12 novembre 1912.

Le décollement est des plus visibles; il siège en haut et en dedans
et sa présence se traduit par une encoche temporale dans le champ
visuel. L'acuité est encore de 1,6 non améliorable. Sa tension mesurée
au Schiötz ne dépasse pas 6 millimètres, tandis que celle de l'œil
gauche atteint 20 millimètres.

Le 14 novembre, nous pratiquons la cautérisation sous-conjonctivale du segment antérieur. Le 17, la palpation permet de constater
une amélioration évidente du tonus. Le 23, 9 jours après l'intervention, il se produit une crise d'hypertension. Le tonomètre mesure
35 millimètres de tension et de vives douleurs apparaissent. Elles
résistent aux instillations de pilocarpine jusqu'au 2 décembre. A cette
époque tout rentre dans l'ordre et le 28 le malade quitte l'hôpital ne
présentant plus trace de son décollement. Son état reste très satisfaisant jusqu'au 3 mars. A cette époque, subitement, et sans que nous
puissions en saisir la cause, l'acuité baisse rapidement et lorsque le
malade vient nous revoir nous constatons la présence d'un vaste
décollement du même œil droit, accompagné d'iritis avec synéchies
nombreuses. La tension est remontée à 25 millimètres et s'y maintient encore le 26 janvier 1914, mais la vision reste qualitative et le
fond d'œil est inéclairable.

**Obs. 44. — Décollement myopique. — Relèvement de la tension,
par la cautérisation sous-conjonctivale du segment antérieur
de l'œil.**

Émile L..., 44 ans, présente le 11 juillet 1912 un décollement myopique de l'œil gauche dont l'apparition remonte à 15 jours environ.

L'œil malade est myope de 8 dioptries. Il compte difficilement les
doigts à 1 mètre, son champ visuel est réduit à une petite lucarne
dans le quadrant supéro-externe. Sa tension égale 5 millimètres

L'œil droit a une acuité de 1/2 avec — 9. Son champ visuel est
normal, sa tension mesure 20 millimètres.

Le 12 juillet, nous pratiquons le colmatage ou cautérisation sous-conjonctivale du segment antérieur de l'œil gauche. Quelques jours après, l'exploration digitale n'indique aucune différence entre la tension des deux globes. Deux injections d'eau salée sont faites au niveau du pôle postérieur. Le 30, il ne subsiste qu'un petit décollement en bas. Malgré une nouvelle injection d'eau salée la tension commence à s'abaisser; elle retombe à 5 millimètres le 8 août et il sera dès lors impossible de la relever. Pourtant l'acuité est un peu meilleure. Le malade compte bien les doigts à 1 m. 50. Le champ visuel s'est considérablement amélioré, il s'étend à 80° en dehors, 60° en bas, 60° en dedans, 25° en haut. Il présente une encoche en haut et en dedans correspondant bien au décollement localisé à la partie inférieure de la rétine. Le 9 novembre et le 5 décembre, dernière date à laquelle nous avons revu le malade, cet état ne s'est modifié en rien, mais il convient de remarquer que le délai de six mois nécessaire à l'apparition des effets tardifs n'était pas écoulé.

CHAPITRE V

Lésions Anatomiques produites par le Colmatage dans la Région de l'Angle de Filtration

Les pièces anatomiques concernant le colmatage sont rares et ici, comme pour l'étude de la fistule sous-conjonctivale, nous sommes très pauvres. Nous ne sommes en possession que d'un seul œil humain colmaté dans lequel nous puissions nous rendre compte de ce qui se passe après les cautérisations que nous avons décrites (p. 391). La figure 104 (p. 424) représente ces lésions ; on y voit que les mailles conjonctivales ont été remplacées par un tissu granuleux de nouvelle formation, composé de jeunes cellules orientées vers une organisation définitive, sous forme de fibroblastes ; un tissu cicatriciel solide, imperméable est évidemment à ce niveau en voie de formation et déjà la conjonctive est uniformément adhérente au tissu sous-jacent ; il y a plus et il convient d'y insister, les cellules jeunes se sont infiltrées le long des lames de la sclérotique. Toutes les mailles visibles sur l'angle irido-cornéen normal de la figure 95 (p. 389) sont remplies de jeunes cellules qui farcissent les interstices scléraux et visiblement mettent la sclérotique dans l'impossibilité de laisser passer les liquides poussés vers elle par le libre jeu de l'excrétion. Les jeunes cellules vont jusqu'à la grille d'égout de la rigole de FONTANA et à cause même de la cautérisation qui a été faite, les fonctions normales de cette région sont dans une situation difficile, peut-être dans l'impossibilité totale de jouer

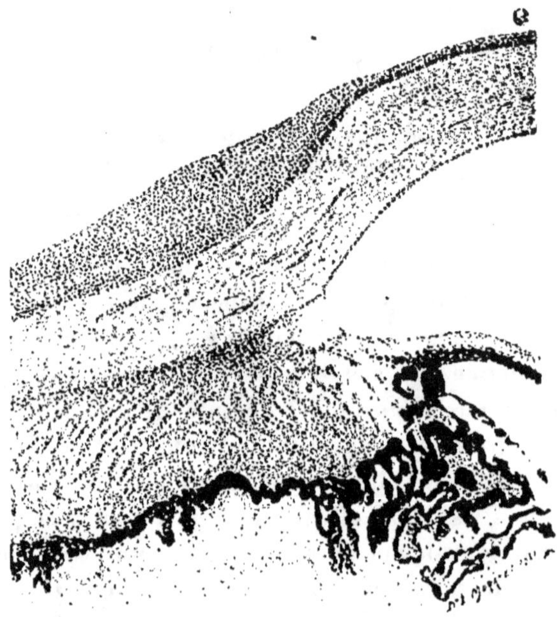

Fig. 101. — Lésions anatomiques produites par le colmatage au niveau de l'angle de filtration.

leur rôle dans la circulation des liquides intra-oculaires ; l'angle d'excrétion est colmaté, calfeutré, bloqué et l'hypotonie en est combattue dans des proportions qu'on devine aisément.

Il est souhaitable que de nouvelles études anatomiques viennent s'ajouter à celle que nous apportons aujourd'hui afin de nous permettre d'avoir des idées fermes sur le processus par lequel il nous est possible de remédier à l'hypotonie.

Il nous suffira de faire remarquer que la description anatomique de notre pièce corrobore exactement tout ce que les classiques nous enseignent et toutes les considérations que nous avons développées au sujet du relèvement de la tension.

Conclusions Générales du Livre II

1° Les yeux dont la tension, au tonomètre de Schiötz, est au dessous de 16 millimètres, n'ont plus un fonctionnement normal ; ils sont atteints d'une hypotonie qui les met en péril.

2° Cette tension au dessous de 16 millimètres est assez fréquente dans la myopie forte ; il faut par des mensurations attentives la dépister et la combattre.

3° L'hypotonie est un symptôme très commun et très grave dans le décollement de la rétine ; en remédiant à cette hypotonie on se placera dans de bonnes conditions pour améliorer ou même guérir le décollement ; c'est du reste en relevant la tension que les médications classiques, notamment les injections d'eau salée, agissent.

4° L'hypotonie est combattue d'une façon très efficace par le colmatage ou calfeutrage de l'œil, opération dont nous avons donné la technique.

5° Les interventions destinées à créer un colmatage, un blindage de l'angle de filtration ont des effets immédiats très accusés et très utiles qu'il ne faut pas confondre avec les effets tardifs. Les effets tardifs, durables, définitifs ne sont obtenus qu'après six mois, au moment où le tissu cicatriciel est durci et imperméable.

6° Dans la myopie forte avec hypotonie, le colmatage

ou blindage de l'angle de filtration relève la tension, affermit la nutrition de l'organe, prévient peut-être les hémorragies rétiniennes et probablement le décollement de la rétine.

7° Le relèvement de la tension doit être mis au premier plan parmi les moyens utilisables dans le traitement préventif ou curatif du décollement rétinien.

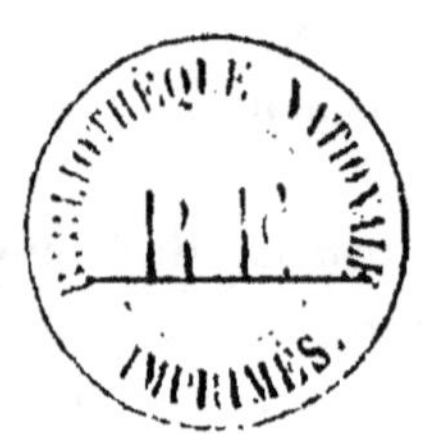

TABLE DES MATIÈRES

LIVRE PREMIER

CHAPITRE PREMIER

CHAPITRE II

Des Opérations antiglaucomateuses autres que la Sclérectomie sous-conjonctivale limbique   121

CHAPITRE III

De la Fistulisation de l'Œil glaucomateux par la Sclérectomie sous-conjonctivale limbique. — Méthode personnelle 177

CHAPITRE IV

CHAPITRE V

CHAPITRE VI

CHAPITRE VII

Vue d'ensemble sur la méthode fistulisante. — Son historique. — Conditions que doit remplir le bon procédé fistulisant. —

LIVRE II

DE L'HYPOTONIE OCULAIRE. — SON RELÈVEMENT PAR LE COLMATAGE

CHAPITRE PREMIER

CHAPITRE II

CHAPITRE III

CHAPITRE IV

CHAPITRE V

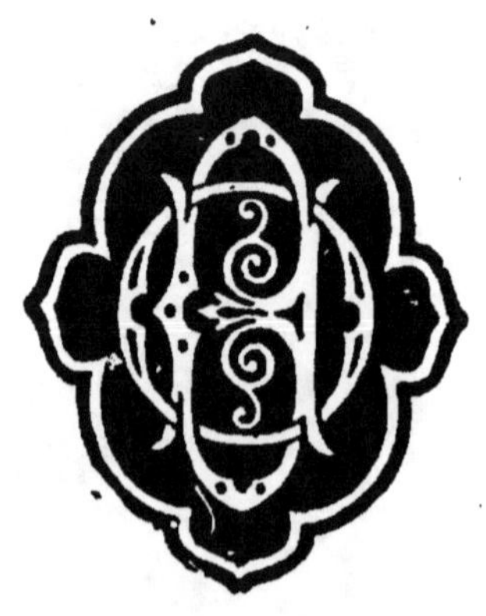

www.ingramcontent.com/pod-product-compliance
Lightning Source LLC
LaVergne TN
LVHW050129060726
842524LV00001B/155